普 通 高 等 教 育

制药类"十三五"规划教材

中药炮制工程学

供中药学、中药制药、制药工程及相关专业使用

陆兔林　主　编

吴纯洁　金传山　张学兰　副主编

化学工业出版社

·北京·

《中药炮制工程学》是由南京中医药大学牵头组织全国20多所中医药院校和企业的同行专家、教授编写而成的规划教材。教材在编写中采纳了历版同类教材的优点，充分吸收中药炮制工程领域最新研究成果，注重传承和创新。全书分总论和各论。总论论述了中药炮制工程学的基本理论、知识与技能等内容；各论分纲列目介绍中药饮片生产过程中涉及的常用方法，在详细阐述各方法的炮制原理及生产设备的基础上，列举有代表性的100余种饮片，展开介绍药材来源、炮制方法、饮片性状、质量要求、炮制作用、炮制研究等内容。每章设学习目标、重点小结、复习题，引导学生掌握重点、融会贯通。

《中药炮制工程学》编写遵循"教学性、系统性和逻辑性"三大原则，严格按照教学规律，突出重点，精简内容，严谨求实。可供全国高等中医药院校及综合院校、西医院校中医药学院的中药学、中药制药、制药工程等专业使用，同时也可以作为中药饮片企业的职工培训和自学参考用书。

图书在版编目（CIP）数据

中药炮制工程学/陆兔林主编. —北京：化学工业出版社，2019.3

普通高等教育制药类"十三五"规划教材

ISBN 978-7-122-33837-2

Ⅰ.①中… Ⅱ.①陆… Ⅲ.①中药炮制学-高等学校-教材 Ⅳ.①R283

中国版本图书馆CIP数据核字（2019）第022667号

责任编辑：傅四周　　　　　　　　　　装帧设计：王晓宇
责任校对：王鹏飞

出版发行：化学工业出版社（北京市东城区青年湖南街13号　邮政编码100011）
印　　刷：北京京华铭诚工贸有限公司
装　　订：三河市振勇印装有限公司
787mm×1092mm　1/16　印张15½　字数391千字　2019年6月北京第1版第1次印刷

购书咨询：010-64518888　　　售后服务：010-64518899
网　　址：http://www.cip.com.cn
凡购买本书，如有缺损质量问题，本社销售中心负责调换。

定　　价：45.00元

序

    系列教材是为贯彻落实教育部有关普通高等教育教材建设与改革的文件精神，依据中药与制药类专业人才培养和需求，在化学工业出版社精心组织下，由全国 11 所高等院校 14 位著名教授主编，集合 20 余所高等院校百余位老师编写而成。

    本套教材适应中药与制药类专业需求，坚持育人为本，突出教材在人才培养中的基础和引导作用，充分展现制药行业的创新成果，力争体现科学性、先进性和实用性的特点，全面推进素质教育，可供全国高等中医药院校、药科大学及西医院校医药学院的相关专业使用，也可供其他从事制药相关教学、科研、医疗、生产、经营及管理工作者参考和使用。

    本套教材由下列分册组成，包括：北京中医药大学铁步荣教授主编的《无机化学及实验》、广东药科大学申东升教授主编的《有机化学及实验》、广东药科大学王淑美教授主编的《分析化学及实验》、天津中医药大学张师愚教授主编的《物理化学及实验》、华东理工大学齐鸣斋教授主编的《化工原理》、沈阳药科大学韩静教授主编的《制药设备设计基础》、辽宁中医药大学孟宪生教授主编的《中药材概论》、河南中医药大学冯卫生教授主编的《中药化学》、广东药科大学王岩教授主编的《中药药剂学》、南京中医药大学张丽教授主编的《中药制剂分析》、南京中医药大学陆兔林教授主编的《中药炮制工程学》、中国药科大学柯学教授主编的《中药制药设备与车间工艺设计》、浙江中医药大学万海同教授主编的《中药制药工程学》和江西中医药大学杨明教授主编的《中药制剂工程学》。

    本套教材在编写过程中，得到了各参编院校和化学工业出版社的大力支持，在此一并表示感谢。由于编者水平有限，本书不妥之处在所难免，敬请各教学单位、教学人员及广大学生在使用过程中，发现问题并提出宝贵意见，以便在重印或再版时予以修正，不断提升教材质量。

清华大学

罗国安

2018 年元月

前言

　　普通高等教育制药类"十三五"规划教材《中药炮制工程学》是根据《国家中长期教育改革和发展规划纲要》和《医药卫生中长期人才发展规划（2011—2020 年）》精神，为适应我国高等教育教学的改革与发展，全面推进素质教育，培养 21 世纪高素质创新人才，由南京中医药大学牵头组织全国 20 多所中医药院校和企业的同行专家、教授编写而成的规划教材，可供全国高等中医药院校及综合院校、西医院校中医药学院的中药制药、制药工程、中药学等相关专业使用，同时也可以作为中药饮片企业的职工培训教材和自学参考书。

　　教材在编写中采纳了历版同类教材的优点，充分吸收中药炮制工程领域最新研究成果，注重传承和创新。全书分为总论和各论两部分。总论论述了中药炮制工程学的基本理论、知识与技能等内容；各论分纲列目介绍中药饮片生产过程中涉及的常用方法，在详细阐述各方法的炮制原理及生产设备的基础上，列举有代表性的 100 余种饮片的药材来源、炮制方法、质量要求、炮制作用、炮制研究等内容。每章设学习目标、重点小结、复习题，引导学生掌握重点、融会贯通。教材编写遵循"教学性、系统性和逻辑性"三大原则，严格按照教学规律，突出重点，精简内容，严谨求实，凝聚了全体编写人员的智慧。

　　本教材的绪论由陆兔林、李林、张科卫编写，中药炮制理论及对药物的影响由张学兰、叶喜德编写，中药炮制工程原理及设备由张金连、秦昆明编写，中药炮制分类及辅料由杜伟锋编写，中药饮片质量控制由吴纯洁编写，中药饮片生产与管理由江云、王一硕编写，产地加工与净制由高慧编写，切制与粉碎由金传山编写，饮片干燥由王延年编写，炒制由张春凤、谭鹏编写，炙制由窦志英、夏荃编写，煅制由孟江编写，蒸煮焯制由梁泽华编写，其他制法由刘艳菊、王法琴编写，中药饮片包装与贮藏养护由宋嬿编写。全书由陆兔林负责最终统稿。

　　本教材编写过程中，得到了参编单位各级领导的大力支持，全书由南京中医药大学叶定江教授、蔡宝昌教授担任主审，在此深表谢意。

　　近年来中药炮制工程学发展迅猛，科研成果日新月异，编写过程中疏漏之处在所难免，恳请各院校在使用本教材过程中，通过教学实践，不断总结经验，并不吝赐教，以便再版时修订提高。

编者

2019 年 3 月

第 15 章　中药饮片包装与贮藏养护 / 217

第1章

绪论

学习目标：

1. 掌握中药炮制工程学和中药炮制学的关系及其发展历程。
2. 熟悉中药炮制工程学相关的法规和标准。
3. 了解中药炮制工程现代技术与信息化。

中药炮制是我国独有的传统制药技术，中药材经炮制而成的中药饮片，是中医临床处方调剂的基础，是中成药制剂的原料。随着现代科学技术的快速发展，在丰富和发展中药炮制学科的基础上，在中药炮制理论和饮片生产逐渐机械化、自动化、规模化、标准化的实践过程中，发展起来的中药炮制工程学日臻成熟，成为中药炮制领域的一门理工类交叉融合学科。其在中药炮制理论的基础上，重点关注中药炮制和饮片质量控制技术、中药炮制生产机械设备的应用和研发、中药饮片厂的设计和企业生产管理。

1.1 概述

1.1.1 中药炮制工程学的概念

中药必须经过炮制方可入药，这是中医药的一大特色。中药炮制是根据中医药理论，依照辨证施治用药的需要和药物自身性质，以及调剂、制剂的不同要求，将中药材加工成饮片的技术。中药炮制是我国首批非物质文化遗产，"炮制"一词也是我国医药学特有的制药术语。

历史上曾称为"炮炙""修治""修事""修制"等。如汉代《金匮玉函经》"证治总例"中用"炮炙"一词；南北朝的《雷公炮炙论》以"炮炙"作书名，而在正文中则多用"修事"；明代的《本草纲目》药物正文中设有"修治"专项；清代的炮制专著《修事指南》用"修事"作书名，而正文中用"炮制"。从历代有关资料来看，虽然名称不同，但记载的内容都是一致的，且多用"炮制"和"炮炙"两词。从字义上，炮和炙都离不开火，这两个字仅代表中药整个加工处理技术中的两种火处理方法。随着社会生产力的发展，以及人们对医药知识的积累，对药材的加工技术远远超出火制的范围，炮炙两字已不能确切反映和概括药材加工处理的全部内容。因此，为了既能保持炮炙的原意，又能较广泛包括药物的各种加工技术，现代多用"炮制"一词。炮代表各种与火有关的加工处理技术，而制则代表各种更广泛的加工处理技术。

中药炮制工程学是在继承传统中药炮制技术和理论的基础上，研究、解决中药饮片工业化和规范化生产的理论、工艺、机械设备和产业化过程中质量控制所涉及的工程技术问题的一门新兴应用学科。中药炮制工程学是在中药饮片生产实践中，总结、归纳、提炼出的新学科，是中药炮制学科的外延学科。按照"继承不泥古，发展不离宗"的原则，将传统工艺与现代技术相结合，实现中药饮片生产的规模化、规范化和标准化，使中药饮片工业发展成为具有高科技含量的产业。

中药炮制工程包括饮片炮制工程、质量控制、包装工程、炮制工程设计、生产管理工程等内容。其中饮片炮制工程又包括净制、粉碎、浸润、切制、干燥、炒制、炙制、煅制等单元工程内容。

1.1.2　中药炮制工程学的任务

中药炮制工程学的主要任务是在中医药理论指导下，继承中药炮制传统方法，创新发展中药炮制工程学的理论；强调理论与生产实践相结合，加强科学研究和技术创新，规范中药炮制生产工艺，科学设计和制造自动化、信息化炮制设备，强化中药饮片生产过程质量控制；从工程学的角度，研究中药饮片的生产理论、工艺，规范生产操作单元的参数与方法，研究中药饮片生产过程的规律性，解决饮片生产实践中单元操作系统中的工程技术；设计制造炮制设备及自动化生产线；加强中药饮片生产过程的质量控制，提高质量监控水平；减轻劳动强度，降低能耗，改善生产环境。

（1）研究创新中药炮制工程学的基本理论　中药炮制加工所涉及的基本单元操作主要有粉碎、液体输送、搅拌、浸润、吸收、热交换、蒸发、干燥等，通过这些单元操作进行能量传递、热量传递和质量传递。研究中药炮制过程的基本原理及其规律。研究炮制火力、火候、时间及其相互关系，火力与火候对药物作用的机制，尤其是炮制学与机械工程、控制工程等学科的联合，解决炮制工程理论问题。如"药透水尽、软硬适度、不伤水""文火、中火、武火""红透、松脆、酥脆""武火煅至红透、文火炒至微黄"等传统中药炮制技术的工业化应用技术问题，形成和发展具有中医药特点的中药炮制工程学理论，进一步认识和揭示中药炮制的科学内涵，研究解决中药饮片生产过程中的实际问题。不仅有助于饮片加工的机械化和规模化，同时对于推动中药炮制工程学的发展有着重要意义。

（2）推进中药炮制工艺规范化与炮制机械研究　由于历史原因，传统炮制工艺多属于手工作坊式生产，很难适应当今工业化生产的需要；饮片产业的工业化水平明显落后于其他产业，一个重要原因就是炮制机械与炮制学发展不平衡。研究在规模化生产条件下，饮片加工自动化、可控化、标准化设备，应作为炮制机械研究的重中之重。将传统炮制方法产业化，使炮制机械的种类与功能覆盖炮制方法，改变当前饮片加工设备落后的面貌，提升中药饮片产业的地位，进一步支持中医药事业的发展。中药饮片的生产仍然以地方炮制规范为主，缺少相对统一的全国中药饮片炮制规范，具有炮制经验的专业技术人员逐渐减少等原因，致使市场上饮片的质量下降。因此，在掌握中药炮制原理的基础上，运用现代技术、方法和理论，科学制定饮片生产工艺、规范饮片生产程序，是中药炮制工程学的重要任务。

（3）指导中药炮制生产的自动化和规模化　加速中药炮制自动化生产设备和生产线的研究，借助国内外制药设备的制造技术，研发适合中药饮片生产的机械设备，建立规模化生产条件下的炮制新技术和传统炮制方法的规模化生产技术、产品质量控制技术、先进的检测仪器与质量标准等。进一步从理论上、技术上指导研制适用于中药饮片生产的各单元操作系统的先进工艺设备，并不断地改进各种单元装置，改造成自动化生产线，实现程序化、信息化控制，为实现"六化"创造良好的条件。

（4）指导中药饮片生产企业车间厂房的合理设计　中药饮片工厂的设计包括设计的依据、工艺与设备布局的设计、存储设计、公用工程设计、安全防护设计、环境保护及项目预算与经济分析等。从理论和工艺技术上为实现中药饮片企业 GMP（生产质量管理规范）要求而服务，指导厂区的合理总体布局，正确设计工厂和公用工程设施，正确选择生产工艺路线和设备装置，协调设计、安装和管理工作，车间净化设施等符合 GMP 硬件要求的各个方面，对中药材净制、炮制、包装、贮存、质量检测等各个环节全面考虑、合理布局、精心设计，逐步实现生产流程连续化、自动化。

（5）实现中药饮片生产质量过程控制和规范化管理　通过理论学习和实践，解决中药饮片质量生产过程控制的问题，从而生产出质量稳定、均一的中药饮片。应对从原药材到中药饮片的每一个生产单元操作系统、加工工序严格把关，把从简单的感官或"定性"质量控制，逐步转换为"定量"质量控制。为中药饮片的生产质量标准化提供理论数据与中间控制的技术参数，最终实现中药饮片的自动化生产、炮制过程智能控制及信息化管理的目标。

1.1.3　中药炮制工程学研究的内容

以传统中医药理论为基础，系统阐述中药饮片工业化和规范化生产的理论，中药饮片工业化的生产、机械设备与质量过程控制的方法，饮片厂的设计和GMP的认证与管理，中药饮片生产线的研究与开发；尤其是规模化生产条件下的炮制生产、包装与贮藏及质量监控等工程的原理与方法；对饮片生产的工艺流程、质量控制技术、各单元操作规程给出可行的方案；按药典收载的饮片品种和炮制要求制定工艺规程，包括工序和质量控制内容、操作方法与要求、质量检测手段与质量要求等；对相应设备的性能、结构与应用制定技术规范或产品标准等；促进中药炮制理论和生产紧密结合，实现理科与工科的交汇。

1.1.4　中药炮制工程学和其他学科的关系

数千年传统中医药实践经验的积累，现代自然科学研究手段的融入，使中药炮制学的内涵不断丰富与发展，其外延也越来越广。中药炮制工程学是中药炮制学科的一门主要外延学科，但其涉及的饮片工业化生产过程中出现的一系列工程技术问题，已经超出了中药炮制学的范畴，这些问题的解决需要多学科协调合作。中药炮制工程学除与中医药信息学、中药资源学、方剂学、中药药剂学、中药鉴定学、中药化学、中药药理学等有着密切关系外，还与其他多个学科关系日益紧密。

（1）与中医药信息学的关系　在信息资源高速发展的时代，拥有信息资源，就可能在未来的竞争中占得先机。中药炮制工程学的发展须借助中医药信息学平台。中医药信息化研究就是以文献信息的数字化、网络化建设为重点，采用现代信息技术，充分利用国内外的文献信息资源，建立各专业及相关的数据库，逐步达到中医药文献和信息的数字化。通过中医药数字化信息资料的再次开发，促进中医药的智能化研究进展。如人工智能技术、计算机自动控制、图像分析处理技术、数字可视化中药等技术在中药炮制工程学研究领域已得到广泛的应用。

（2）与中药资源学的关系　中药炮制工程的现代化，其基础是中药材生产现代化，中药材GAP（良好农业规范）生产和管理是保证中药饮片质量的第一环节。以中药材GAP生产基地建设，基地生态环境、中药资源种植繁育及提纯复壮、栽培技术、试验示范、质量监控，建设和健全一整套规范化、标准化的生产技术体系和相应的SOP（标准操作程序）为主要研究内容的中药资源学，在中药炮制工程学发展方面的地位和作用日益凸显出来。

（3）与机械工程学的关系　近年来，中药炮制工程已取得显著进步，但其工业化水平仍明显落后于其他产业，即使在中药制药领域，也属于薄弱环节，其重要原因是炮制设备与炮制学发展不平衡。要解决这个问题，必须紧密结合机械工程学，利用其在机械、电子、电气、控制技术和计算机技术等方面的最新成果，升级改造炮制设备，建立炮制学与炮制机械协调发展的机制，才能从根本上改变饮片工业落后的面貌。

（4）与现代生物技术的关系　现代生物技术是以基因工程、细胞工程、酶工程和发酵工程为主体的科学技术体系。现代生物技术对中药炮制工程学及产业的影响逐渐增加，中药基因工程、细胞工程和酶工程等技术为中药炮制研究及其产业化发展提供了先进的手段和发展空间。生物技术也为提高中药饮片品质评价水平提供了新的实验方法；生物芯片为中药炮制分子水平的机制研究提供了依据；生物转化及生物组合化学为中药炮制品的化学研究提供了新的思路和技术平台。

1.2 中药炮制工程学的产生与发展

1.2.1 中药炮制工程学的起源

中药炮制是随着中药的发现和应用而产生的，其历史可追溯到原始社会。药食同源，人类为了生活、生存必须劳动生产，猎取食物。由于人类的发展，鸟兽鱼之类不敷食用，则尝试草木之类充饥。在这个过程中，人们有时误食某些有毒植物或动物，以致发生呕吐、泄泻、昏迷，甚至死亡，有时吃了之后使自己疾病减轻或消失，久而久之，这种感性知识积累多了便成了最初的药物知识。随着医药技术的进步，为了方便服用，更好地发挥药效作用，将药物进行清洗、掰成小块或锉、捣为粗末等简单加工，这些简单加工经过积累和发展，就成了类似于中药炮制的"洗净法""切法""捣法"等，这是中药炮制工程的萌芽。

人类在长期利用火的过程中，对土壤的可塑性也有了逐步的认识，为陶器的发明准备了条件。在我国仰韶文化时期（公元前5000年左右），就有了砂锅、陶罐等烹饪器和储存器，为早期中药炮制的蒸制法、煮制法、煅制法（陶制煅药罐）以及存放中药汤剂等创造了必要的工具条件。陶器的发明和应用，为中药炮制工程的发展提供雏形。中药炮制工程是在中药炮制的基础上产生和发展起来的。

1.2.2 中药炮制工程学的产生

东汉时期，开始形成饮片生产手工业，主要使用日常生活用具和部分生产工具。人们在发现中药的早期，药材经过洗净、捣碎、劈成小块、锉为粗末、煎煮等简单加工后服用，主要使用日常生活用具和部分生产工具，如刀、斧、刷子、筛、箩、瓷缸等，为早期的炮制机具。随着生产力水平的不断提高，中药的应用和医疗实践经验的积累，人们在对药材进行加工和医药实践的基础上，探索、总结中药炮制方法和经验，逐渐形成了中药炮制理论体系，同时又推进了药材加工技术的发展，出现了更先进的和专用的药材加工机具，如风车、切药刀、刨刀、乳钵、碾船、炒锅、煅锅等，形成了近代炮制机具。但其机械化水平较低，未能形成规模化的加工能力。清代，出现了药行、药号、药庄、药店等"前店后坊"的经营模式和手工作坊式的中药饮片生产方式。

1.2.3 中药炮制工程学的发展

中华人民共和国成立以后，在传统的中药饮片生产、经营模式的基础上，随着中药饮片生产设备和中药饮片生产企业不断出现，中药炮制工程学亦日趋完善。中药炮制工程经历了三个阶段。第一阶段为"中药饮片生产机械化"发展时期。20世纪70年代，国家在周口、上海、天津、长春建立了四个中药饮片机械厂，为我国中药饮片生产从原始的手工作坊式操作转向机械化的工厂生产打下了基础。随着洗药机、切药机、炒药机、蒸煮锅、筛选机等一批饮片生产机械的应用，中药饮片生产基本实现了机械化的目标。饮片机械的出现与发展在很大程度上解决了饮片规模化生产与传统炮制机具生产能力低的矛盾，加速了中药饮片生产机械化的进程，出现了专业化和规模化的饮片机械制造企业，形成了饮片生产与饮片机械制造产业链，为中药产业现代化奠定了基础。

第二阶段为"中药饮片生产规范化"发展时期。20世纪80年代中医学的科学原理和地位得到充分肯定，提出"中药生产工业化"，饮片加工企业逐步开始建立，1988年正式颁布《药品生产质量管理规范（GMP）》。随着中药饮片生产企业GMP的实施，中药饮片工业生产得到了快速发展。20 世纪 80 年代，国家优先支持了 40 家中药饮片重点企业的发展。2003 年 1 月 30 日，国家药品监督管理局发布《中药饮片 GMP 补充规定》；2004 年 10 月 26 日，国家食品药品监督管理局发布《关于推进中药饮片等类别药品监督实施 GMP 工作的通知》，明确要求自 2008 年 1 月 1 日起，所有中药饮片生产企业必须在符合 GMP 的条件下生产。2014 年 6 月 27 日，国家食品药品监督管理总局发布《药品生产质量管理规范（2010 年修订）》配套的中药饮片等 3 个附录的公告，制定了适用于中药饮片生产管理和质量控制全过程的规范。目前全国通过中药饮片 GMP 认证的已有 1700 多家生产企业，中药饮片的工业生产总值在中药行业领域内增长速度最快。

第三阶段为"中药饮片生产现代化"发展时期。20 世纪 90 年代提出了"中药现代化"理念，使中药开发与生产逐步走上科学化、规范化、标准化和法制化的道路。2003 年，国家经贸委批准成立中国制药机械行业标准化技术委员会，使饮片机械的标准化工作步入正轨。"九五""十五"期间，中药炮制学领域取得的一大批科研成果为中药炮制机械的研究提供了理论依据；"中药饮片炮制技术和相关设备研究"项目列入"十一五"国家科技支撑计划，中药炮制机械得到国家科技部的重视与支持。近年来，随着真空气相置换式润药机、自控温炒药机、液体辅料炙药机、高温煅药炉等一批饮片"性状"炮制机械和自动化设备的应用，饮片炮制质量控制逐渐从以人工为主的方式向机器替代人工方向发展，标志着饮片机械步入了炮制成套设备时代。随着计算机技术、自动化技术等新兴技术的发展以及国家对饮片生产的规范化管理，中药饮片工业逐渐步入了规范化、规模化、自动化发展阶段，确立了中药饮片作为"药品"的地位。

1.3　中药炮制工程现代技术与信息化

1.3.1　新设备在中药炮制工程中的应用

中药饮片工业的发展也离不开饮片生产机械的发展，就其生产设备而论，随着洗药机、切药机、炒药机、筛选机等一批饮片生产机械的应用，正处于由半机械化向机械化转变的过程。随着计算机技术、自动化技术等新兴技术的发展以及国家对饮片生产的规范化管理，新版 GMP 的实施和有关部门的愈加重视，中药饮片工业逐渐步入了规范化、规模化、自动化发展阶段。国内相关企业已表现出充分的重视，正在加快机械设备的创新升级，统一技术标准，提升产品的合格率，提高生产水平，促进行业健康发展，不断开发高科技产品，使中药饮片设备具有强劲的竞争力，为提高国内中药饮片产业的整体素质做出贡献。

目前，根据原药材或饮片的具体性质，在选用优质药材的基础上，中药饮片生产过程中常用的炮制设备可以分成净制类、切制类、炒制类、炙制类、煅制类、蒸煮焯类、粉碎及干燥、包装类等。中药饮片常用炮制设备见表 1-1。

表 1-1　中药饮片常用炮制设备一览表

制法	方式	常用设备
净制	挑选	不锈钢挑选台、机械化挑选机
	风选	变频风选机、卧式风选机、立式风选机
	筛选	筛选机、电机振动筛选机、往复振动筛选机
	水洗	循环水洗药机、不锈钢洗药水槽
	干洗	干式表皮清洗机
	磁选	带式磁选机、棒式磁选机

续表

制法	方式	常用设备
切制	软化	水浸式润药机、气相置换式润药机
	往复式	柔性带往复式切药机、金属履带往复式切药机
	旋转式	金属履带旋转式切药机、旋料式切药机
碎制	破碎	颚式破碎机、挤压式破碎机(压扁机)
	粉碎	破碎机、球磨机、锤式粉碎机
干燥	间隙烘干	封闭式烘干箱、敞开式烘干箱、滚筒式烘焙机
	连续烘干	网带式烘干机、转筒式烘干机
炒制	卧式旋转	滚筒式炒药机、转鼓式炒药机
炙制	卧式旋转	转鼓式炙药机
	立式平转	平转式炙药锅
煅制	中低温	中低温煅药锅
	高温	反射式高温煅药炉
蒸煮	蒸	电加热蒸药箱、蒸汽蒸药箱、电汽两用蒸药箱
	煮	可倾式蒸煮锅

随着工业现代化的发展，人力成本及产能需求的增加，中药饮片产业的发展也迫切需要进步，全自动炮制机组与生产线大量出现，饮片生产的自动化成为发展大势所趋。中药饮片是我国的特有产业和特色产业，根据生产工艺配备先进设备，选用环保、节能、自动化程度高的设备，并不断推广、发展、完善我国中药炮制设备，是推动我国中药事业更快发展的前提。

1.3.2　新技术、新工艺在中药炮制工程中的应用

伴随着新设备在中药饮片行业的推广，大量的新技术、新工艺在中药饮片企业得以应用，为饮片质量的提高、生产成本的控制，以及环境保护提供了保障。如对易产生粉尘的生产区，采用水处理与吸尘式处理方式，最大限度降低了内外环境的污染。中药材软化采用气相置换式法，极大地缩短了药材软化的时间，提高了生产效率，节约了水资源，最大限度地保留药材的有效成分，避免了以往由于浸泡时间长容易产生药材霉变腐烂等药材变质的现象，使产品质量有了质的飞跃。

1.3.3　中药炮制工程的信息化

随着国家对以两化（信息化和工业化）融合为主线的"中国制造2025"计划的实施，中药炮制工程有了跨越式的发展。大量的科研院所、中药饮片生产企业、中药炮制设备生产企业投入到中药炮制工程的信息化研究和开发中。

中药饮片企业计算机信息化管理系统，指根据炮制原理及炮制共性技术，运用中药炮制自动化机械和在线控制设备，积累大量的实验数据，将中药炮制的经验性描述转化为炮制过程的各个工艺参数，形成标准工艺规程，实现中药饮片的自动化生产及炮制过程智能控制，达到炮制工艺规范化、炮制机械现代化、检测手段科学化、质量控制客观化、饮片质量标准化、包装计量规格化、生产经营规模化。信息化管理系统主要由炮制设备、设备智能控制器、计算机、显示屏、管理软件等组成。中药饮片企业计算机信息化管理系统框架见图1-1。

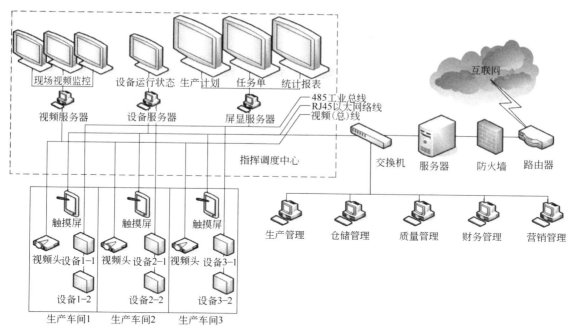

图 1-1 中药饮片企业计算机信息化管理系统框架

该系统的主要功能有:

(1)自动下单 自动下达生产任务单。

(2)生成、记录工艺规程 系统按照工艺规程进行炮制,通过计算机数据采集、视频监视,跟踪、监控炮制过程,自动记录炮制过程与工艺参数。

(3)工艺规程修正 当药材的形态、数量或气候温度等在一定范围内发生变化,系统可以自动修正部分炮制工艺参数。

(4)人机对话 在授权的情况下,系统允许凭经验炮制,对炮制过程和工艺参数进行适当调节。

(5)过程监控 现场视频信号、生产任务计划、生产操作过程、设备运行状况等信息与主管部门实时连接。

(6)成本核算 自动计算各过程物料损耗,水、电、油、汽等能耗,工时成本,管理成本等。

(7)信息保存 自动记录全部设备的运行参数、过程和输入信息。

工艺规程分级管理方案见图 1-2。

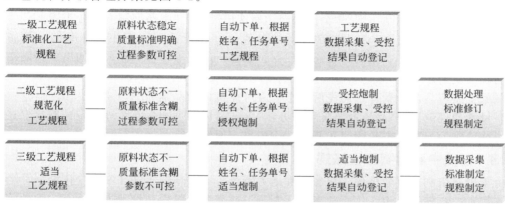

图 1-2 工艺规程分级管理方案

1.4　中药炮制工程法规及标准

中药炮制工程法规是规范中药饮片炮制生产过程、监管饮片质量等相关内容的法律规定。2015 年 4 月 24 日施行的修订后的《中华人民共和国药品管理法》，是目前药品生产、使用、检验的基本法律，其中第二章《药品生产企业管理》中第十条明确规定："中药饮片必须按照国家药品标准炮制；国家药品标准没有规定的，必须按照省、自治区、直辖市人民政府药品监督管理部门制定的炮制规范炮制。省、自治区、直辖市人民政府药品监督管理部门制定的炮制规范应当报国务院药品监督管理部门备案。"这是中药炮制工程所必须遵守的法规。2017 年 7 月 1 日颁布实施的《中华人民共和国中医药法》规定，国家要保护中药饮片传统炮制技术和工艺，支持应用传统工艺炮制中药饮片，鼓励运用现代科学技术开展中药饮片炮制技术研究。对市场上没有供应的中药饮片，医疗机构可以根据本医疗机构医师处方的需要，在本医疗机构内炮制、使用。根据临床用药需要，医疗机构可以凭本医疗机构医师的处方对中药饮片进行再加工。

1.4.1　国家级中药炮制工程法规

《中华人民共和国药典》（简称《中国药典》）自 1963 年版一部开始收载中药及中药炮制品，历版《中国药典》正文中规定了饮片生产的工艺、饮片性状、用法用量等，附录设有"炮制通则"，规定了各种炮制方法的含义、具有共性的操作方法及质量要求，是国家级的质量标准。《中国药典》2010 年版首次明确炮制后的中药饮片是中医临床处方调剂的基础中药，是中成药制剂的原料中药。《中国药典》2015 年版将饮片收载的品种增加至 671 种，中药饮片质量标准的研究日趋深入。

1.4.2　部局级中药炮制工程法规

1994 年国家中医药管理局颁发关于《中药饮片质量标准通则（试行）》的通知，规定了饮片的净度、片型及粉碎粒度、色泽、水分等，属于部级质量标准。此外还颁布了《中药饮片工业企业浸润工艺通则》《中药饮片包装管理办法》《中药饮片生产企业合格证验收准则》《关于加强毒性中药材的饮片定点生产管理意见》等涉及中药饮片生产、流通、销售各环节的法规。

《全国中药炮制规范》由卫生部药政局组织有关单位及人员编写而成，于 1988 年出版，作为部级中药饮片炮制标准（暂行）。该规范主要精选全国各省、自治区、直辖市现行使用的炮制品及其最合适的炮制工艺以及相适应的质量要求，尽力做到理论上有根据、实践上行得通，每一炮制品力求统一工艺。该书共收载常用中药 554 种，每味中药分 9 项内容记述。附录中收录有"中药炮制通则""全国中药炮制法概况表""中药炮制方法分类表"等。本规范既体现了全国统一制法，又照顾到了地方特点。2013 年 1 月，卫生部颁布的《药品经营质量管理规范》中，对中药饮片采购、贮存、销售、运输等环节中需采取的质量控制措施进行了明确的规定。

国家食品药品监督管理总局先后颁布了《医疗机构药品监督管理办法（试行）》《药品生产质量管理规范》《药品流通监督管理办法》《药品说明书和标签管理规定》等，上述法规将中药饮片作为国家基本药物，对其生产、销售、使用进行严格的管理。

1.4.3　省级中药炮制工程法规

由于中药炮制具有较多的传统经验和地方特色，有些炮制工艺还不能全国统一，为了保留地方特色，各省、自治区、直辖市先后制定了适合本地的中药饮片炮制规范。各地炮制规范除某些传统工艺外，应尽量与《中国药典》和《全国中药炮制规范》相一致，如有不同之处，应执行《中国药典》和《全国中药炮制规范》等国家级及部局级的有关规定。只有在国家与部局级中没有收载该品种或项目的情况下，制定出适合本地的标准才有意义，同时应将地方标准报国务院药品监督管理部门备案。

重点小结

重　　点	难　　点
1.中药炮制、中药炮制学、中药炮制工程学等的定义。 2.中药炮制工程的三级标准。	1.中药炮制工程学与其他学科的关系。 2.中药炮制工程不同发展阶段的特点。

复习题

1.简述中药炮制、中药炮制学、中药炮制工程学的基本概念。

2.简述中药炮制工程学的基本任务。

3.简述中药炮制学与其他学科的相关性。

4.简述中华人民共和国成立后，中药炮制工程发展的三个阶段。

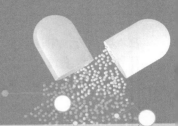

第 2 章
中药炮制理论及对药物的影响

学习目标：

1. 掌握中药炮制的基本理论，中药炮制的目的，炮制对含生物碱类、苷类和挥发油类成分中药的影响。

2. 熟悉炮制对含无机化合物类、有机酸类成分等中药的影响。

3. 了解炮制对中药制剂的影响。

在长期的临床实践中，历代中医药学家发现，来源于自然界的中药材直接应用于临床存在诸多弊端，因而开始创立炮制方法，以达到改变药性、突出其治疗作用、消除不良反应等目的。随着中药炮制方法的不断发展，我国医药学家将中药配伍、药性等中医药理论融入中药炮制，经过中医临床的实践和验证，总结出炮制技术、炮制作用和临床疗效的内在规律，形成了中药炮制的基本理论。

中药材须经依法炮制，成为饮片之后才能入药。通过炮制可达到减毒、增效和改善药性等目的，以保证临床用药的安全有效。药材经净制、切制、加热及炮制辅料等加工炮制成饮片，其所含的化学成分发生分解、水解、结构改变等变化，从而导致药性变化，影响临床疗效。

2.1 中药炮制基本理论

中药炮制基本理论是传统中医药学理论体系的重要组成部分，是在中医药理论指导下，由历代中医药学家在长期的用药实践和生产实践中共同总结出来的，用以阐述中药炮制作用，指导中药炮制品的制备和临床应用。

2.1.1 中药传统制药理论

中药炮制的基本原则是运用中药七情合和的配伍理论，选择炮制方法，确定炮制辅料。依据寒者热之、热者寒之等基本治则，达到缓和或转变药物性能的目的。

清代徐大椿在《医学源流论》的制药论中提出了中药制药理论，书中论述："凡物气厚力大者，无有不偏。偏则有利必有害。欲取其利，而去其害，则用法以制之，则药性之偏者醇矣。其制之义又各不同，或以相反为制，或以相资为制，或以相恶为制，或以相畏为制，或以相喜为制。制法又复不同，或制其形，或制其性，或制其味，或制其质。此皆巧于用药之法也。"亦称为传统制药原则。

相反为制：是指用药性相对立的辅料（含中药）或某种炮制方法炮制中药，以制约中药的偏性或改变药性。如用辛热升提的酒来炮制苦寒沉降的大黄，能够缓和大黄的苦寒之性，使药性转降为升；用辛热的吴茱萸炮制苦寒的黄连，可缓和其大寒之性；用咸寒润燥的盐水炮制温燥的益智仁，可缓和其温燥之性；药性苦寒的生地黄经长时间蒸炖后变为性味温甘的熟地黄等。

相资为制：是指用药性相似的辅料（含中药）或某种炮制方法炮制中药，以增强药效，相当于中药配伍中的"相须""相使"。如用咸寒的盐水炮制苦寒的知母、黄柏，可增强滋阴降火作用；用辛热的酒来炮制辛热的仙茅，可增强温肾助阳作用；百合蜜炙可增强其润肺止咳的功效；牡蛎经火煅后可增强收敛固涩作用。

相恶为制：是中药配伍中"相恶"内容在炮制中的延伸应用。"相恶"本指两种药物合用，一种药物能使另一种药物作用降低或功效丧失，一般属于配伍禁忌。炮制利用某种辅料或某种方法来减弱药物的烈性，以免损伤正气。如麸炒枳实可缓和其破气作用；米泔水制苍术，可缓和苍术的燥性；醋制商陆，可减弱其峻下逐水作用，免伤正气。

相畏为制：是指用某种辅料（含中药）炮制某种药物，以制约该药物的毒副作用。相当于中药配伍中的"相畏""相杀"。如用生姜来炮制半夏、南星，可降低半夏、南星的毒性；白矾、石灰、皂荚制半夏、南星；蜂蜜、童便、黑大豆、甘草、豆腐制川乌等。

相喜为制：是指用某种辅料或中药来炮制，以改善中药的形色气味，利于服用，发挥药效。如乌贼骨、僵蚕、乳香、没药或其他有特殊不良气味的药物，用醋炙、酒制、漂洗、麸炒、炒黄等方法炮制，能起到矫臭矫味的效果，利于患者服用。

制其形：是指通过炮制改变中药的外观形态和分开药用部位。中药因形态各异，体积较大，不利于调剂和制剂，所以，在配方前都要加工成饮片。常常通过碾、捣或切制等处理方法来达到目的，如种子类中药一般需要炒黄后应用，即"逢子必炒""逢子必破"；根及根茎类中药根据质地的不同切成薄片或厚片。不同药用部位功效有异，需分开入药。

制其性：是指通过炮制纠正或改变中药的性能。通过炮制，或抑制中药过偏之性，免伤正气；或增强中药的寒热温凉之性；或改变中药的升降浮沉等性质，满足临床灵活用药的要求。

制其味：是指通过炮制调整中药的五味或矫正劣味。根据临床用药要求，用不同的方法炮制，特别是用辅料炮制，可以改变中药固有的味，使某些味得以增强或减弱，达到"制其太过，扶其不足"的目的；或通过某种辅料或方法来矫正中药本身的不良气味，增加某种香味，利于患者接受。如山楂炒焦后可纠正其过酸之味，胆汁制黄连可增强黄连的苦味。

制其质：是指通过炮制改变中药的质地。许多中药质地坚硬，改变中药的质地，有利于最大限度发挥疗效。如王不留行炒至爆花，穿山甲砂炒至膨胀鼓起，龟甲、鳖甲砂炒至酥脆，矿物药煅或淬等，均有利于煎出有效成分或易于粉碎。

2.1.2　中药炮制药性变化理论

中医对药性的认识与使用，是以其性味（四气五味）、升降浮沉、归经、有毒无毒、补泻等来归纳总结的，以区别药物的共性与个性。在长期的临床应用过程中，人们逐步认识到炮制可以改变中药的性味、升降浮沉、归经、毒性和补泻，从而总结出了炮制对中药药性的影响规律，并作为炮制的基本理论，指导炮制品种的扩大生产和临床应用。

（1）炮制对中药性味的影响　《神农本草经》载："药有酸咸甘苦辛五味，又有寒热温凉四气。"四气五味是中药的基本性能之一，是药性理论的核心与中药治病的根本依据，它是按照中医理论体系，把临床实践中所得到的经验进行系统的归纳，以说明各种中药的性能。通过相资为制或相反为制等炮制，可扶其不足，制其有余，改变或调整药物的性味，从而达到调整药物治疗作用的目的。大致可分为以下三种情况：①纠正药物过偏之性。在"相反为制"的原则下，通过加入辅料或者采取一定的炮制方法，纠正药物过偏之性。如栀子苦寒之性甚强，经过辛温的姜汁制后，能降低其苦寒之性，以免伤中，即所谓"以热制寒"。若用咸寒的盐水炮制辛温的巴戟天、茴香等，则可以缓和其辛温之性，即所谓"以寒制热"。

②增强药物不足之性。属"从制法"，即"相资为制"。一种情况是药性本偏，但用于实证或重证时仍显药力不足，通过炮制进一步增强药力。如以苦寒的胆汁制黄连，更增强黄连苦寒之性，所谓"寒者益寒"，用于泄肝胆实火，以求速效。以辛热的酒制仙茅，更增强仙茅温肾壮阳作用，所谓"热者益热"。另一种情况是药性较缓和，临床嫌其药效不强，起效太慢，通过炮制增强药性，从而增强药物的作用。如辛温的当归用辛热的酒制可增强辛散温通作用。③改变药物性味，扩大药物用途。同一药物，经过不同方法炮制，成为多种饮片规格，药性发生变化，适用于临床不同病症。如生女贞子以清肝明目、滋阴润燥为主，多用于肝热目眩、阴虚肠燥便秘。酒蒸女贞子可缓和其寒凉之性，增强滋补肝肾作用，多用于肝肾阴虚、头晕耳鸣、视物不清等。或者药物炮制后性味发生根本性的转变，功效也迥然不同。如生地黄味甘性寒，具有清热凉血、养阴、生津作用，用于热病舌绛烦渴、阴虚内热、发斑发疹；制成熟地黄后，则转为甘温之品，具有补血滋阴、益精填髓的功效，用于血虚萎黄、心悸怔忡、崩漏下血、肝肾阴虚等证；即生者性寒，主清；熟者性温，主补。

（2）炮制对中药升降浮沉的影响　清代《增订本草备要》云："气厚味薄者浮而升，味厚气薄者沉而降，气味俱厚者能浮能沉，气味俱薄者可升可降。"中药经炮制后，由于性味和质地的变化，可以改变其作用趋向，尤其对具有双向调节作用的药物更明显。药物大凡生升熟降，如莱菔子能升能降，生品以升为主，用于涌吐风痰；炒后则以降为主，长于降气化痰、消食除胀。

中药加辅料炮制，其作用趋势变化更加明显。明代《本草纲目》云："升者引之以咸寒，则沉而直达下焦；沉者引之以酒，则浮而上至巅顶。"例如，生大黄味苦性寒，气味重浊，直达下焦，泻下作用峻烈而伤胃气，酒制后性缓，借酒上行，可清上焦实热。正如李东垣所述："大黄苦峻下走，用之于下必生用。若邪气在上，非酒不至，必用酒浸引上至高之分，驱热而下。"黄芩酒炒可增强上行清头目之热的作用。一般规律是酒炙升提，姜炙发散，醋炙收敛，盐炙下行。砂仁为行气开胃、化湿醒脾之品，作用于中焦，经盐制后，可以引药下行温肾，治小便频数。

（3）炮制对中药归经的影响　炮制不但可以改变性味，还可以改变归经。如生地黄可入心经，以清营凉血为长；制成熟地黄后则主入肾经，以养血滋阴、益精补肾见长。药物经炮制后，可增强对其中某一脏腑或经络的作用，而减弱对其他脏腑或经络的作用，使其功效更加专一。如知母入肺、胃、肾经，具有清肺、凉胃、泻肾火的作用；盐炙后则主要作用于肾经，可增强滋阴降火的功效。青皮入肝、胆、胃经，用醋炒后，可增强对肝经的作用。中药经辅料和加热炮制，可达引药归经之效，如醋制入肝经、蜜制入脾经、盐制入肾经等，增强药物对某一经络的作用。

（4）炮制对中药毒性的影响　中药炮制降低药物毒性的主要途径分为三个方面：①使毒性成分发生改变，如川乌、草乌等；②使毒性成分含量减少，如巴豆、马钱子等；③利用辅料的解毒作用，如白矾制天南星、半夏等。可降低毒性的辅料有甘草、生姜、醋、白矾、石灰、黑豆等。

药物通过炮制，可以达到去毒的目的。去毒常用的炮制方法有净制、水漂洗、水飞、加热、加辅料处理、去油制霜等。这些方法可以单独运用，也可以几种方法联合运用。如蕲蛇去头，朱砂、雄黄水飞，川乌、草乌蒸或煮制，甘遂、芫花醋制，巴豆制霜等，均可去毒。

（5）炮制对中药补泻的影响　根据中医"虚者补之""实者泻之"的治疗原则，中药又有补泻之分。凡能补益正气、扶持虚弱、治疗虚证者为补，凡能攻积泻下、清热、泻火等用于祛邪者为泻。明代傅仁宇在《审视瑶函》中提出："药之生熟，补泻在焉，剂之补泻，利害存焉。盖生者性悍而味重，其攻也急，其性也刚主乎泻；熟者性淳而味轻，其攻也缓，其性也柔，主乎补。补泻一差，毫厘千里，则药之利人害人判然明矣。如补药之用制熟者，欲得其醇浓，所以成其资助之功，泻药制熟者，欲去其悍烈，所以成其攻伐之力。用生用熟，各有其宜。实取其补泻得中，毋损于正气耳。"总结了炮制对中药补泻之性的影响。药物生品寒凉清泻，通过加热、加辅料等炮制成为熟品后，药性偏于甘温，作用偏于补益。如何首乌生用能通便解疮毒，黑豆汁蒸后，则补肝肾、益精血、乌须发，若肝肾两虚病人用生首乌，非但不能补，反而会导致泻下，绝非疾病所宜。

2.1.3　中药炮制辅料作用理论

中药加辅料炮制，可利用辅料的性味和功效，增强药效，降低毒性，缓和或改变药性，满足临床辨证施治的用药需要，故炮制辅料是中药炮制的重要组成部分。元代王好古在《汤液本草》中引李东垣"用药心法"有："黄芩、黄连、黄檗、知母，病在头面及手梢皮肤者，须用酒炒之，借酒力以上腾。咽之下、脐之上，须酒洗之，再下生用"，建立了中药酒制理论。明代李梴《医学入门》有述："凡药入肺蜜制，入脾姜制，入肾用盐，入肝用醋，入心用童便。凡药用火炮，汤泡煨炒者，制其毒也。醋浸姜制酥炙者，行经活血也。"

明代陈嘉谟在《本草蒙筌》的"制造资水火"中提出："酒制升提，姜制发散，入盐走肾脏仍仗软坚，用醋注肝经且资住痛，童便制除劣性降下，米泔制去燥性和中，乳制滋润回枯助生阴血，蜜制甘缓难化增益元阳，陈壁土制窍真气骤补中焦，麦麸皮制抑酷性勿伤上膈，乌豆汤、甘草汤渍曝并解毒致令平和，羊酥油、猪脂油涂烧，咸渗骨容易脆断……"，系统概括了辅料炮制药物的主要作用，总结成为辅料作用理论。

（1）酒制升提　指中药用酒炮制可引药上行。酒性辛热，主升浮，中药加酒炮制后，可借酒升提之力上行，引药上行，可治上焦头面部的疾病。如中医眼科常用的苦寒药黄连、黄柏等多选用酒制品。

（2）醋制入肝　醋味酸、苦，性温，主入肝经血分，具有收敛散瘀止痛等作用。酸味为肝脏所喜，药物经过醋制后，能引药入肝经，增强活血止痛作用。

（3）盐制走肾　盐性味咸寒，入肾和膀胱经。具有强筋骨、软坚散结、清热凉血、润燥、解毒的功能。药物经盐制后，可引药下行入肾经，增强补肝肾、滋阴降火、清热凉血、软坚散结和润燥作用。

（4）姜制发散　生姜味辛、性温，能散在表在上之邪，功能为散寒解表、降逆止呕、化痰止咳。药物经姜制后，具有发表、祛痰、通膈、止呕等作用。

（5）蜜制和中　药物经蜜制后，能调和脾胃、补中益气，缓和对脾胃的刺激作用。熟蜜味甘性温，具有益气补中的作用，甘能缓急，温能祛寒，故能健脾和胃，补益三焦元气。

（6）米泔水去燥　药物经米泔水制后能降低药物辛燥之性，增强健脾和胃作用。米泔水味甘、性凉，能益气除烦、止渴、解毒。如米泔水制苍术、白术，能降低其辛燥之性，且能增强补脾和胃作用，与姜黄、仙茅等同制，能去其温燥之性，而不损人。

2.1.4　中药炭药止血理论

中药炭药止血理论认为中药经过炒炭之后成为炭黑色，具有止血作用。很多炭药的炮制都源于炭药止血理论的指导。

炭药止血的临床应用已经有数千年发展的历史，葛可久在《十药神书》中首先提出炭药止血的理论："大抵血热则行，血冷则凝，见黑则止。"另有"经云，北方黑色，入通于肾，皆肾经药也。夫血者，心之色也，血见黑即止者，由肾水能制心火，故也"，以五行相克理论来解释血见黑止。

2.2　中药炮制的目的

中药多来源于自然界的植物、动物、矿物，原药材或质地坚硬、个体粗大，或含有泥沙杂质，或具有毒副作用，或药性偏颇等，一般不可直接用于临床，必须经过加工炮制成为饮片后才能应用。中药炮制的目的是保证中药临床应用的安全有效。但中药成分复杂，疗效多样，中药炮制的目的也是多方面的。中药炮制目的主要有以下几个方面。

2.2.1　降低或消除药物的毒性或副作用

（1）降低或消除药物的毒性　①净制去毒：净制可去除药材的毒性部位。如金钱白花蛇头部毒腺含神经毒素，去头后毒性降低。②水制去毒：如水飞雄黄，可显著降低雄黄中的毒性成分三氧化二砷的含量，从而降低毒性。③加热制去毒：加热炒制以及蒸、煮等方法炮制可改变毒性成分结构或使毒性成分变性、升华等。如马钱子经砂炒后，其所含的士的宁和马钱子碱开环转化生成异士的宁、异马钱子碱及其氮氧化物；蒸、煮炮制乌头、附子，其中的乌头碱转化生成次乌头碱和乌头原碱，从而降低毒性；苍耳子、巴豆、相思子等含有毒性蛋白质的中药，经过加热炮制后，其中所含毒性蛋白质因受热变性而达到降低毒性的目的；斑蝥经米炒后，可使毒性成分斑蝥素升华而毒性降低。④辅料制去毒：加入辅料炮制能消减中药的毒性。如白矾炮制半夏、南星，降低由草酸钙针晶所产生的刺激性毒性；醋制商陆、甘遂、大戟减缓峻烈药性对人体的伤害，以保证用药安全。

（2）降低或消除药物的副作用　如大黄经酒蒸后可减低腹痛、恶心、呕吐的副作用。再如远志，生用对咽喉有刺激性，经甘草水煮制，则可缓和其苦燥之性，消除刺喉感。又如柏子仁，具有养心安神、润肠通便的功效，临床上遇到失眠、心神不安而又大便稀溏的病人，若用生柏子仁治疗，则会出现滑肠致泻的副作用，病人服后会发生腹泻现象，此时，可将柏子仁压去油脂制成柏子仁霜，以消除其副作用。

2.2.2　增强药物疗效

中医临床常以饮片入药，中药材切制成饮片之后，细胞破损、表面积增大，药效成分便于溶出。种子类、矿物类中药经捣碎后，亦利于有效成分的溶出，故传统上有"诸石必捣"和"诸子必捣"之说。炮制过程中的炒、蒸、煮、煅等热处理可增强某些药效成分的溶出率。以种子药为例，明代《医宗粹言》提出："决明子、萝卜子、芥子、苏子、韭子、青葙子。凡药中用子者俱要炒过、研碎、入煎方得味出。"因多数种子类中药生品质地坚硬，不利于有效成分的溶出，经加热炒制后种皮爆裂，质地酥脆，便于成分的溶出，这便是现代"逢子必炒"的根据和用意。质地坚硬的矿物类、甲壳类及动物化石类药材在短时间内也不易煎出其药效成分，因此必须经过加热炮制，使之质地酥脆而便于粉碎，增强药效成分的溶出而增加疗效。

药物通过炮制可产生新的活性成分或者增加有效成分的含量而增强疗效。如炉甘石煅后碳酸锌转化为氧化锌，槐米炒炭后鞣质含量增加。通过炒、蒸、焯制等加热方法，可杀酶保苷，保存或提高药效。如清炒白芥子可破坏芥子酶，保存白芥子苷，增强健脾消食作用。黄芩经过蒸、煮制后既可软化切片，又可破坏酶，有利于保存有效成分，提高疗效。苦杏仁经蒸、焯制后可破坏苦杏仁酶，保存苦杏仁苷。炮制过程中加入辅料，起协同作用，增强疗效。如款冬花、紫菀等化痰止咳药经炼蜜炙制后，增强了润肺止咳的作用，这是因为炼蜜有甘缓益脾、润肺止咳之功，可协同增效。现代实验证明，胆汁制南星能增强南星的镇痉作用，甘草制黄连可使黄连的抑菌效力提高数倍。通过发芽、发酵、制霜、暗煅、干馏等炮制方法，可以将某些原来不能入药的物品转变成药物，使其产生新的作用，保证和提高临床治疗效果。可见药物经炮制可以从不同的方面增强其疗效。

2.2.3　改变或缓和药性，扩大用药范围

缓和药性是指缓和某些中药的过偏之性。性味偏盛的药物，临床应用时往往会给病人带来一些副作用。用药过于猛烈，易伤病家元气，可带来不良影响。炮制可制约中药的偏性。炒制、蜜制等炮制方法可缓和药性，并总结出"甘能缓""炒以缓其性"的规律。如栀子具有泻火除烦、清热利尿、凉血解毒的功能。生栀子长于泻火利湿、凉血解毒，常用于温病高热、湿热黄疸、湿热淋证、疮疡肿毒。但生品苦寒之性甚强，易伤中气，且对胃有刺激性，脾胃较弱者服后易吐，炒焦后可缓和苦寒之性，免伤中气，可用于脾胃虚弱的患者。焦栀子具有清热除烦的作用，常用于热郁心烦、肝热目赤。山楂具有消食健胃、行气散瘀的功能，但生品味酸性微温，长于活血化瘀，炒山楂酸味减弱，可缓和对胃的刺激性，善于消食化积。

炮制可调整某些中药"一药入多经"的特点，使其功效更加专一。如柴胡、香附等经醋制后有助于引药入肝经，更好地治疗肝经疾病。小茴香、益智仁、橘核等经盐制后，可引药入肾经，能更好地发挥治疗肾经疾病的作用。炮制可从不同方面改变或缓和中药的性能，扩大应用范围，也满足了中医临床辨证施治、灵活用药的要求。

2.2.4　便于调剂及贮藏保管

中药材在采收、仓储、运输过程中常混有泥沙杂质及残留的非药用部位和霉败品，因此必须经过严格的分离和洗刷，使其达到所规定的洁净度，以保证临床调剂的卫生和剂量准确，也更利于贮藏。来源于植物类的中药材，体积较大者，经水制软化，切制成一定规格的片、丝、段、块后，便于调剂时分剂量、配药方。质地坚硬的矿物药、柔韧的动物药或性质特殊的植物药不易粉碎，不利于调剂，加热炮制使其质地酥脆，便于粉碎，利于调剂。

此外，中药经加热炮制，可进一步干燥，或可杀酶、杀死虫卵，利于饮片的贮藏。如黄芩、苦杏仁等，经加热处理，可使其中与苷共存的酶失去活性，从而避免苷类成分在贮藏过程中被酶解而疗效降低。桑螵蛸经过蒸制，可杀死虫卵，避免贮藏过程中虫卵繁殖，降低饮片质量。中药饮片采用各种形式的包装，严格控制水分含量，稳定质量，便于贮藏与保管。

2.3　中药炮制对药物成分的影响

中药所含化学成分是其治病的物质基础。来源于自然界的中药，成分复杂，性质多样，在加水、加热和加辅料等炮制过程中会不可避免地受到影响，使药物中的化学成分发生变化，有的成分被溶解出来，有的被分解或转化成新的成分，炮制前后化学成分的变化必然引起中药药效或毒性的变化。研究炮制过程对中药化学成分的影响，比较炮制前后化学成分的改变，对探讨中药炮制原理、规范炮制工艺、制定饮片质量标准等具有重要意义。

2.3.1　炮制对生物碱类成分的影响

生物碱是一类具有较复杂的含氮原子环状结构的有机化合物。通常有类似碱的性质，在植物体内生物碱一般与有机酸结合成盐，少数生物碱呈游离状态存在，如秋水仙碱等；游离生物碱一般不溶或难溶于水，易溶于乙醇、氯仿等有机溶剂，可溶于酸水。植物以及动物来源的中药多含有不同类型的生物碱，性质各异，生理活性广泛，有不同的治疗作用。故根据不同需要而炮制。

（1）净制提高生物碱成分的相对含量　生物碱在植物体内分布不均，如黄柏，有效成分为小檗碱，多集中于韧皮部，故只有"皮"入药，粗皮中分布少，采集过程中常刮去栓皮。

（2）净制分离含不同生物碱的不同部位　同一药物不同部位，所含生物碱种类不同，活性不同，应分别入药。如莲子心主含莲心碱和异莲心碱，莲子肉中则含量甚微，莲子肉补脾

养心、涩肠固精，莲子心清心火，故分别入药。

（3）"少泡多润"保存生物碱含量 大部分生物碱难溶于水，一些季铵类生物碱如小檗碱、益母草碱等及某些含氮氧化物的生物碱、分子量小的生物碱、含极性基团较多的游离状态的生物碱可溶于水。若为有效成分，在炮制中就应设法保留。尤其在切制过程中，用水软化药材时应"抢水洗""少泡多润，药透水尽"，尽量减少生物碱的损失，以免影响疗效。如益母草中的益母草碱易溶于水，宜抢水洗后切制。苦参药材质地坚硬，故一般在产地趁鲜洗净切片，避免干后再用水软化切片而损失成分。槟榔具有驱虫作用的是槟榔碱，为减少损失，不需长时间浸泡软化，减压冷浸软化以缩短水浸时间，或洗净直接打碎入药。

（4）辅料炮制促进生物碱类成分溶出 所含生物碱为有效成分，加辅料炮制提高含量或水溶性。酒是一种良好的有机溶剂，具有稀醇性质，促进生物碱及其盐的溶解，提高疗效。胆汁也是很好的表面活性剂，有助溶作用。如黄连，其主要有效成分是小檗碱等生物碱。实验表明，黄连经酒、胆汁等炮制后小檗碱、药根碱和帕马丁含量均有不同程度增加，其中小檗碱增加显著，帕马丁略有增加，药根碱增加不明显，而胆黄连各成分增加较酒黄连略多。

醋制可使生物碱成盐，提高在水中的溶解度。比较延胡索生品、用水炮制品、用醋炮制品中四氢帕马丁在大鼠血浆及脏器中分布的差别，结果表明，延胡索醋制品在大鼠血浆中不同时间点四氢帕马丁的浓度均高于生品和水制品，认为这是因为四氢帕马丁经醋炮制后更易溶于水，其水煎液中四氢帕马丁的含量高于生品和水制延胡索品，所以口服灌胃醋制品后大鼠血液中四氢帕马丁的浓度也高于生品和水制品。另外，生物碱在植物体中常与植物体中的有机酸、无机酸结合成盐，如鞣酸盐、草酸盐等复盐，这类复盐往往是不溶于水的，加入醋酸后，以醋酸取代上述复盐中的酸类，形成可溶于水的醋酸盐复盐，从而增加其在水中的溶解度。因此含生物碱类成分的中药常采用酒、醋等辅料炮制，以利于有效成分的溶出，增强疗效。

（5）炮制减少或改变有毒生物碱的含量或结构 若生物碱类成分为毒性成分，宜采用加热方法改变生物碱的结构，达到减毒、增效的目的。马钱子、川乌、附子等所含生物碱有效量与中毒量差距甚小，只有经过炮制降低毒性生物碱的含量或改变其生物碱的化学结构，使毒性降低，才能保证临床用药安全有效。如川乌具有回阳救逆、温中补肾、散寒止痛等功效，生品中所含的双酯型生物碱乌头碱、次乌头碱、新乌头碱等毒性很强，用药剂量与中毒剂量接近，但经水浸和蒸煮炮制加工后此类成分可转化为单酯型生物碱苯甲酰新乌头碱和苯甲酰次乌头碱，《中国药典》2015年版严格规定了各成分的限量，保证了临床用药安全。

生物碱类成分作用强烈，需用不同方法炮制，使其含量减少。如百部味苦，具有润肺止咳的功效，经蜜炙后生物碱含量下降，可矫正其苦味，增强其润肺化痰的功效。

（6）加热炮制对生物碱类成分的影响 若有效成分为加热易破坏的生物碱，应避免高温炮制。如钩藤所含有效成分为钩藤碱、异钩藤碱等，在高温高热的条件下，易被破坏，故不能火制，宜生用，入汤剂亦不可久煎，宜后下。石斛、山豆根、防己、石榴皮、龙胆草等药物古代本草中就注明"勿近火"，既是古人用药经验的总结，也被现代研究表明这些药物中所含生物碱受热后含量降低，影响药效。另有研究表明，含有不耐高温的生物碱成分的中药，在干燥、加热炮制过程中应注意温度和时间，如槟榔切片后高温曝晒易引起醚溶性生物碱含量降低。

2.3.2 炮制对苷类成分的影响

苷类是糖或糖的衍生物与另一非糖物质通过糖的端基碳原子连接而成的一类化合物，又称为配糖体。苷类化合物分布广泛，尤以高等植物为多，存在于植物的果实、树皮、根、花中。几乎所有的天然产物如黄酮类、蒽醌类、苯丙素类、萜类、生物碱类等均可与糖或糖的衍生物形成苷，苷的种类按照键原子分类，可以分为氧苷、硫苷、氮苷和碳苷。按照约定俗成的习惯，苷的种类还可分成蒽醌苷、黄酮苷、吲哚苷、香豆精苷、强心苷、氰苷、皂苷等。苷类化合物大都具有生理活性。苷的共性是在糖分子上有较多的羟基，具有一定的亲水性，属于极性大的物质。苷键具有缩醛结构，在稀酸或酶的作用下苷键可以断裂水解成为苷元和糖两部分。与炮制关系密切的是苷的溶解性和水解性。

（1）宜少泡多润保存含量　由于多数苷易溶于水，如大黄、甘草、黄芩、秦皮等药材都含有苷类成分，在水处理过程中易溶失于水中，或发生水解而减少。因此在药材切制软化时，要遵守"少泡多润"的原则，如陈皮的有效成分陈皮苷易溶于水，故对陈皮多抢水洗或洒水润软后切丝，以减少陈皮苷的流失。

（2）加辅料制提高溶出度　炮制时多用酒或蜜作辅料。透骨香为杜鹃花科植物滇白珠的全株，具有祛风、除湿、舒筋活血、止痛等功效，水杨酸甲酯苷不仅在其高极性部位中含量较高，也是其治疗风湿性关节炎的主要药效物质。比较清炒、酒炙、醋炙、醋蒸、盐炙 5 种炮制方法炮制所得的透骨香粗提物，水杨酸甲酯苷含量最高的是酒炙法炮制的样品，表明酒炙可增加其溶出从而增强疗效。红花为活血化瘀药，主要成分为红花苷和红花黄色素，实验表明，经酒炙后的红花水溶液浸出物的成分种类要比生品多。

根据相似相溶原理，用蜜炮制含苷类药物确有提高溶解度的作用。有研究利用香草醛-冰醋酸、高氯酸显色法测定黄芪不同炮制品中总皂苷成分的含量，结果黄芪不同炮制品中总皂苷含量不同，其中以蜜黄芪和盐麸炒黄芪总皂苷含量最高，生黄芪总皂苷含量次之，炒黄芪总皂苷含量较少，认为可能与二者经炮制后溶解性增加有关。

（3）加热炮制破坏酶保存苷　含苷的中药往往也含水解相应苷的酶，因酶为一种蛋白质，炮制加热可使其灭活，有破酶保苷的作用。如黄芩传统多用冷浸、蒸、煮炮制，但常见遇冷水变绿的现象。经研究，其清热解毒、抗菌消炎的有效成分为黄芩苷和汉黄芩苷，前者遇冷水在其酶的作用下水解成苷元，黄芩苷元是邻位三羟基黄酮，性质不稳定，在空气中易氧化变绿，疗效大大降低。用热水蒸煮，破坏了分解酶，故饮片断面不变色，黄色的黄芩效佳。所以黄芩炮制的目的是易于软化切片，破酶保苷。进一步比较蒸、煮两种炮制方法对黄芩苷含量的影响，结果表明：煮法的含量低，煮过的水溶液中尚有黄酮苷类成分；而蒸法的黄酮苷类含量高。故黄芩的炮制以蒸 1h 切片为好。另有研究表明，炒制也可抑制莱菔子中芥子酶的活性，防止所含的硫代葡萄糖苷（简称硫苷）类成分在煎煮过程中酶解为莱菔子素等，并阻止其进一步生成新的含硫次生产物，从而减弱对消化道运动促进作用的活性。

（4）水火共制使苷类成分水解　大黄含蒽醌类衍生物，其结合型苷类成分具有泻下作用，经过炮制成熟大黄或大黄炭，其结合型蒽醌类衍生物因水解显著减少，故临床上生品用于泻下、攻积导滞、泻火凉血，熟大黄用于活血祛瘀。何首乌所含蒽醌苷具有润肠通便作用，若用于补肝肾则为无效有害成分，通过黑豆汁蒸可以使蒽醌苷水解破坏。生地黄制成熟地黄，清热凉血作用降低，亦与地黄中梓醇苷水解变化有关。此外，玄参、芫花、狼毒、柴胡等制品药性的缓和，均与炮制对苷的影响有关。

（5）炮制方法对苷类成分含量的影响　长时间的加热炮制可使苷类成分分解或破坏，因此应注意炮制的温度和时间，如酸枣仁、白芥子均有"微炒"的要求，这是因为酸枣仁中的酸枣仁苷、芥子中的芥子苷高温下易被破坏。再如何首乌中的二苯乙烯苷在长时间的蒸炖过程中含量降低或消失，改用发酵法炮制，则可以在分解蒽醌苷的同时保存二苯乙烯苷不被破坏。研究表明，麦芽酚及其葡萄糖苷是红参的特有成分，精氨酸双糖苷的含量红参比生晒参高 3 倍，它们是红参加工过程中发生美拉德反应所产生的。

（6）含苷类有效成分中药少用醋制　苷类成分在酸性条件下容易水解，不但会降低苷的含量，也增加了成分的复杂性。因此，苷类成分为中药的有效成分时，一般少用或不用醋炮制。但若为毒性成分，则用醋炮制。如商陆中皂苷、皂苷元均有致泻作用，皂苷是毒性成分，商陆醋炙、醋煮后其皂苷及苷元含量均降低，毒性及泻下作用缓和。

2.3.3　炮制对挥发油类成分的影响

挥发油，又称精油，是经水蒸气蒸馏得到的挥发性成分的总称，为具有芳香气味油状液体。挥发油化学成分复杂，生物活性广泛，在植物组织中多呈油滴状，也有些与树脂、黏液质共同存在。还有少数以苷的形式存在，挥发油常温下能挥发而不留任何油迹，可随水蒸气蒸馏。挥发油大多数比水轻，不溶于水，而溶于多种有机溶剂及脂肪油中，在高浓度的乙醇中能全部溶解。挥发油与空气及光线接触，常会逐渐氧化变质，失去原有的香味，并能形成树脂样物质。

（1）净制提高挥发油相对含量　为提高挥发油的含量，除注意采集季节，还可根据在植物体的分布情况，通过净制除去非药用部分，提高药材质量。如花椒的挥发油集中在果皮中，净制除去种子；厚朴的挥发油集中在树皮，炮制应先除去粗皮等。

（2）宜趁鲜切制和低温干燥　中药中所含游离状态的挥发油是其有效成分时，水处理时应采用抢水洗或喷淋法软化后及时切制和低温干燥。含游离状态挥发油的薄荷、荆芥等宜在采收后趁鲜切制或喷润后迅速加工切制，不宜带水堆积久放，以免发酵变质，影响质量。但有些中药所含挥发油是以结合状态存在于植物体内的，经堆积发酵后香气方可逸出，如厚朴的挥发油以结合状态存在于植物体内，产地加工必须经过堆放发酵后，才能生产出优质药材和饮片。

（3）加热炮制减少挥发油含量或调整组分　有的药物中挥发油作用猛烈或有毒副作用，需炮制降低含量，减轻刺激性或副作用。如白术炮制后挥发油中苍术酮含量降低，减少了对胃肠道的刺激，与白术炮制后缓和药性有一定的相关性。但是，有效成分为挥发油类的中药宜避免加热。由于挥发油在常温下可以挥发散失，加热炮制或在日光下曝晒会损失更多。因此，凡以此为有效成分者，炮制时应避免加热或曝晒。事实上，古代本草对此类药物的炮制都有"勿令犯火""阴干"的要求，临床用生品。如薄荷、香薷、茵陈、陈皮、肉桂、细辛、紫苏、丁香等均不宜加热处理，干燥时温度一般控制在 $40\sim60℃$，或阴干，以免挥发油损失，加热处理时尤需注意。

（4）加热炮制产生新成分和新作用　含有挥发油的中药经炮制后，不仅含量降低，而且理化性质亦有所改变，并产生新物质。药理和临床均显示炮制后的肉豆蔻免于滑肠，刺激性减小，固肠止泻作用增强。研究表明，在艾叶醋炒品、清炒拌醋品及生拌醋品中检出了生品中没有的新成分龙脑，醋炒品与清炒拌醋品中检出了新成分蓝桉醇，清炒品与生拌醋品中检出了新成分愈创木烯。认为炮制对艾叶的挥发油成分有显著影响。

2.3.4　炮制对鞣质类成分的影响

鞣质是由没食子酸（或其聚合物）的葡萄糖（及其他多元醇）酯、黄烷醇及其衍生物的聚合物以及两者混合共同组成的植物多元酚，又称单宁或鞣酸，分为可水解鞣质、缩合鞣质以及复合鞣质。约 70% 以上的草药中含有鞣质类化合物。鞣质存在于植物的皮、木、叶、根、果实等部位，树皮中尤为常见，某些虫瘿中含量特别多，如五倍子所含鞣质的量可高达 70% 以上。鞣质具有抗肿瘤、抗脂质氧化、清除自由基、抗病毒、抗过敏、抑菌、收敛、止血、止泻等作用，还可用作生物碱及某些重金属中毒时的解毒剂。

鞣质极性较强，可溶于水，尤其易溶于热水，因而以鞣质为主要药效成分的中药，如地榆、虎杖、大黄、丁香、石榴皮等，用水软化处理时要格外注意，少泡多润，减少损失。

鞣质含有多元酚羟基，为强还原剂，如暴露于日光和空气中则易被氧化，颜色加深。中药槟榔、白芍等切片时长时间露置空气中表面色泽会泛红，原因在于这些中药所含的鞣质被氧化。应注意鞣质在碱性溶液中变色更快。

鞣质遇铁能发生化学反应，生成墨绿色的鞣酸铁盐沉淀，因而在炮制含鞣质类成分的中药时，有用竹刀切、钢刀切、木盆中洗的要求，煎药时要用砂锅，目的是避免鞣质与铁等金属元素的反应。如何首乌"忌铁器"，要求用竹刀净制去皮及切制饮片。

一般的加热炮制不降低鞣质含量，鞣质耐高温，经蒸煮、炒黄、炒焦、炒炭等炮制过程，一般变化不大。如大黄经酒蒸、炒炭后，蒽苷的含量明显减少，而鞣质的含量变化不大。但经高温或长时间加热处理也会导致鞣质含量降低，如狗脊的砂烫品、单蒸品、酒炙品、盐炙品中鞣质含量都较生狗脊降低。因此，以鞣质为有效成分时，应注意加热对鞣质的影响。

炒炭增强止血、止泻等作用与鞣质相对含量增加有关，炒炭炮制加热过程中，鞣质相对含量增加或分解生成没食子酸等成分，产生或增强止血、止泻作用。如石榴皮经炒炭后没食子酸和鞣花酸含量较生品依次增加，而鞣质含量较生品降低。

2.3.5　炮制对有机酸类成分的影响

有机酸是具羧基的化合物，包括脂肪族、芳香族和萜类有机酸（不包括氨基酸），广泛存在于植物体的细胞液，尤以果实中为多见，特别是未成熟的肉质果实内，通常果实愈接近成熟，其有机酸含量愈少。药材中常见的有机酸有甲酸、乙酸、琥珀酸、苹果酸、酒石酸、枸橼酸、草酸、原儿茶酸、没食子酸等。有机酸对人体营养及生理活动都有重要作用。有机酸多溶于水、乙醇和甲醇，难溶于有机溶剂；有些芳香酸类可溶于有机溶剂，难溶于水。

低分子有机酸大多能溶于水，炮制过程中用水处理时宜采用少泡多润的方法，以防止有机酸的流失。如地龙中的丁二酸是其平喘的有效成分，清洗时要特别注意"抢水洗"。但植物如含有较多可溶性的草酸盐，往往有毒，如酢浆草，动物食后可产生虚弱，甚至死亡，可通过水处理将其除去。

有机酸除少数以游离状态存在外，一般都与钾、钠、钙等结合成盐，有些与生物碱类结合成盐。脂肪酸多与甘油结合成酯或与高级醇结合成蜡。有的有机酸是挥发油与树脂的组成成分。这类结合型有机酸较难溶于水，常需醋制使其有机酸游离出来发挥疗效。如乌梅经醋蒸后，可使其所含的枸橼酸钾中的枸橼酸游离出来。有机酸含量较高时对口腔、胃黏膜刺激性较大，炮制加热处理降低含量，以适应临床需要。如斑蝥抗肿瘤成分斑蝥素为有机酸的酸酐，遇水即变为有机酸，内服对肝、肾有较强的毒性，米炒炮制降低斑蝥素含量。山楂采用炒黄、炒焦法炮制后，部分有机酸被破坏，酸性降低，减少了对胃肠道的刺激。有的中药经加热后，有机酸会发生质的变化，如咖啡经炒后，绿原酸被破坏，从而生成咖啡酸和奎宁酸，同时酒石酸、枸橼酸、苹果酸、草酸减少，而生成挥发性的乙酸、丙酸、丁酸、缬草酸。有机酸对金属有一定的腐蚀性，易使金属器具生锈，药材变色变味，炮制含有机酸的中药时应避免和金属容器直接接触，应选择惰性材料。

2.3.6　炮制对油脂类成分的影响

油脂是脂肪油和脂肪的总称，其主要成分为长链脂肪酸的甘油酯，大多存在于植物的种子中。油脂含量较高的药物常具有润肠通便或致泻等作用，可采用去油制霜的方法进行炮制，除去部分油脂类成分，以缓和滑肠致泻作用或降低毒副作用。如瓜蒌仁去油制霜以去除令人恶心、呕吐之弊，更适用于脾胃虚弱患者。巴豆油既是有效成分，又是有毒成分，去油制霜后缓和峻泻作用并降低毒性。压霜前可适当进行加热处理，因加热能使固体状态的油脂呈现液体状态而易于将油脂压榨出来，或易为纸吸收，同时可破坏毒蛋白，因此，巴豆制霜通常要求加热后去油制霜。

油脂类成分在空气中久放或处于湿热条件下均易发生氧化，油脂氧化后可产生过氧化物、酮酸、醛等，使油脂具特殊的臭气和苦味，这种现象称为"泛油"或"走油"。酸败后的油脂不能再供药用。因此，含油脂类成分的中药宜低温冷藏，以防走油酸败，如苦杏仁等，应特别注意贮藏保管。中药植物油脂具有特别的治疗作用，如紫苏子油能增强智力，提高记忆力和视力；大枫子油具有抑菌作用；薏苡仁油脂中的薏苡仁酯有驱蛔虫与抗癌等活性，应加强炮制对其影响的研究。

2.3.7　炮制对树脂类成分的影响

树脂是一类复杂的化合物，大多是由萜类化合物在植物体内经氧化、聚合而成，通常存在于植物组织的树脂道中。树脂可分为油树脂、胶树脂、油胶树脂等。树脂多有一定的生理活性，一般不溶于水，而溶于乙醇、乙醚等有机溶剂。

炮制含树脂类中药时，可用辅料酒、醋处理，以提高树脂类成分的溶解度，增强疗效。如五味子的补益成分为一种树脂类物质，经酒制后可提高疗效。乳香、没药经醋制，能增强活血、止痛、消肿的作用。加热炮制可增强某些含树脂类中药的疗效，如藤黄经高温处理后，抑菌作用增强。但有的树脂如果加热不当反而影响疗效，如乳香、没药中的树脂如果炒制时温度过高，可促使树脂变性，反而影响疗效。通过加热炮制可以破坏部分树脂，以适应医疗需要。如牵牛子树脂具有泻下去积作用，经炒制后部分树脂被破坏，泻下作用得以缓和。

2.3.8　炮制对蛋白质、氨基酸类成分的影响

蛋白质是一类由 20 个以上氨基酸通过肽键结合而成的大分子化合物，蛋白质水解可产生多种氨基酸，所有的酶也都是蛋白质。蛋白质是一类大分子的胶体物质，多数可溶于水，生成胶体溶液，一般煮沸后由于蛋白质凝固，不再溶于水。氨基酸大多是无色的结晶体，易溶于水。故蛋白质、氨基酸为药效成分的中药水处理时应避免蛋白质、氨基酸成分的损失，以免影响疗效。

蛋白质能与许多蛋白质沉淀剂，如鞣酸、重金属盐等产生沉淀，故一般不宜和含鞣质类中药一起加工炮制。酸碱度对蛋白质和氨基酸的稳定性、活性影响较大，加工炮制时应注意蛋白质沉淀剂和酸碱度对蛋白质和氨基酸的影响。加热可使蛋白质凝固变性，且大多数氨基酸遇热不稳定。因此，某些富含蛋白质、氨基酸类成分的药材以生用为宜。如雷丸、天花粉、蜂毒、蛇毒、蜂王浆等宜生用。一些含有毒性蛋白质的中药可通过加热处理，使毒性蛋白质变性而降低或消除毒性，如苍耳子、巴豆、白扁豆、蓖麻子等通过加热炮制可达到降低毒性的目的。某些含苷类有效成分的中药，如黄芩、苦杏仁经沸水焯制后，可破坏或降低酶的活性，避免苷类成分被分解而影响疗效。蛋白质炮制以后，往往还能产生一些新的物质，而且有一定的治疗作用。如鸡蛋黄、黑大豆等经过干馏处理，能得到含氮的吡啶类、卟啉类衍生物而具有解毒、镇痉、止痒、抑菌、抗过敏等作用。大豆发酵后，产生芳香气味，香气成分包括乙酸、丁酸、戊酸、苯乙酸、3-羟基丁酮、丁二醇及吡嗪类化合物。大豆蛋白和脂肪被蛋白酶和脂肪酶分解为氨基酸和脂肪酸，易于被人体吸收。

氨基酸还能在少量水分存在的条件下与单糖产生化学反应，生成具有特异香味的环状化合物。如缬氨酸和糖能生成味香可口的褐色类黑素、亮氨酸和糖类能产生强烈的面包香味。所以麦芽、稻芽等发芽炒制后变香而具健脾消食作用。实验证明，红参加工中的烘烤环节是精氨酸和麦芽糖在加热下发生美拉德反应的主要过程。蛋白质类成分经过炮制成为分子量比

较小的氨基酸，便于吸收和发挥作用。阿胶由驴皮熬制而成，驴皮中的胶原蛋白主要是Ⅰ型胶原蛋白。阿胶珠与阿胶丁的比较研究表明，两者均含有相同种类的氨基酸，但阿胶珠氨基酸总量高于阿胶丁氨基酸总量。阿胶珠较阿胶丁氨基酸含量高，是因为经烫珠后水分含量大大降低，同时烫珠温度可达 140℃，肽键易断裂，亦使氨基酸含量提高，并改变其质地坚韧的性状，利于药效成分的溶出，并易于为人体吸收。

2.3.9　炮制对糖类成分的影响

糖类成分又称碳水化合物，对于植物体具有重要意义。它常常占植物干重的 80%～90%，在植物体内存在种类很多，分为单糖、寡糖和多糖。药材中糖的含量分布不均匀，根类药材地上部分一般含糖类成分较低，用根者去除残茎可提高糖类成分的含量，如牛膝等。皮类药材中的木心糖类成分含量也比较低，研究表明，巴戟天总糖和多糖主要分布在肉的部分，不同巴戟天炮制品中糖的含量存在明显的差异。通过蒸制除去木心，使药材得到净化，提高总糖和多糖的含量，更有利于用药准确。单糖及小分子寡糖易溶于水，在热水中溶解度更大。作为动植物支持组织的多糖如纤维素、甲壳素等不溶于水，作为动植物储存养料的多糖可溶于热水成胶体溶液，能经酶催化水解释放出单糖。因此，在切制含糖类成分的中药时，一般应尽量少用水处理，必须用水浸泡时要少泡多润，尤其要避免与水共热的处理。

炮制对中药多糖含量有不同的影响，应根据中药所含多糖类成分的作用，合理选择炮制方法以达到综合利用的目的。如黄芪、当归酒制后多糖含量有不同程度的升高，从而增强中药补益作用。糖与苷元可结合成苷，故一些含糖苷类中药在加热处理后，可分解出糖。如何首乌制后水溶性总糖含量升高，其中单糖、低聚糖、多糖均有所增加，以多糖含量增加为主，糖类成分的增加与制何首乌补益作用具有相关性。生地制成熟地后甜度增加，也与糖类成分的变化有关。

2.3.10　炮制对无机成分的影响

无机成分广泛存在于中药中，尤以矿物、化石类药物和贝壳类药物为多。植物类药物中多与细胞内有机酸结合成盐存在，或具有一定晶型的结晶，如钠、钾、钙、镁盐等。炮制采用煅法、煅淬法、水飞法、提净法，使药物中的无机成分发生变化。

（1）改变质地　含有无机成分的矿物药，由于质地坚硬，生品多难用于临床发挥药效，矿物类中药通常采用煅烧或煅烧醋淬的方法进行炮制，除改变其物理性状，使之易于粉碎，也有利于有效成分的溶出，还有利于中药在胃肠道的吸收，增强药效，如磁石、自然铜等。磁石主要成分为 Fe_3O_4，在水中溶解度极小，经火煅醋淬后生成可溶性的醋酸铁，易被机体吸收而发挥疗效。

（2）提高药物洁净度　药物中无机成分往往有多种成分共存，经炮制可保留或突出某成分的作用。如芒硝、硇砂主要利用主成分溶于水，杂质不溶于水而分离，提高洁净度。还可以根据某些无机化合物能溶于水的性质来降低中药的毒副作用。如一些含汞或砷的有毒中药，采用水飞法操作后，可除去有毒的无机物，又能得到极细粉，便于临床调剂使用。如朱砂（辰砂、丹砂）主要成分为 HgS，还含有游离汞和可溶性汞盐，毒性极大，用水飞法可使其溶于水而除去。雄黄主要成分为二硫化二砷，常含有砷的氧化物（As_2O_3），水飞后能去除水溶性砷的氧化物以降低毒性。但有些含有无机物的药物性质比较特殊，应区别对待。如夏枯草中含大量钾盐，易溶于水，故不宜长时间浸洗。

（3）除去结晶水　部分含有结晶水的药物，经过炮制可失去结晶水成为无水化物，而达到一定的医疗目的。如石膏、白矾、硼砂等均为含结晶水的矿物药，煅制的主要目的是使其脱去结晶水。生石膏为含水硫酸钙，加热至 80～90℃开始失水，至 225℃可全部脱水转化成煅石膏。明矾经煅制后成为枯矾，硫酸铝钾的复盐失去 12 个结晶水，可增强燥湿收敛作用。

（4）改变成分　部分药物通过加热炮制使无机成分发生变化，产生新的治疗作用。如炉甘石生品主含 $ZnCO_3$，煅后变为 ZnO，具有解毒、明目退翳、收湿止痒、敛疮作用。有的中药所含无机成分在加热后可转化为有毒物质，故有朱砂见火即变汞、雄黄见火毒如砒之说，应禁止用火加热。利用远红外光谱分析、X 射线衍射、热重-差热分析等方法，对自然铜生品、煅品的结构组成、主要化学成分和热稳定性进行定性半定量分析，建立分析鉴别自然铜生品、煅品的方法，远红外图谱分析结果显示：煅品有 Fe_2O_3 生成。X 射线衍射分析表明，生品主要物相为 FeS_2，煅品出现了 Fe_7S_8、$FeO(OH)$、Fe_2O_3、Fe_3O_4 等复杂物相。热分析显示，自然铜在 $400\sim1000℃$ 时，FeS_2 逐渐分解；煅品成分结构变化较少。

（5）改变中药中无机元素的含量　炮制可以改变中药中无机元素的含量，从而改变其临床疗效。如大黄、荆芥、白术、地榆、黄连、泽泻、竹茹、川乌等中药经炮制后，温性中药的微量元素含量多下降，寒凉中药的微量元素含量多增高。地榆炭中 Al、Fe、Si、Cu、Mn、Zn 等 19 种无机元素含量均高于地榆。辅料的应用常常使某些微量元素含量增加，以改变药性，增强某方面的疗效。如黄连酒制、姜制和吴茱萸制后，K、Ca、Mg 3 种元素含量均高于生品黄连，说明辅料的应用可增强微量元素的溶出。土炒党参中的 Fe、Li、Ca 含量远远大于生品及其他炮制品，Zn、Mn、Si 元素含量也较生品及其他炮制品高。

（6）减少有害元素的溶出而降低毒性　如提净可降低紫硇砂中的 Ba、Sr、Ti、Al、Si 与多硫化合物和芒硝中 Sr、Ti、Al、Si 等有害元素含量。磁石主要含四氧化三铁，并含有硅、铅、钛、镁等杂质及一定量的砷。对炮制前后含砷量进行比较，发现磁石经煅醋淬后，砷含量显著降低。粉碎程度加大时，其表面积增大，更易除去砷。采用原子发射光谱分析炮制前后微量元素的变化，发现磁石中含有的有害元素钛、锰、铝、铬、钡、锶等在煅制后均有变化，尤其煅后锶未检出，说明磁石煅制对消除其含有的有害元素具有一定意义。

2.4　中药炮制对制剂的影响

中药制剂多为复方，它是依据不同证候、对象，组方遣药发挥群药之效的。因此不同的剂型，对炮制的要求不同。

2.4.1　便于调配汤剂和成药处方

用饮片配方制备汤剂一直是中医临床辨证施治的首选，但为了满足临床不同情况的需要，也有各种形式的成药制剂生产，同一种药材炮制成不同规格的饮片，分别满足汤剂和成药的处方要求。如黄芪、延胡索等，在汤剂中多要求蜜炙或醋制；但若制备黄芪注射液、四氢帕马丁片等，则可直接用洁净的生品提取某种成分。川乌、附片等在汤剂或浸膏片中，因要经过加热煎煮，故可直接用制川乌、制附片配方；但用于丸剂，因是连渣服用，又不再加热，则需将川乌、附片用砂烫至体泡色黄，称为炮川乌、炮附片。一方面利于粉碎，更重要的是进一步降低毒性，保证用药安全。

半夏在不同制剂中，炮制要求也不一样。如藿香正气散中的半夏，若作汤剂，则用常规炮制的半夏即可；若作藿香正气丸，则炮制半夏时要严格控制麻味；这是因为汤剂制备好后通常过滤不严格（或一层纱布过滤），汤液中常混有少量半夏粉粒，若用生品，则可刺激咽喉。丸剂是连渣服用，若用生品，不但不能镇吐，反而有可能致吐。但若作藿香正气水，则半夏可以生用。这是因为半夏的有效物质能溶于水，而有毒物质难溶于水。藿香正气水是用渗漉法制备，不会将半夏粉粒带入液体中，用生半夏不但减少了炮制工序，而且生半夏中有效物质保留更多，疗效更佳。

在临床实践中，使用汤剂，对饮片的炮制可据辨证施治的需要，选择特定的炮制方法。

中成药生产需按处方要求"依法炮制"。如全鹿丸中的杜仲需要用盐水炒，否则影响制剂的疗效。首乌冲剂仍需要用制首乌为原料。十全大补丸中不能用生地代替熟地。有的中成药，方中某些药物还需进行特殊处理。如附桂理中丸，为了突出温中的功效，党参和甘草要求蜜酒炙，取其增强温补中气的作用；干姜炒成炮姜，使作用持久；白术土炒，增强补脾止泻作用。

2.4.2　提高汤剂和成药疗效

入汤剂的中药，除煮散外，均以饮片形式配方，要求有一定的形状、大小、规格。太厚太大会影响有效成分的溶出，太小太碎又影响煎后的过滤、服用。中成药的饮片过于粗大也会明显影响煎提效果，或给粉碎带来困难；过小过细，往往容易成糊状，煎提效果不佳。在饮片切制时，必须按饮片制备程序制成饮片，这样既利于粉碎，又有益于服后吸收，易于发挥疗效。汤剂和中成药对饮片质量有着共同的要求，特别是净制，无论对汤剂或中成药的疗效影响都很大。如皮壳、毛核、粗皮、木心等，往往作用很弱或无作用，甚至有副作用，若不除去，则会影响剂量准确，降低疗效。成药中恰当使用炮制品，可以增强疗效，如小儿健脾丸的神曲必须炒制，其健脾效果才好。

2.4.3　降低汤剂和成药毒性

中药制剂外敷内服，均需要按照药品标准严格要求洁净卫生。净制可达到保证饮片入药部位和剂量准确性的净度要求，加热炮制可以进一步使药物洁净，符合卫生学要求。有相当多的药物，必须依方认真炮制，才能保证其临床安全有效。如清宁丸中的大黄，就要用黄酒多次蒸制以后，才能制丸，否则药力猛峻，易产生服后腹痛的副作用。又如乌头类药物，如果炮制失当，不仅疗效欠佳，而且能引起中毒。因此，在制剂中繁多的炮制方法，决不能轻率简化，甚至改变，否则都将直接影响疗效。应当根据具体方剂不同要求，严格遵守工艺过程，随方炮制，务求与理法方药取得一致，才能保证汤剂和成药安全有效。

重点小结

重　　点	难　　点
1.中药传统制药理论。	1.中药炮制的基本理论。
2.中药炮制药性变化理论。	2.中药炮制的目的。
3.炮制对含生物碱类、苷类、挥发油类等成分中药的影响。	3.中药炮制对药物成分的影响。

复习题

1.简述中药传统制药原则的内容及含义。

2.炮制对中药药性的影响主要体现在哪些方面？试举例说明。

3.简述中药炮制的目的并举例说明。

4.简述炮制对含生物碱类、苷类和挥发油类成分中药的影响，并举例说明。

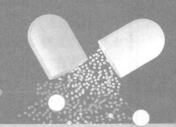

第 3 章
中药炮制工程原理及设备

学习目标:

1. 掌握中药炮制过程中物料衡算、能量衡算、火候、火力的概念。
2. 熟悉中药炮制的流体动力过程和传热过程。
3. 了解中药受热炮制热力学模型的建立。

中药炮制工程设备所涉及的基本原理主要包括物料衡算、能量衡算、物系的平衡关系、传递速率、流体动力过程、传热过程、热量衡算等。掌握饮片炮制加工中涉及的单元操作的原理，结合其他学科综合研究，不仅有助于饮片炮制加工的机械化和规范化，同时对于推动中药炮制工程学的发展有着重要意义。

3.1 基本规律

3.1.1 物料衡算

物料衡算是以质量为基础对物料平衡进行计算。物料平衡是指"在单位时间内进入系统（体系）的全部物料质量必定等于离开该系统的全部物料质量再加上损失掉的和积累起来的物料质量"。工艺设计中，物料衡算是在工艺流程确定后进行的。依据质量守恒定律，进入与离开某一过程的物料质量之差等于该过程中累积的物料质量，对于给定的控制体，物料衡算的方程为：

$$进控制体的量 - 出控制体的量 = 控制体内的积累差$$

若过程为稳态（稳定），则控制体内的有关变量均不随时间而变，其积累量为零。对于给定的控制体，物料衡算的方程为：进控制体的量＝出控制体的量。

3.1.2 能量衡算

能量衡算，根据能量守恒定律而进行的能量平衡的计算。在生产过程中机械能、热能、电能、磁能、化学能等统称为能量。如果是热能，则称作热量衡算。机械能衡算主要在流体流动中使用，热量衡算在传热、蒸馏、干燥等单元操作中使用。

3.1.3 物系的平衡关系

过程的平衡问题说明过程进行的方向和所能达到的极限。当过程不是处于平衡态时，则此过程必将以一定的速率进行。例如传热过程，当两物体温度不同时，则温度不平衡，就会有净热量从高温物体向低温物体传递，直到两物体的温度相等为止，此时过程达到平衡，两物体间也就没有净的热量传递。

3.1.4 传递速率

传递过程的速率和传递过程所处的状态与平衡状态之间的距离通常称为过程的推动力。

例如两物体间的传热过程，其过程的推动力就是两物体的温度差。通常存在以下关系式：

过程速率 = 过程推动力/过程阻力

即传递过程的速率与推动力成正比，与阻力成反比。显然过程的阻力是各种因素对过程速率影响总的体现。

3.2　流体动力过程

3.2.1　流体动力过程的概念

在中药炮制生产中所处理的物料有些部分处于液态和气态状况下，这种状态下的物体通称为流体。这些物料在静止和运动时都遵循流体力学的规律。以流体力学规律为基础规律的过程称为流体动力过程，这是一类以动量传递为主要理论基础的单元操作，主要有流体输送、沉降、过滤和混合等，在工程上主要用于物料输送、气相或液相悬浮系的分离以及液体的混合。流体动力过程应用于化工、石油、冶金、食品和环境保护等部门。

3.2.2　流体静力学的概念

流体静力学是流体力学的一个分支，研究静止流体（液体或气体）的压力、密度、温度分布以及流体对器壁或物体的作用力。流体静力学主要研究下列基本问题：静止液体内的压力（压强）分布，压力对器壁的作用，分布在平面或曲面上的压力的合力及其作用点，物体受到的浮力和浮力的作用点，浮体的稳定性以及静止气体的压力分布、密度分布和温度分布等。

广义上流体静力学还包括流体处于相对静止的情形，如盛有液体的容器绕一垂直轴线做匀速旋转时的自由表面为旋转抛物面就是一例。在设计管道、阀门等水工结构以及液压驱动装置和高压容器时，都需要应用流体静力学的知识。

3.2.3　流体的流动

3.2.3.1　连续介质模型

把流体视为由无数个流体微团（或流体质点）组成，这些流体微团紧密接触，彼此没有间隙，流体微团（或流体质点）宏观上足够小，以至于可以将其看成一个几何上没有维度的点；同时微观上足够大，它里面包含着许许多多的分子，其行为已经表现出大量分子的统计学性质。

3.2.3.2　流体的特征

① 流动性，流动不能承受拉力；
② 没有固定的形状、形状随容器改变；
③ 流体流动-外力作用的结果；
④ 连续性（除高度真空情况）；
⑤ 压缩性。

3.2.3.3　流体所受到的力

控制体中流体质点的受力总体上可分为表面力和质量力两类：

（1）表面力　通过接触界面作用于控制体中流体质点上的力称为表面力，又称之为接触力。如一容器内盛有水，其中壁面对所盛流体的约束力及作用于液体自由表面的大气压力等都均属于表面力。

（2）质量力　某种力场作用在流体全部质点上的力，与流体质量成正比，称为质量力或力场力。因其与流体的体积成正比，又称之为体积力。如重力场下的重力，电磁场下的电磁力，以及惯性力场的惯性力都是质量力。

3.2.3.4   静止状态及静止状态时的受力分析

（1）静止状态   相对于所选定的坐标系，流体不移动、不转动及不变形，称为静止状态或平衡状态。分为：①绝对静止，相对于惯性坐标系，如地面，流体处于静止状态；②相对静止，相对于非惯性坐标系，流体处于静止状态。

（2）静止状态时的受力分析

表面力：流体处于静止状态时，内部无相对运动，则流体内部各处切应力为零，流体不呈现出黏性，即表面力中只存在压强。

质量力：若处于重力场下，单位质量力为重力加速度；若还处于惯性力场下，则单位质量力还应包括惯性加速度等。一般不考虑电磁场作用。

3.2.3.5   静压强

流体处于静止状态下所受到的压强，称为静压强，区别于流体运动状态下的所谓动压强。

静压强实际上是流体所受的表面力中的法向应力。

3.2.3.6   静压强特性

（1）存在性与方向性   静止流体所受表面力中只存在静压强，其方向总是垂直于作用面，并指向流体内法线方向。

（2）各向等值性   静止流体中任一点的压强值在空间各方位上，其大小均相等，它只与该点的空间位置有关。

3.3   传热过程

在中药炮制生产实践过程中涉及的传热过程比较广泛。如蒸药、煮药、炒药、炙药、煅药、干燥等，传热的形式包括传导、对流和辐射。传热的目的：一是蒸发药物中的水分，如干燥过程；二是改变药物的药性，通过吸热、放热使药物的组分发生变化，达到减毒、增效等炮制目的，如蒸药、煮药、炒药、炙药等；三是改变药物的组织结构，使药物变得更加疏松，如煅药等。

3.3.1   传导传热

传导传热是指温度不同的物体直接接触，由于自由电子的运动或分子的运动而发生的热交换现象。温度不同的接触物体间或一物体中各部分之间热能的传递过程，称为传导传热。传热过程中，物体的微观粒子不发生宏观的相对移动，而在其热运动相互振动或碰撞中发生动能的传递，宏观上表现为热量从高温部分传至低温部分。微观粒子热能的传递方式随物质结构而异，在气体和液体中靠分子的热运动和彼此相撞，在金属中靠电子的自由运动和原子振动。

3.3.2   对流传热

对流传热是热传递的一种基本方式，即热能在液体或气体中从一处传递到另一处的过程。主要是随着质点位置的移动，使温度趋于均匀。虽然液体和气体中热传递的主要方式是对流传热，但也常伴有传导传热。通常由于产生的原因不同，有自然对流和强制对流两种；根据流动状态，又可分为层流传热和湍流传热。化学工业中常遇到的对流传热，是将热由流体传至固体壁面（如靠近热流体一面的容器壁或导管壁等），或由固体壁传入周围的流体（如靠近冷流体一面的导管壁等）。这种由壁面传给流体或相反的过程，通常称作给热。

3.3.3　辐射传热

辐射传热，指物体由于具有温度而辐射电磁波的现象，是热量传递的三种方式之一。一切温度高于绝对零度的物体都能产生热辐射，温度愈高，辐射出的总能量就愈大，短波成分也愈多。热辐射的光谱是连续谱，波长覆盖范围理论上可为 $0 \sim \infty$，一般的热辐射主要靠波长较长的可见光和红外线传播。由于电磁波的传播无需任何介质，所以热辐射是真空中唯一的传热方式。主要以不可见的红外光进行辐射，当温度为 300℃ 时热辐射中最强的波长在红外区。当物体的温度在 500℃ 以上至 800℃ 时，热辐射中最强的波长成分在可见光区。

关于辐射传热，其重要规律有 4 个：基尔霍夫辐射定律、普朗克辐射分布定律、斯特藩-玻尔兹曼定律、维恩位移定律，有时统称为热辐射定律。物体在向外辐射的同时，还吸收从其他物体辐射来的能量。物体辐射或吸收的能量与它的温度、表面积、黑度等因素有关。但是，在热平衡状态下，辐射体的光谱辐射出射度（见辐射度学和光度学）$r(\lambda, T)$ 与其光谱吸收比 $a(\lambda, T)$ 的比值只是辐射波长和温度的函数，而与辐射体本身的性质无关。

上述规律称为基尔霍夫辐射定律，由德国物理学家 G. R. 基尔霍夫于 1859 年建立。吸收比 a 的定义是：被物体吸收的单位波长间隔内的辐射通量与入射到该物体的辐射通量之比。该定律表明，热辐射出射度大的物体其吸收比也大，反之亦然。黑体是一种特殊的辐射体，它对所有波长电磁辐射的吸收比恒为 1。黑体在自然条件下并不存在，它只是一种理想化模型，但可用人工制作接近于黑体的模拟物。即在一封闭空腔壁上开一小孔，任何波长的光穿过小孔进入空腔后，在空腔内壁反复反射，重新从小孔穿出的机会极小，即使有机会从小孔穿出，由于经历了多次反射会损失大部分能量。对空腔外的观察者而言，小孔对任何波长电磁辐射的吸收比都接近于 1，故可看作是黑体。将基尔霍夫辐射定律应用于黑体，由此可见，基尔霍夫辐射定律中的函数 $f(\lambda, T)$ 即黑体的光谱辐射出射度。

3.3.3.1　热辐射的特点

① 任何物体，只要温度高于 0K，就会不停地向周围空间发出热辐射；
② 可以在真空和空气中传播；
③ 伴随能量形式的转变；
④ 具有强烈的方向性；
⑤ 辐射能与温度和波长均有关；
⑥ 发射辐射能力与热力学温度的 4 次方成正比。

因热引起的电磁波发射称为热辐射。它是由物体内部微观粒子在运动状态改变时激发出来的。激发出来的能量分为红外线、可见光和紫外线等。其中红外线对人体的热效应显著。热射线的本质决定了热辐射过程有如下特点：是依靠电磁波向物体传输热量，而不是依靠物质的接触来传递热量。

3.3.3.2　辐射能的吸收、反射、透射

热射线与光的特性相同，所以光的透射、反射、吸收规律对热射线也同样适用。

3.3.3.3　能量守恒定律

$$Q = Qr + Qa + Qd$$
$$1 = Qr/Q + Qa/Q + Qd/Q = r + a + d$$

式中，Q 为热能；r 为反射率；a 为吸收率；d 为透过率。

当吸收率 $a=1$ 时，表明物体能将投射到它表面的热射线全部吸收，称为绝对黑体，简称黑体。当反射率 $r=1$ 时，表明物体能将投射到它表面的热射线全部反射出去，称为绝对白体，简称白体。当 $d=1$ 时，称为绝对透明体，简称透明体，又称介热体、透热体。

3.3.4　热量衡算

当物料经过设备时，如果其动能、位能或对外界所做之功对于总能量的变化影响甚小，可以忽略，能量守恒定律可以简化为热量衡算。它是建立过程数学模型的一个重要手段，是化工计算的重要组成部分。进行热量衡算，可以确定为达到一定的物理或化学变化须向设备传入或从设备传出的热量；根据热量衡算可确定加热剂或冷却剂的用量以及设备的换热面积，或可建立起进入和离开设备的物料的热状态（包括温度、压力、组成和相态）之间的关系，对于复杂过程，热量衡算往往须与物料衡算联立求解。

3.3.4.1　控制体

为进行热量衡算，首先必须根据需要划定一个衡算的空间范围，称为控制体。控制体可以是整个生产过程、生产过程的某一部分、单元操作、反应过程、设备的某一部分或设备的微分单元。根据能量守恒定律，在忽略动能、位能和对外做功的条件下，对于连续定态过程，控制体内没有热量的积累。如果在控制体内不发生化学反应，又没有采用电加热等热源，则控制体内产生的热量为零。

3.3.4.2　计算单位

对于间歇过程，采用热量单位 J 作为计算单位；对于连续过程，则采用热流量单位 J/s 作为计算单位。

3.3.4.3　说明

物质具有的热能是对照某一基准状态来计量的，相当于物质从基准状态加热到所处状态需要的热量。当物质发生相态变化时，须计入相变时的潜热，如汽化热（或冷凝热）、熔融热（或凝固热）等。不同液体混合时，须计入由于浓度变化而产生的混合热（或溶解热）。工程上常用热力学参数焓表示单位质量物质所具有的热量。单位质量物料状态变化所需的热量，等于两种状态下焓值的差。热量衡算的步骤，与物料衡算大致相同。

3.4　中药炮制学热力学基础

中药加热炮制包括蒸、煮、炖、炒（炒黄、炒焦、炒炭）、炙（醋炙、蜜炙、酒炙、姜汁炙）、煅（煅淬）、干燥、浸润（气相置换软化）等过程。通过热能或热能与辅料对药物的作用使其产生性状变化，达到炮制的目的，是中药炮制的重要内容，几乎涉及中药"性质"炮制的全部内容。常采用火力、火候来描述热能的强弱和热的程度。

中药炮制热力学就是研究药物受热炮制过程的基础原理及规律，研究火力、火候、时间及其相互关系，火力与火候对药物作用的基础原理及其必然规律的科学。本节运用一般热力学的基本原理，研究中药炮制过程与特点，形成和发展具有中医药特点的中药炮制热力学理论，进一步认识和揭示中药炮制的科学内涵，研究解决中药炮制工程的实际问题。

3.4.1　中药受热炮制热力学模型的建立

中药受热炮制虽然形式多样，设备各不相同，过程差异大，有蒸、煮、炖、炒、炙、煅之分，有使用液体辅料或固体辅料的，也有不使用辅料的，有些过程只要几分钟，有些过程需要几小时或十几小时，炮制温度从几十摄氏度到几百摄氏度（如煅至红透），但都离不开热的作用。因此，中药受热炮制都可以看成是由热源、受热体组成的二元炮制热力系统。其中：受热体包括装载容器、药物和辅料等，中药受热炮制热力学模型如图 3-1 所示。热源通过装载容器将热能传递给药物、辅料，使药物发生性状变化。

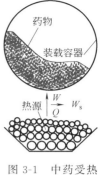

图 3-1　中药受热炮制热力学模型

3.4.1.1　热力学第一定律的应用

假设热源提供热能为 Q，根据热力学第一定律（能量守恒定律）得到炮制热力系统能量守恒公式：

$$Q = W + W_s \tag{3-1}$$

式中，W 为热源供给受热体的热能或设备输出的有效热能；W_s 为各种损耗热能，包括系统自身温度升高所需的热能。

在实际应用中，不可避免地存在各种热能损失，尤其是设备自身温度升高而增加的热能、向环境散发的热能、排放物带出的热能等。炮制热力系统需要关注的是热源供给受热体的热能 W 和药物吸收的热能 H，并尽可能减少各种损耗的热能，提高药物吸收的热能。根据式（3-2）整理得到热源能够供给受热体的热能为：

$$W = \eta Q \tag{3-2}$$

式中，η 为小于 1 的热效率系数，是与炮制设备的技术、质量水平有关的重要性能参数。

3.4.1.2　药物吸收热能的表达式

药物吸收热能的多少除了与热源供给药物的热能 W 有关外，还与热源与受热体的温差、药物的形态与质地、装载方式、辅料的使用及热源与装载容器、装载容器与药物的传热系数等有关。故：

$$H = \beta W \tag{3-3}$$

式中，H 为药物吸收的热能；β 为综合热传导系数。式（3-3）是用于计算药物吸收热能的基本公式。

3.4.2　中药炮制热力学的基本原理

3.4.2.1　药物内能的组成

中药材是多组分物质的组合，中药受热炮制是一个较为复杂的物理化学过程。药物吸收的热能转化为内能，一方面使其温度升高，同时散发部分热能至周围环境；另一方面伴随有物质的蒸发、氧化、分解、聚合、炭化等物理和化学反应，使药物由一个状态变化到另一个不同于原始的状态。药物内能的变化不仅仅停留在分子级，还要深入到分子内部。根据热力学第一定律，药物内能的表达式为：

$$H = H_0 + H_t \tag{3-4}$$

式中，H_0 为药物各组分的反应能，吸热反应取正号，放热反应取负号；H_t 为药物温度升高增加的热能，吸热取正号，放热取负号。由式（3-4）得知，中药受热炮制的药物内能等于药物的反应能与热能之和。在大多数情况下，药物吸收的热能转化为反应能和热能，表明炮制过程既有温度升高，又有药物的物质发生变化。若 $H_t = 0$，则 $H = H_0$，表明药物吸收的热能全部转化为药物的反应能，药物温度不变，炮制过程为等温反应过程。若 $H_0 = 0$，则 $H = H_t$，表明药物吸收的热能全部转化为药物的热能，药物温度将升高，炮制过程中药物未进行任何反应，一旦热能释放，药物将恢复到原始状态。通常将这样的过程称为物理炮制过程，物理炮制过程的最高温度称为该药物的惰性温度。

中药受热炮制过程中的温度升高值可通过下式计算得到：

$$\Delta t = H_t / c \tag{3-5}$$

式中，Δt 为药物温度升高值；c 为药物的热容。

3.4.2.2　中药炮制火力与火候

式（3-4）显示，药物吸收的热能转化为药物的反应能和热能，而药物的热能 H_t 是温度的函数，温度指示了药物受热炮制过程中"热"的程度和药物进行何种反应。传统意义上的火力通常是指火的大小、强弱，针对火的应用，火力又是指对受热物体的加热能力。根据热力学第二定律得知，热能传递始终是从高温物体向低温物体进行。温差推动了热能的传递，温差越大，热能传递速度越快。火力的作用使药物温度升高，温度升高的快慢除了与火力的大小有关外，还与药物的摩尔质量、持续时间有关。

（1）火力密度　单位时间作用于单位质量药物的热能，用 P 表示。

根据热能公式推导，得出火力密度的数学表达式：

$$P = \mathrm{d}t / \mathrm{d}s \tag{3-6}$$

式中，P 为火力密度；$\mathrm{d}t$ 为受热体或药物的温度变化值，温度升高取正值，温度降低取负值；$\mathrm{d}s$ 为单位时间，min。式（3-6）给出了火力密度的另一种表达形式，既药物的温升速度。

（2）中药炮制火力　是火的大小、强弱，是使药物温度变化的能力。它可以用药物的温升速度予以量化、测量、控制。

中药炮制火力通常用"文火""中火""武火"表示其大小、强弱，也就是说炮制火力已经包含了大小、强弱的概念，因此火力应该被理解为火力的密度。火力密度把传统的火力概念与药物的温升速度建立了联系，对于在工程应用中对火力的量化、测量、控制具有实际意义。

（3）中药炮制火候　火候是指炒药时锅的预热温度、炒制火力、时间以及药物形、色、气、味、质的变化。包括加热程度和药物性状的改变多个方面。

根据火力的定义，不难导出火候的计算公式：

$$\mathrm{d}t = P \cdot \mathrm{d}s \tag{3-7}$$

火候是火力持续作用的结果，是药物在火力作用下达到的热的程度和温度。用手掌感知火候、用麦麸冒烟观察火候等经验测量锅壁热的程度的方法，是温度的一种测量方法。火力的持续作用产生火候，具有高火候的物体对低火候物体产生火力。

（4）火力、火候与药物的物质反应　在中药受热炮制过程中，药物自身环境温度升高，在药物惰性温度以下，药物将不发生任何反应。当温度高于惰性温度时，药物的不同物质将在不同温度下进行不同的反应。若 $P < 0$，药物温度降低释放的热能转化为反应能，是降温反应过程，直至反应停止；若 $P = 0$，药物吸收的热能全部转化为反应能，出现等温反应过程，直至反应趋于平衡或完全；若 $P > 0$，药物吸收的热能一部分转化为反应能，另一部分转化为热能，药物温度不断升高，呈现升温反应过程。在升温反应过程中，随温度升高药物物质反应将按能级由低向高进行。

由此可见，在中药受热炮制过程中，火候决定药物进行反应的性质，即何种物质参加了反应，或在该温度下某种物质进行了什么样的反应；火力提供药物进行反应所需要的热能，并为下一反应建立新的火候。中药受热炮制的火力通常用文火、中火、武火三种强度表示，文火的下限可以定义为 $P = 0$，文火的上限、中火与武火的范围应在进一步研究的基础上做出界定，用 P 值大小表示。

3.4.2.3　中药受热炮制过程与药物状态变化

不同物质的反应温度及反应能是不同的。在炮制过程中，药物由一个状态变化到另一个不同于原始的状态，药物组成发生变化，这种变化的结果表现为炮制要达到的药物状态（或性能、目的）。在药物的状态变化过程中，温度是指示指标，不同温度进行不同的反应，提供的热能与热能作用时间决定反应进行的程度，温度与热能的协同作用，使药物由一个状态变化到另一个状态。中药受热炮制过程状态变化如图 3-2 所示。

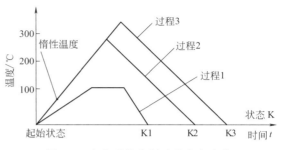

图 3-2 中，纵坐标表示中药受热炮制的温度，横坐标表示炮制过程时间 t 和药物达到的状态 K。凡是炮制温度低于药物惰性温度的炮制过程，炮制后的药物状态

图 3-2　中药受热炮制过程状态变化

将回到起始状态；炮制温度高于药物惰性温度的炮制过程，炮制后的药物状态不同于其起始状态。

3.4.2.4　中药受热炮制与药物组分变化

对于多组分药物的热力系统来说，当 $P>0$ 时，随温度的升高进行了不同药物组分的反应，而且反应可能是不完全的（取决于 P 值的大小、该药物组分的数量与反应能、综合热传导系数等）。据此推断，多组分药物的受热反应可以分为三类。第一类：不参加反应，即反应前的物质 A 反应后仍然是物质 A。第二类：进行了完全反应，即反应前的物质 A 变为了反应后的物质 B，物质 A 不再存在。第三类：进行了不完全反应，即反应前的物质 A 部分变成了物质 B，反应后成为 A+B 的混合物。若反应前有 m 种物质，反应中有 $n(n \leqslant m)$ 种物质参加了第一类和第二类反应，其余物质参加了第三类反应，则反应后的药物组分可由下式表示：

$$M=2(m-n)+n=2m-n \quad m \geqslant n \tag{3-8}$$

式中，M 为反应后的药物组分；m 为反应前的药物组分；n 为反应中参加第一类和第二类反应的组分总和。

式（3-8）显示了药物受热反应组分变化原理；药物经过受热炮制其组分将发生变化，其中一部分完全变化成与原组分不同的物质，另一部分的部分组分变化成与原组分不同的物质，其余组分不发生变化；药物反应后的组分大于等于反应前的组分。

3.4.3　中药炮制热力学的基本定律

在中药受热炮制过程中，若药物吸收的热能小于药物组分进行反应所需要的反应能，则该组分物质的反应是不完全的，该组分将变成两种组分，用表达式 A ——→B+C 表示。中药受热炮制按照炮制程度，还可以划分为"透"与"不透"的炮制，是炮制过程需要控制的重要内容。如"炒至适当程度出锅""炒至微黄""煅至红透"等，都需要对炮制过程进行不同的控制。从理论上分析，凡是"不透"的炮制过程，即 $H<H_0$，药物吸收的热能不能满足药物组分进行反应所需的反应能，药物原组分的部分变成了新的组分。凡是"透彻"的炮制过程，即 $H \geqslant H_0$，药物吸收的热能够满足药物组分进行反应所需的反应能，药物原组分完全变成了新的组分。药物组分倍增律部分地揭示中药受热炮制药物的内部变化规律，也揭示了"透"与"不透"炮制过程的本质区别。

从中药受热炮制过程与状态变化得知，中药受热炮制过程的状态是火力、火候、时间的函数，在一定的火力、火候、时间范围内，火力的时间决定火候，火候决定药物组分进行反应的性质，药物组分反应的程度又取决于火力与时间。换言之，不同的火候将有不同的药物组分进行反应，同一火候不同的火力或时间，药物组分反应的程度不同。即凡是"不透"的受热炮制过程，不同的炮制过程将得到不同的药物（状态）。或者，通过炮制要使药物达到同样的状态（组分），则炮制过程必然相同。

重点小结

重　　　点	难　　　点
1. 流体力学在中药炮制工程研发中的应用。	1. 中药炮制过程热力学规律与模型的建立。
2. 中药饮片生产联动线的设计与开发。	2. 流体动力过程。

 复习题

1. 简述流体力学在中药炮制工程学研究中的作用。
2. 举例说明中药炮制过程中传热的形式。

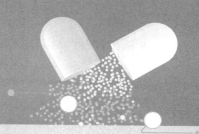

第 4 章
中药炮制分类及辅料

学习目标:

1. 掌握中药炮制主要分类方法,中药炮制辅料的概念,常用辅料的种类和作用。
2. 熟悉雷公炮炙十七法,常用辅料炮制的中药品种。
3. 了解常用辅料炮制的主要成分。

4.1 中药炮制分类

中药炮制的分类多见于历代本草著作的凡例、序论、专著中。现今最早总结炮制方法的南北朝时期医药学家陶弘景,在《本草经集注·序》中将中药炮制方法与药用部位结合起来进行论述,一般认为这是炮制分类的开端。至宋代《太平惠民和剂局方》,把炮制依据药物来源属性进行分类。明代陈嘉谟提出火制、水制、水火共制三类分类法。明代缪希雍将当时的炮制方法归纳为"雷公炮炙十七法"。近代在三类分类法的基础上增加修治、其他制法而成五类分类法。现代一些工具书采用了药用部位分类法,教材多采用工艺与辅料相结合的分类法。

4.1.1 雷公炮炙十七法

明代缪希雍在《炮炙大法》中把当时的炮制方法进行了归纳:"按雷公炮炙法有十七:曰炮、曰爁、曰煿、曰炙、曰煨、曰炒、曰煅、曰炼、曰制、曰度、曰飞、曰伏、曰镑、曰摋、曰晒、曰曝、曰露是也,用者宜如法,各尽其宜。"

(1)炮 将药物包裹后烧熟或直接置高温下短时间急剧加热至发泡鼓起,药物表面变焦黑或焦黄色的一种火制方法。古代操作多为"裹物烧",《五十二病方》中炮鸡是将鸡裹草涂泥后将鸡炮生为熟。现代的"炮"多为炒法,将药物炒至焦黄或焦黑色,如炮姜;或以高温砂炒至发泡,去砂取药,如炮甲珠等。

(2)爁 是对药物进行焚烧、烘烤。如宋代《太平惠民和剂局方》记载:"骨碎补,爁去毛。"明清以后到现在此法多已不用。

(3)煿 南朝《玉篇》云:"煿,落也,灼也,热也。"东汉《说文》云:"灼也,暴声。"北宋《广韵》云:"迫于火也。"徐铉云:"火裂也。是以火烧物,使之干燥爆裂。"此法乃以火烧物,使之干燥,常用于具有硬壳果实类药材的炮制。自古以来,应用不广,至今不用。

(4)炙 是将药物置火上烤黄、炒黄或用液体辅料拌润翻炒至一定程度的炮制方法。《五十二病方》之"炙蚕卵"及"炙梓叶",是将药物置近火处烤黄。张仲景用的炙阿胶同于"炒"。雷教的"羊脂炙"是指涂辅料后再炒。宋代《太平惠民和剂局方》中的"炙"与"炒"区别不明显,如该书中"炒香"与"炙香"即无区别。现已基本统一,"炙"即将药物加液体辅料后，用文火炒干，或边炒边加液体辅料，直至炒干。

（5）煨　陶弘景谓煨为"塘灰炮"，将药物埋在尚有余烬的灰火中缓慢令熟。现在已广泛使用的面裹煨、湿纸裹煨等，是在原法基础上的发展。现亦有麦麸煨、滑石粉煨、吸油纸煨等。

（6）炒　汉代以前"炒"法少见，多为"熬"法，使用的工具有所不同，但都是将药物置于容器中火上加热，南北朝时期已有麸皮炒、米炒、酥炒、酒炒等加辅料炒法，宋代《太平惠民和剂局方》中记述的炒法更多，现代炒法已成为炮制操作中的一项主要方法。

（7）煅　古代又称为"燔""烧""炼"等，是将药物在火上煅烧的方法。多应用于矿物药与贝壳类药物的炮制，如云母、矾石的"烧"，张仲景的"炼"钟乳石实际上是"煅"。有些药物煅后常配合液体辅料淬制，以利于溶解和粉碎，如醋淬自然铜。

（8）炼　将药物长时间用火烧制，含义较为广泛，如炼丹、炼蜜等。

（9）制　北宋《增韵》云："正也，御也，检也，造也。"为制药物之偏性，使之就范。通过制，能改变某些固定的性能。汉代即已应用姜制厚朴、蜜制乌头、酒制大黄、酥制皂荚等，制的方法繁多，并随辅料、用量、温度、操作方法等不同而变化，常对不同药物做不同的处理。

（10）度　指度量药物大小、长短、厚薄、范围等。《五十二病方》中某些药物是以长度来计量的，如黄芩长三寸，杞本（地骨皮）长尺，大如指。随着历史的发展，后来逐步改用重量来计算。现在"度"多指衡量事物的发展过程及标准程度。如乌头、附子水漂至微有麻辣为度，种子类药材炒至种皮爆裂、香气逸出为度，蜜炙药物炒至辅料渗入药材内部不粘手为度。

（11）飞　指"研飞"或"水飞"，研飞为干磨，使成细粉；水飞为加水研磨，取其混悬液，干燥后可得极细粉末。如水飞朱砂、水飞炉甘石等。有时也指炼丹过程中的升华过程，即将几种矿物加热炼制，以取其化合物后的升华物，如炼制升丹。

（12）伏　一般指的是"伏火"，即药物按一定程序于火中处理，经过一定时间的烧制，达到一定的要求。药物不同，伏火的要求不同，如伏龙肝，系灶下黄土经长时间持续加热而成，其中氧化物较多，溶解度好，呈弱碱性，已非一般黄土。

（13）镑　是利用一种多刃的刀具，将坚韧的药物刮削成极薄的片，以利调剂和制剂，如镑檀香、牛角等，现代多采用其他工具代替。

（14）㨫　打击、切割之意，使药材破碎。在炮制加工实践中应用较少。

（15）晒　即晒。如白居易诗中有"其西晒药台"的记载。

（16）曝　在强烈的阳光下曝晒，如菖蒲"蒸出曝干"。

（17）露　指药物不加遮盖日夜暴露，即所谓"日晒夜露"。如露乌贼骨、露胆南星。"露"也指在暴露但无日光直接照射的情况下，析出结晶或除去部分有害物质的过程。如露制西瓜霜。

上述雷公炮炙十七法，因历史的变迁，其内涵有的较难准确表达，但可窥见明代以前中药炮制的大概状况。对于了解明代以前的炮制技术以及查阅古文献有很大帮助。

4.1.2　三类分类法

明代陈嘉谟在《本草蒙筌》中说："凡药制造……火制四：有煅，有炮，有炙，有炒之不同；水制三：或渍，或泡，或洗之弗等；水火共制造者：若蒸，若煮而有二焉，余外制虽多端，总不离此二者。"即以火制、水制、水火共制三大类方法对中药炮制进行分类，此种分类方法基本能反映出炮制特色，但对饮片切制及切制前的洁净和软化处理等未能包括其中。

4.1.3 五类分类法

后世在此三类分类法不足的基础上演化出了五类分类法。包括：修治、水制、火制、水火共制、其他制法（不水火制）。此种分类方法对炮制方法的概括较为全面，不但能比较系统地反映药物加工的炮制工艺，而且能够有效地指导生产实践。

4.1.4 药物属性或药用部位分类法

按药物来源属性分类是古代本草及炮制专著常采用的一种分类方法，均是把炮制分述于各药之后。宋代《太平惠民和剂局方》依据药物来源属性之金、石、草、木、水、火、果类等分类。明代《炮炙大法》在南北朝刘宋时代《雷公炮炙论》的基础上结合经验，分水、火、土、金、石、草、木、果、米谷、菜、人、兽、禽、虫鱼等 14 类。明代《本草纲目》分为水、草、木、土、火、谷、果、鳞、兽、禽、虫、介、菜、人、金石等 15 类。此分类法仍局限于本草学的范畴，不能体现中药炮制的特色。

全国中药炮制规范及各省市制定的炮制规范，大多以药用部位的来源进行分类，即根及根茎类、果实类、种子类、全草类、叶类、花类、皮类、藤木类、动物类、矿物类等，在各种药物项下再分述各种炮制方法。此种分类方法便于具体药物的查阅，但体现不出炮制工艺的系统性。

4.1.5 工艺与辅料相结合分类方法

工艺与辅料相结合的分类方法是在三类、五类分类法的基础上发展起来的。它既继承了净制、切制和炮炙的基本内容，又对庞杂的炮炙内容进一步分门别类。该法是突出炮制工艺的作用，以工艺为纲、以辅料为目的的分类法。如分为炒、炙、煅、蒸、煮、燀等，在炙法中再分为酒炙法、醋炙法、姜炙法、蜜炙法等。这种分类方法较好地体现了中药炮制工艺的系统性和条理性，又便于叙述辅料对药物所起的作用，一般多为教材所采用。

4.1.6 药典分类法

除 1953 年版《中国药典》未载"炮制通则"外，其他年版《中国药典》在"炮制通则"中均是以工艺进行分类。1963 年版分为治削、水制、火制、水火制、其他等五类。1977 年版又分为净选、切制、炮炙三类。1990 年版至 2005 年版均分为净制、切制、炮炙三类，只是对大类下面的具体类别有所增减。2010 年版和 2015 年版又分为净制、切制、炮炙和其他等四类，将燀、制霜、水飞、发酵、发芽等统一归为其他类。

《中国药典》正文中饮片项下收载不同炮制品及其相应的炮制方法，同时收载炮制辅料及用量，这为中药炮制的教学和科研、饮片的生产和临床应用提供了法律依据。

4.2 中药炮制辅料

中药炮制辅料是指中药炮制过程中，除主药以外所加入的辅助主药达到炮制目的的附加物料。中药炮制应用辅料的历史悠久，可追溯至春秋战国时期，我国现存最早的医书《五十二病方》中就记载多种中药需经辅料炮制后应用。由于辅料在药物炮制中的广泛使用，增加了中药临床应用的灵活性。药性与辅料之间有着密切联系，由于辅料品种及性能和作用不同，在炮制药材时所起的作用也各不相同，或增强疗效，或降低毒性，或减轻副作用，或影响主药的理化性质。明代《本草蒙筌》指出："酒制升提，姜制发散……"中药炮制可根据中医临床辨证施治的用药要求和药物的性质，选择适宜的辅料炮制，使之充分地发挥药效和用药安全，达到辨证施治的用药目的。

中药炮制常用辅料种类繁多，根据辅料的物理性质，一般可分为液体辅料和固体辅料两大类。

4.2.1　液体辅料

（1）酒　传统名称有酨、益、醇、醹、酎、醴、醅、醋、醍、清酒、美酒、粳酒、有灰酒、无灰酒。用以炮制药物的酒有黄酒、白酒两类，主要含乙醇、酯类、酸类等。

黄酒为稻米、黍米、玉米、小米、小麦等和曲酿制而成，酒精度 8%～16%，尚含糖类、氨基酸、矿物质等。一般为橙黄色至深褐色透明液体，气味醇香特异。白酒以含糖或淀粉物质为原料，经糖化发酵蒸馏而成，酒精度 18%～60%，尚含酸类、酯类、醛类等成分。一般为无色澄明液体，气味醇香特异，有较强的刺激性。炮制用酒历代都采用酿造的米酒（黄酒），只是到了明代《本草纲目》中始见蒸馏酒（白酒）的记载，明代亦有用此炮制药物者，但品种很少。目前在实际炮制应用上还是以黄酒为主。

酒性大热，味甘、辛，有活血通络、祛风散寒、行药势、矫臭矫味等作用。酒制后可缓和药物的寒凉之性，引药上行，增强药物活血通络之功效；动物的腥膻气味为含三甲胺、氨基戊醛类等成分之故，酒制时此类成分可随酒挥发而除去，具有矫臭矫味等作用；此外，酒还是良好的溶剂，能溶解生物碱类、苷类、鞣质、有机酸、挥发油、树脂、糖类，以及部分色素（叶绿素、叶黄素）等多种成分，因此饮片经酒制后，能改变其组织的物理状态，有利于成分的浸润、溶解、置换、扩散等溶出过程。药物经酒制后其有效成分易于煎出，起到增强药效的作用。

酒多用作炙、蒸、煮等制法的辅料，常用酒制的药物有黄芩、黄连、大黄、地黄、常山、白芍、续断、当归、白花蛇、乌梢蛇等。

（2）醋　古称酢、醯、苦酒，习称米醋。传统的酒多为甜酒、浊酒，由于低浓度易于酸败而成醋，故有苦酒之称。明代《本草纲目》指出，制药用醋"惟米醋二三年者入药"。炮制用醋为食用醋（米醋或其他发酵醋），化学合成品（醋精）不应使用。醋长时间存放者，称为"陈醋"，陈醋用于药物炮制较佳。米醋是以米、麦、高粱以及酒糟等酿制而成。主要成分为醋酸（乙酸），占 4%～6%，尚有维生素、灰分、琥珀酸、草酸、山梨糖等。一般为淡黄棕色至深棕色澄明液体，有特异的气味。

醋味苦性温，能散瘀止血、理气、止痛、行水、解毒、矫味矫臭。用以炮制药物，可引药入肝，增强药物的活血散瘀、疏肝止痛作用，并能缓和一些峻下逐水药的药性和降低其毒性，以及矫正一些药物的不良气味等。同时，醋是良好的有机溶剂，能使药物中所含有的游离生物碱等成分发生变化，增强溶解度而易煎出有效成分，提高疗效。醋能和具腥膻气味的三甲胺类成分结合成盐而无臭气，故可除去药物的腥臭气味，降低药物的毒性等。此外，醋还具有杀菌防腐作用，它能在 30min 内杀死化脓性葡萄球菌、沙门菌、大肠杆菌、痢疾杆菌、嗜盐性菌等。

醋多用作炙、蒸、煮等制法的辅料，常用醋制的药物有柴胡、延胡索、三棱、莪术、香附、甘遂、大戟、芫花、乳香、没药等。亦有醋淬炮制方法，如醋淬自然铜。

（3）蜂蜜　为蜜蜂科昆虫中华蜜蜂或意大利蜂采集花粉酿制而成，品种比较复杂，以枣花蜜、山白蜜、刺槐蜜、菜花蜜、荞麦蜜、荆花蜜、桉树蜜等为多。除经过特殊训练的蜜蜂能采得专门的蜂蜜外，一般多为混合蜜。采自杜鹃、乌头、夹竹桃、光柄山月桂、山海棠、雷公藤、博落回、狼毒等有毒植物花粉的蜜有毒，不可用作炮制辅料。炮制用蜂蜜必须注意其来源和质量。

蜂蜜主要成分为果糖、葡萄糖，两者含量不少于 60%。尚含少量的蔗糖、麦芽糖、矿物质、蜡质、含氧化合物、酶类、氨基酸、维生素等物质，相对密度在 1.349 以上，含水分14%～20%。一般为稠厚白色至淡黄色或橘黄色至琥珀色的液体，新鲜时呈清油状，半透明

（冬季易变成不透明，日久色变黄，易析出颗粒状结晶），黏度大，气芳香，味极甜。以白色或淡黄色、半透明、黏度大、气味香甜、不酸为佳。

中药炮制应使用炼蜜，炼蜜有嫩蜜、中蜜、老蜜之分，炮制辅料主要用中蜜。即将生蜜加适量水煮沸，滤过，去沫及杂质，加热至 $105\sim115\,^{\circ}\mathrm{C}$，含水量在 $17\%\sim20\%$，相对密度在 1.37 左右。蜂蜜经炼制后可除去杂质，破坏酶类，杀死微生物，降低水分含量，利于保存和保证蜜炙品质量。蜂蜜春夏易发酵、易起泡沫而溢出或挤破容器，可加少许生姜片，盖严盖子，能起一定的预防作用。或低温贮存，防止发酵。蜂蜜易吸附外界气味，不宜存放在腥臭气源附近，以免污染。蜂蜜不得用金属容器贮藏，因为铁与蜂蜜中的糖类化合物作用，锌与蜂蜜中的有机酸作用，均可生成有毒物质。

蜂蜜性平味甘，具有补中、润燥、止痛、解毒，外用生肌敛疮之功效。蜂蜜有调和药性的作用，能与药物起协同作用，增强其润肺止咳、补脾益气功效。并能矫味，缓和药性及减低药物的副作用等。

常用蜜制的药物有甘草、麻黄、紫菀、百部、马兜铃、白前、枇杷叶、款冬花、百合、桂枝、桑白皮等。

（4）食盐水　为食盐加适量水溶解，经过滤而得的无色、味咸的澄明液体。主要成分为氯化钠和水，尚含少量的氯化镁、硫酸镁、硫酸钙、硫化钠、氯化钾、碘化钠等成分。

食盐味咸性寒。能强筋骨，软坚散结，清热，凉血，解毒，防腐，并能矫味矫臭。药物经食盐水制后，能引药下行，缓和药物的性能，增强滋补肝肾、滋阴降火、疗疝止痛等作用。

常用盐水制的药物有杜仲、巴戟天、小茴香、橘核、车前子、益智仁、砂仁、菟丝子、知母、黄柏、泽泻、沙苑子等。

（5）生姜汁　为姜科植物鲜姜的根茎经捣碎加水压榨取汁，或生姜切片后加适量水共煎去渣而得的黄白色液体，有香气。主要成分为挥发油、姜辣素（姜烯酮、姜酮、姜萜酮混合物），尚含多种氨基酸、淀粉及树脂状物质。

生姜味辛性温。升腾发散而走表，能发表，散寒，温中，止呕，化痰，解毒。药物经姜汁制后，能抑制其寒性，增强疗效，降低毒性。

生姜汁常作为姜炙法、姜煮法、复制法等炮制辅料。常用姜炮制的药物有厚朴、竹茹、草果、半夏、黄连等。

（6）甘草汁　为甘草饮片加适量水共煎去渣而得的黄棕色至深棕色的液体。甘草主要成分为甘草甜素及甘草苷、还原糖、淀粉及胶类物质等。

甘草味甘性平。具补脾益气、清热解毒、祛痰止咳、缓急止痛作用。药物经甘草汁制后能缓和药性，降低毒性。早在《神农本草经》中就有甘草"解毒"的记载。甘草对药物中毒、食物中毒、体内代谢物中毒及细菌毒素都有一定的解毒作用。如能解苦楝皮、丁公藤、山豆根的毒，对抗癌药喜树碱、农吉利有解毒增效作用，能解毒蕈中毒，还能降低链霉素、呋喃坦啶的毒副作用。甘草含皂苷，系表面活性剂，能增加其他不溶于水的物质的溶解度。中医处方中常用甘草为药引，调和诸药，在炮制和煎煮过程中亦起到增溶的作用。

甘草汁常作炙法、煮法和复制法的辅料，常以甘草汁制的药物有巴戟天、远志、半夏、吴茱萸、附子等。

（7）黑豆汁　为黑色大豆加适量水煮熬去渣而得的黑色混浊液体。黑豆主要含蛋白质、脂肪、维生素、色素、淀粉等物质。

黑豆味甘性平，能活血，利水，滋补肝肾，养血祛风，解毒。药物经黑豆汁制后能增强药物的补益作用，降低药物的毒性和副作用。如黑豆汁制何首乌能增强何首乌的补肝肾作用。《本草纲目》记载，黑豆能"解矾石、甘遂、天雄、附子、射罔、巴豆、芫青、斑蝥、百药之毒及蛊毒"。

常用黑豆汁制的药物有何首乌等。

（8）米泔水　为淘米时第二次滤出之灰白色混浊液体，实为淀粉与水的混悬液，含少量淀粉及维生素。因易酸败发酵，应临用时收集。

米泔水味甘性寒，无毒。清热凉血、利小便，对油脂有吸附作用，常用来浸泡含油质较多的药物，以除去部分油质，降低药物辛燥之性，增强补脾和中的作用。

常以米泔水制的药物有苍术、白术等。

（9）胆汁　为牛、猪、羊的新鲜胆汁，为绿褐色或暗褐色、微透明的液体，略有黏性，有特异腥臭气。主要成分为胆酸钠、胆色素、黏蛋白、脂肪酸及无机物等。

胆汁其味苦，性大寒。能清肝明目，利胆通肠，解毒消肿，润燥。药物经胆汁制后，能降低其毒性和温燥之性，增强疗效。

胆汁主要用于炮制胆南星、黄连等。

（10）麻油　为胡麻科植物脂麻的干燥成熟种子经冷压或热压所得的油脂，主要成分为亚油酸甘油酯、芝麻素等。

麻油味甘、性微寒。能清热，润燥，生肌。因沸点较高，常用以炮制质地坚硬或有毒药物，使之酥脆，降低毒性。凡混入杂质或酸败者不可用。

常用麻油制的药物有马钱子、地龙、蛤蚧、木鳖子等。

（11）羊脂油　为牛科动物山羊或绵羊的脂肪经低于150℃炼制而成，主要成分为油脂，皂化值192～195，含饱和与不饱和的脂肪酸等。

羊脂油味甘性温。能补虚助阳，润燥，祛风，解毒。与药物同制后能增强补虚助阳作用。

常用羊脂油炮制的药物是淫羊藿。

（12）吴茱萸汁　为吴茱萸的水煎液，主要有效成分为吴茱萸内酯、吴茱萸碱和吴茱萸次碱。

吴茱萸味苦，性辛、热。具有温中下气、散寒止痛、降逆止呕、温中止泻的功效。与药物同制后可抑制苦寒而扶持胃气。

常用吴茱萸汁来炮制的药物是黄连。

（13）三黄汤　为黄连、黄柏、黄芩加水煮至苦味淡去而得的汤。黄连中主要含有盐酸小檗碱、巴马汀、黄连碱和表小檗碱等生物碱；黄柏中主要为小檗碱、巴马汀、黄连碱、木兰花碱等生物碱；黄芩中主要成分为黄芩苷、汉黄芩苷、黄芩素和汉黄芩素等。

三黄汤常用来煅制炉甘石，可增强清热明目、敛疮收湿的功效。

（14）鳖血　为中华鳖的新鲜血液。主要含氨基酸、矿物质等成分。临用前杀取，变质、气异的血不可用。

鳖血多用来炮制柴胡，可增强其滋阴填血、疏肝解郁、退热的功效。

（15）其他　除上述液体辅料外，还有其他历史记载或者各省炮制规范规定的液体辅料如萝卜汁、皂角汁、石灰水、白矾水、鲜竹沥及其他药汁等。

4.2.2　固体辅料

（1）稻米　为禾本植物稻的种仁。主要成分为淀粉、蛋白质、脂肪、矿物质；尚含少量的B族维生素、多种有机酸类及糖类。

稻米味甘性平，能补中益气、健脾和胃、除烦止渴、止泻痢。与药物共制，可增强药物功能，降低刺激性和毒性。中药炮制多选用大米或糯米。

常用米制的药物有党参、红娘子、斑蝥等。

（2）麦麸 为禾本科植物小麦的种子经磨粉过筛后的种皮，呈淡黄色或褐黄色的皮状颗粒，质较轻，具特殊麦香气。主要成分为淀粉、蛋白质、脂肪、糖类、粗纤维及维生素、酶类、谷甾醇等。

麦麸味甘、淡，性平。能和中益脾。与药物共制能缓和药物的燥性，增强疗效，去除药物的不良气味，使药物色泽均匀一致。麦麸还能吸附油脂，亦可作为煨制的辅料。麦麸经用蜂蜜或红糖制过者则称蜜麸或糖麸。

常用麦麸制的药物有枳壳、枳实、僵蚕、苍术、白术（蜜麸）、肉豆蔻（麸煨）等。

（3）白矾 又称明矾，为三方晶系明矾矿石经提炼而成的不规则结晶体。无色、透明或半透明，有玻璃样光泽，质硬脆而易碎，味微酸而涩，易溶于水。主要成分为含水硫酸铝钾 $[KAl(SO_4)_2 \cdot 12H_2O]$，其含量不得少于 99%。

白矾味酸性寒，能解毒、祛痰杀虫、收敛燥湿、防腐。与药物共制，可防止药物腐烂，降低毒性，增强疗效。

常用白矾制的药物有半夏、天南星、白附子等。

（4）豆腐 为大豆种子经粉碎加工而成的乳白色固体。主要含蛋白质、维生素、淀粉等物质。

豆腐味甘性凉。能益气和中，生津润燥，清热解毒。豆腐具有较强的沉淀与吸附作用，与药物共制后可降低药物毒性，去除污物。

常与豆腐共制的药物有藤黄、珍珠（花珠）、硫黄等。

（5）土 炮制常用的土是灶心土（伏龙肝），即柴灶内久经柴草熏烧的土，取出刮去焦黑的外层，研细备用。也可用黄土、赤石脂等。灶心土呈焦土状，黑褐色，附烟熏气味。主含硅酸盐、钙盐及多种碱性氧化物。

灶心土味辛性温，能温中和胃，止血、止呕、涩肠止泻等。与药物共制，可降低药物的刺激性，增强药物疗效。

常用土制的药物有白术、山药、当归等。

（6）蛤粉 为帘蛤科动物文蛤、青蛤等的贝壳，经煅制粉碎后为灰白色粉末。主要成分为碳酸钙（$CaCO_3$），其含量不得少于 95%。

蛤粉味咸性寒，能清热、利湿、化痰、软坚。与药物共制，可去除药物的腥味，增强疗效。

常用蛤粉炮制的药物有阿胶等。

（7）滑石粉 为单斜晶系多鳞片状或斜方柱状的硅酸盐类矿物滑石，经精选净化、粉碎、干燥而制得的细粉。主要成分为含水硅酸镁 $[Mg_3(Si_4O_{10})(OH)_2]$，其含量不得少于 88%。

滑石粉味甘性寒，能利尿、清热解暑。炮制中一般作中间传热体，用以拌炒药物，能使药物受热均匀。与药物共制后使药物质地酥脆，同时矫其不良气味。

常用滑石粉烫炒的药物有刺猬皮、水蛭、鱼鳔胶等。

（8）河砂 炮制所用河砂，粒度应均匀适中，淘尽泥土，除尽杂质，晒干备用。主要成分为二氧化硅。一般多用"油砂"，即取干净、粒度均匀的河砂，加热至烫后，再加入 $1\%\sim2\%$ 的植物油，翻炒至油烟散尽，河砂呈油亮光泽时，取出备用。

炮制中用河砂作中间传热体。利用其温度高、传热快的特点，可使质地坚硬的药物质变酥脆，或使药物膨大鼓起，便于粉碎，利于有效成分的溶出。此外，还可利用河砂的高温，破坏药物的毒性而降低药物的毒副作用，除去非药用部位及矫味矫臭。

常用砂烫的药物有马钱子、骨碎补、穿山甲、狗脊、龟甲、鳖甲、鸡内金等。

（9）朱砂　为三方晶系硫化物类矿物，也称辰砂，主要成分为硫化汞（HgS），其含量不得少于96%。中药炮制用的朱砂，系将去净杂质的朱砂研细或水飞成细粉备用。

朱砂味甘，性微寒，具有镇惊、安神、解毒等功效。《中国药典》规定朱砂不宜入煎剂。经朱砂拌制的药物多入丸、散剂。

常用朱砂拌制的药物有麦冬、茯苓、茯神、远志等。

（10）蒲黄粉　为香蒲科植物水烛香蒲、东方香蒲或同属植物的干燥花粉。

蒲黄味甘性平，具有止血、化瘀、通淋功能。

常用蒲黄粉炮制的药物有阿胶。用蒲黄炒阿胶可借蒲黄活血化瘀、止血而不留瘀的作用增强阿胶的滋阴补血止血之功，有利于阿胶补血功能的发挥。

（11）青黛　为爵床科植物马蓝、蓼科植物蓼蓝或十字花科植物菘蓝的叶或茎叶经加工制得的干燥粉末、团块或颗粒。

青黛性寒味咸。具有清热解毒、凉血消斑、泻火定惊的功效。

常用作炮制黛灯芯等的辅料，以增强其清肝凉血之功效。

（12）其他　其他固体辅料还有食糖、黑豆、面粉、吸油纸等。可根据药物的特殊性质和用药要求而选用。

重点小结

重　　点	难　　点
1.三类分类法、五类分类法、工艺与辅料相结合分类方法的内容。 2.常用中药炮制辅料的种类和作用。	1.雷公炮炙十七法的现代阐释。 2.工艺与辅料相结合分类方法的特点。 3.中药炮制辅料作用特点。

 复习题

1.简述中药炮制的主要分类方法。
2.简述常用中药炮制辅料的种类和作用。

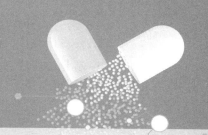

第5章
中药饮片质量控制

学习目标：

1. 掌握中药饮片的质量要求与质量控制方法。
2. 熟悉中药饮片贮藏中常见的变化现象及其影响因素，饮片贮藏保管的方法。
3. 了解新技术在中药饮片贮藏保管中的应用。

中药饮片系指药材经过炮制后可直接用于中医临床或制剂生产使用的处方药品，其质量（真伪优劣）直接影响中医临床用药的安全、有效。中药饮片质量控制涉及中药饮片的源头、生产、流通、贮藏、使用等全过程。饮片质量受到社会关注，要不断完善中药饮片的质量标准，提高质量控制技术水平。但要制定符合中药饮片特点的质量标准以及建立相应质量控制技术方法任重道远。

5.1 中药饮片的质量要求

中药饮片的质量要求是指经过规范、稳定、可控的炮制工艺生产出的饮片应符合一定的质量标准规定。随着现代科学技术的不断发展，中药饮片的质量评价已由"形、色、气、味"等传统的经验判定及简单的理化鉴别方法，逐步发展并形成客观化、规范化、科学化和现代化的质量评价体系。饮片的质量可分为外观质量和内在质量。外观质量主要包括形状、大小、色泽、气味、净度等；内在质量主要包括水分、灰分、重金属及农药残留、浸出物或有效部位、有效和（或）有毒成分、显微及理化特征、微生物限度要求等。

5.1.1 药材来源

质量控制要从源头抓起，药材质量是中药饮片质量的前提保障。宜固定药材产地，选用道地药材，采收加工时应注意采收时节、防腐、干燥等影响药材质量的因素，注意各地区用药习惯不同和同药异名、异药同名现象，尽可能标明经销商（户）的名称等。同时，也要注意炮制用辅料来源及其质量要求。

5.1.2 性状

性状是指饮片的外形、大小、色泽、表面、质地、断面（包括折断面或切断面）及气味等特征。性状的评价主要通过感官来实现，包括眼看（较细小的可借助于放大镜或解剖镜）、手摸、鼻闻、口尝等方法。

（1）外形 中药饮片的片型及大小应符合现行版《中国药典》及各省、自治区、直辖市的地方中药饮片炮制规范等有关规定。根据中药特征和炮制要求，将药材采用手工或机械方法切制成一定规格的形式，有切成片、段、丝、块等规格，或为了美观而切成瓜子片、柳叶片和马蹄片等。切制后的饮片应均匀、整齐、色泽鲜明，无整体，无长梗，表面光洁，无污染，无连刀片、掉刀片、边缘卷曲等不合规格的饮片。一些中药不宜切制成片或因临床特殊需要，经净制等处理后粉碎制成粉末。粉末要求均匀、无杂质，粒度的分等应符合现行版《中国药典》的相关要求。

饮片形状观察时，一般不需预处理，如观察皱缩的全草、叶或花类时，可先浸湿使软化后，展平，观察。观察某些果实、种子类时，如有必要，可浸软后取下果皮或种皮，以观察内部特征。测定饮片大小时，一般应测量较多的供试品，可允许有少量高于或低于规定的数值，测量时应用毫米刻度尺。对细小的种子或果实类，可将每 10 粒种子紧密排成一行，以毫米刻度尺测量后求其平均值。

《中国药典》2015 年版规定：片除另有规定外，极薄片 0.5mm 以下，薄片 1～2mm，厚片 2～4mm；段除另有规定外，短段 5～10mm，长段 10～15mm；块除另有规定外，方块 8～12mm；丝除另有规定外，细丝 2～3mm，宽丝 3～10mm。

（2）色泽　中药饮片具有固有的色泽，若加工或贮存不当均可引起色泽的变化，影响饮片的质量。中药炮制对色泽的特殊要求，其意义在于：①便于饮片的鉴别。饮片色泽因生熟而异，生品有其固有的色泽，如花类药材的红花、款冬花、菊花；叶类药材侧柏叶、荷叶、大青叶等。一旦颜色褪去，说明日晒或暴露过久，或贮存过久，其药效自然也会降低。有些中药材经切制后表面由不同的颜色形成特殊的鉴别特征，如黄芪的菊花心、青风藤的车轮纹等。熟片中有的比原来颜色加深，有的则改变了原来的颜色，如熟地黄，以乌黑油亮者为佳。②判定饮片炮制的程度。在炮制过程中常根据饮片表面或断面的色泽变化作为控制炮制程度的直观指标，如甘草生品黄色，蜜炙后变为黄色至深黄色；炭药则变为炭黑色或黑褐色。③评价饮片的质量。饮片的色泽变化也是反映其内在质量的一项重要指标，如血余炭、棕榈炭要求表面乌黑而富有光泽；白芍变红、红花变黄等，均说明其内在成分已发生变化。另外，中药材软化切制的过程也会影响饮片的色泽，如黄芩冷浸后变绿，蒸制则保持原色。故色泽的变异，不仅影响其外观，而且是内在质量变化的标志之一，必须加以注意。

饮片色泽鉴别通常应在日光灯下观察，如用两种色调复合描述色泽时，应以一种色调为主。例如，黄棕色，即以棕色为主。另外，也可采用仪器辅助测定饮片色泽，如用色彩色差计、机器视觉技术等对饮片颜色进行客观的评价。

（3）质地　质地是指用手折断药材和饮片时的主观感觉，包括药材的软硬、坚韧、疏松、致密、黏性或粉性等特征。有些药材因加工方法不同，质地也不一样，如盐附子易吸潮变软，黑顺片则质硬而脆；含淀粉多的药材，经蒸煮加工干燥后，会因淀粉糊化而变得质地坚实。在经验鉴别中，用于形容药材质地的术语很多，如质轻而松、断面多裂隙，谓之"松泡"，如南沙参；药材富含淀粉，折断时有粉尘散落，谓之"粉性"，如山药；质地柔软，含油而润泽，谓之"油润"，如当归；质地坚硬，断面半透明状或有光泽，谓之"角质"，如郁金等。

（4）断面　断面是指在日光下观察药材和饮片的断面色泽（颜色及光泽度），以及断面特征。自然折断的断面应注意是否平坦，或显纤维性、颗粒性或裂片状，断面有无胶丝，是否可以层层剥离等。对于根及根茎类、茎和皮类药材的鉴别，折断面的观察是很重要的。如茅苍术易折断，断面放置能"起霜"（析出白毛状结晶）；甘草折断时有粉层散落（淀粉）；杜仲折断时有胶丝相连；黄柏折断面显纤维性；苦楝皮的折断面裂片状分层；厚朴折断面可见亮星。

如折断面不易观察到纹理，可削平后进行观察。可通过观察皮部与木部的比例、维管束的排列方式、射线的分布、油点的多少等特征区别药材易混品。对于横切面特征的描述，经验鉴别也有很多术语，如黄芪有"菊花心"；粉防己有"车轮纹"；茅苍术有"朱砂点"；大黄根茎可见"星点";何首乌的"云锦花纹"等。

（5）气味　中药均有其固有的气味,并与其内在质量有着密切的关系。芳香类中药一般都有浓郁的香气,如含挥发油类成分的砂仁、当归、薄荷、独活等。含挥发油类的芳香中药多生用,在干燥或贮存过程中也要注意挥发油的存逸。药材经炮制后,气味多发生变化,或变淡,或矫正其原有的异味,如马兜铃的异味可致呕,经蜜炙后可以缓和;动物类药材多数有腥臭味,需炮制后加以矫正,如僵蚕、蕲蛇、龟甲等。有些中药需加辅料炙,炙后除保留原有的气味外,还增加辅料的气味,如酒炙饮片有酒香气、醋炙饮片有醋香气、盐炙品有咸味等。

检查饮片气味时,可直接嗅闻,或在折断、破碎或搓揉时嗅闻,必要时可用热水湿润后检查。检查饮片味感时,可取少量直接口尝,或加热水浸泡后尝浸出液。有毒药材和饮片如需尝味,应注意防止中毒。另外,电子鼻、电子舌等智能感官分析技术能以特定的传感器和模式识别系统快速提供被测样品的整体信息,从而对饮片的气味进行数字化评价。

5.1.3　鉴别

鉴别系指检验中药饮片质量的方法,包括经验鉴别、显微鉴别、理化鉴别及生物学鉴别。

5.1.3.1　经验鉴别

经验鉴别系指用简便易行的传统方法观察药材和饮片的颜色变化、浮沉情况以及爆鸣、色焰等特征。

5.1.3.2　显微鉴别

显微鉴别系指用显微镜对药材和饮片的切片、粉末、解离组织或表面以及含有饮片粉末的制剂进行观察,并根据组织、细胞或内含物等特征进行相应鉴别的方法。照显微鉴别法（《中国药典》现行版）项下的方法制片观察。显微鉴别主要分组织鉴别及粉末鉴别两个方面。

（1）组织鉴别　有些需分离不同的药用部位或除去非药用部位等,如巴戟天、地骨皮等药材,入药部位为其根皮,制成炮制品后已去除木质心,植物的部分组织已不完整,因此进行组织鉴别时,镜检中不应有木质部组织细胞存在。

（2）粉末鉴别　药材经加水、加热等炮制处理,存在于细胞内的淀粉粒、糊粉粒、菊糖、黏液质等均会受到不同程度的影响,生熟炮制品的组织结构、纤维、石细胞、导管、茸毛、淀粉粒、草酸钙结晶、花粉粒等在数量及形态方面均会发生一定程度的变化。因此,显微鉴别不仅可以鉴别炮制品的真伪、优劣,也可鉴别饮片的生熟及炮制的程度等。另外,有些中药干粉、切片或浸出液可置于载玻片上,加入某些化学试剂产生沉淀或结晶,在显微镜下观察反应结果,从而进行显微理化鉴别。

5.1.3.3　理化鉴别

理化鉴别系指用化学或物理的方法对中药饮片中所含某些化学成分进行的鉴别试验。理化鉴别主要包括物理、化学、光谱、色谱等方法。具体方法应根据中药饮片中所含化学成分而定,还应注意所用方法的专属性、重现性等。

（1）一般理化鉴别　主要有显色反应、沉淀反应、荧光反应、升华物反应等。

① 显色反应与沉淀反应。中药饮片或其提取液与某些试剂、试液发生显色反应或沉淀反应,从而进行鉴别。试验时常用生饮片做阳性对照,鉴别时应考虑辅料成分对反应的影响,如醋炙品的pH值、胆汁炙品的胆酸,蜜炙品中的糖类、氨基酸类成分等,都有可能对

显色反应、沉淀反应产生影响。

② 荧光鉴别。将中药饮片（包括断面、粉末、浸出物）或经酸、碱处理后，置日光下或紫外线灯下约 10cm 处观察所产生的荧光，从而进行鉴别。如秦皮的水溶液日光下显碧蓝色荧光；黄连、酒黄连、姜黄连、萸黄连在紫外线下呈金黄色荧线等。除另有规定外，紫外线灯的波长为 365nm。

③ 升华物鉴别。取金属片或载玻片，置石棉网上，金属片或载玻片上放一高约 8mm 的金属圈，圈内放置适量供试品粉末，圈上覆盖载玻片，在石棉网下用酒精灯缓缓加热，至粉末开始变焦，去火待冷，载玻片上有升华物凝集。将载玻片反转后，置显微镜下观察结晶形状、色泽，或取升华物加试液观察反应。如取酒大黄、醋大黄粉末少量，进行微量升华，可见浅黄色菱状针晶或羽状结晶；牡丹皮粉末，进行微量升华，可见长柱形结晶或针状及羽状簇晶，但在牡丹皮炭粉末中，此现象不复存在。

（2）光谱鉴别　紫外-可见吸收光谱为常用的光谱分析方法。中药饮片中所含的化学成分若在紫外或可见光区有特征吸收光谱，可作为鉴别的依据。此外，红外光谱（中红外、近红外）、拉曼光谱、X 射线衍射技术均可用于中药饮片的鉴定。如对牛黄、血竭、熊胆等饮片，采用红外检测效果良好；对生药中微量元素的含量检测，可采用原子吸收分光光度法。

（3）色谱鉴别　是利用薄层色谱、液相色谱、气相色谱等技术，对中药饮片进行鉴别的方法。

① 薄层色谱。薄层色谱法鉴别中药饮片的质量，具有较高的专属性和准确性。对中药饮片进行薄层鉴别时，不能盲目照搬药材薄层鉴别方法和条件，最好以对照品、对照药材和对照饮片为阳性对照。

② 液相色谱。当中药饮片存在易混淆品、伪品，采用显微鉴别或薄层色谱又难以鉴别时，可考虑采用液相色谱方法，通过建立中药饮片的特征图谱或指纹图谱，达到鉴别的目的。对中药炮制前后的整体变化，采用色谱特征指纹图谱进行整体鉴别，能更全面地鉴别饮片质量。

③ 气相色谱。采用气相色谱法，通过建立中药饮片的特征图谱或指纹图谱，达到鉴别的目的。该法适于含挥发性成分的中药饮片的鉴别。

5.1.3.4　生物学鉴别

随着科学技术的进步，分子生物学方法逐步被应用于中药饮片的鉴别。不同的中药饮片来源于不同的物种，其 DNA 序列是不同的，利用聚合酶链式反应法（PCR 技术）、电泳法和生物免疫技术等分子生物学分析技术，从分子水平（DNA、蛋白质）对中药饮片进行鉴别的方法称为生物学鉴别法。该方法适用于采用一般鉴别方法未能鉴别真伪的饮片，尤其适用于具有多基源的药材（饮片）以及贵重的动物药材（饮片），如蕲蛇、熊胆、贝母等。

（1）PCR 技术　是根据已知 DNA 片段序列，人工合成与该 DNA 两条链末端互补的寡核苷酸引物，在酶促作用下将待检 DNA 序列进行体外扩增。

① DNA 指纹图谱。应用 PCR 分析技术，通过建立中药饮片的 DNA 指纹图谱，达到鉴别的目的。目前 2015 年版《中国药典》收载了蕲蛇、乌梢蛇和川贝母的聚合酶链式反应法。

② 基因测序。是对中药饮片特定的基因片段进行精确的 DNA 序列分析，并加以比较，从而达到鉴别饮片的目的，适用于中药品种间的鉴定。如采用基因测序技术可有效鉴别冬虫夏草及其混淆品北虫草和亚香棒虫草。

（2）电泳技术　饮片中含有多种组分，如有机酸、蛋白质、多肽、氨基酸、生物碱和酶等，其电荷性质、电荷数和分子量各不相同。电泳技术对不同种属动、植物中药间的鉴别具有一定的专属性。如采用电泳技术分析金钱白花蛇可溶性蛋白，根据蛋白质成分分子量实现其真伪鉴别。

（3）免疫技术　不同种的动物均含有特异性蛋白质，这些蛋白质的表面氨基酸都有一小部分决定或控制抗原、抗体特异性反应的抗原决定基，也就是具有免疫特异性。利用免疫反应可以鉴别出动物药的基源。免疫技术适用于动物药材的鉴别，尤其是亲缘关系比较接近的动物药种间的鉴别。

5.1.4　检查

检查系指对中药饮片的含水量、纯净程度、有害或有毒物质等进行的限量检查。包括净度、水分、灰分、有害物质、酸败度、微生物限度等。

（1）净度　是指中药饮片的纯净程度，可以用中药饮片含杂质及非药用部位的限度来表示。中药饮片应符合一定的净度标准，以保证调配剂量的准确。中药饮片的净度要求是：不应该含有泥沙、灰屑、霉烂品、虫蛀品、杂物及非药用部位等。非药用部位主要是果实种子类药材的皮壳及核，根茎类药材的芦头，皮类药材的栓皮，动物类药材的头、足、翅，矿物类药材的夹杂物等。

《中国药典》2015年版四部通则规定净度的检查方法：取适量的供试品，摊开，用肉眼或放大镜（5～10倍）观察，将杂质拣出；如其中有可以筛分的杂质，则通过适当的筛，将杂质分出。将各类杂质分别称重，计算含量（%）。除另有规定外，药屑杂质通常不得超过3%。

（2）水分　是反映中药饮片质量的一个基本指标。控制中药饮片的水分，对于保证其质量和贮存保管都有重要的意义。中药材加工成饮片，有的需经水处理，有的要加入一定量的液体辅料，还有的需要经加热处理。如操作不当，可使药材“伤水”，或部分药材吸水过多。倘若又未能充分干燥，则饮片在贮存保管过程中易霉变，使有效成分分解、酶解变质，且在配方称量时相对减少了药量，影响应有的疗效。经过蒸、煮的中药，如熟地黄、制黄精、制肉苁蓉等，其质地柔润，含糖类及黏性成分较多，饮片内部不易干燥，更应防止其含水量过高。反之，若饮片含水量过少，也会影响其质量，如阿胶、鹿角胶等胶类中药易出现龟裂。因此，控制饮片的含水量，对饮片质量控制具有重要意义。

《中国药典》2015年版四部通则规定：可采用烘干法、甲苯法、减压干燥法和气相色谱法测定中药饮片中的水分。除另有规定外，饮片水分通常不得超过13%。

（3）灰分　是将药材或饮片在高温下灼烧、灰化后所剩残留物的重量。将干净而又无任何杂质的合格中药饮片高温灼烧，所得灰分称为“生理灰分”。如果在生理灰分中加入稀盐酸滤过，将残渣再灼烧，所得灰分为“酸不溶性灰分”。一般情况下中药饮片的灰分是合格的，若灰分超过限度值，说明无机盐、泥沙等杂质成分多。如炮制处理不当，砂烫、滑石粉烫、蛤粉烫和土炒等制法中辅料未能除尽，或在运输和贮藏过程中泥沙的污染，均会导致灰分超标；而灰分值过低，应考虑饮片的质量问题。因此，在检测中药饮片的质量，特别是纯净度方面，总灰分和酸不溶性灰分都是控制中药饮片质量极其重要的指标。

总灰分和酸不溶性灰分按照《中国药典》2015年版四部通则项下的测定法测定。

（4）有害物质　中药饮片中的有害物质主要是指铅（Pb）、汞（Hg）、镉（Cd）、铜（Cu）等重金属，有害元素砷（As）、残留的农药和二氧化硫、黄曲霉毒素等。这些有害物质直接影响中药饮片的质量和临床用药安全。因此，探索科学、合理的炮制方法，降低中药饮片中重金属及有害元素的含量，具有非常重要的意义。中药饮片中有害物质的限量应符合国家的相关规定。

《中国药典》2015年版四部通则规定：采用原子吸收分光光度法和电感耦合等离子体质谱法测定中药饮片中的Pb、Hg、Cd、Cu、As，用气相色谱法测定有机氯、有机磷和拟除虫菊酯类农药，用酸碱滴定法、气相色谱法和离子色谱法测定二氧化硫，用高效液相色谱法测定黄曲霉毒素。

（5）酸败度　是指含油脂的种子类饮片，在贮藏过程中发生复杂的化学变化，生成游离脂肪酸、过氧化物和低分子醛类、酮类等产物，出现特异的刺激臭味（俗称哈喇味），影响饮片的感观和质量。

《中国药典》2015 年版四部通则规定：可以通过测定酸值、羰基值和过氧化值，检查中药饮片的酸败程度。

（6）微生物限度　中药饮片在加工生产、贮运等过程中，往往会受到微生物的污染。因此，对中药饮片做微生物限度检查是必要的，应该对饮片中可能含有的致病菌、大肠杆菌、细菌总数、霉菌总数等做必要的检查，并做限量要求。

5.1.5　浸出物

浸出物系指用水、乙醇或其他适宜溶剂对中药饮片进行浸提，并测定所得的干浸膏的重量。根据采用溶剂的不同分为水溶性浸出物、醇溶性浸出物及挥发性醚浸出物等，一般最常用的溶剂是水和乙醇。浸出物的含量是衡量饮片质量的重要指标，对有效成分、有效部位或主成分尚无可靠测定方法，或所测成分含量低于万分之一的中药饮片，应根据饮片的实际情况，采用水溶性浸出物或有机溶剂浸出物作为饮片质量控制指标。

炮制辅料的加入，可以对饮片浸出物的收率产生影响。如醋制延胡索的水溶性浸出物的量远比生品高。此外，炒、烫、煅等加热处理，可使质地坚硬的中药因受热膨胀而导致组织疏松，从而提高浸出率。所以，浸出物的测定对炮制工艺、炮制方法及中药饮片质量的控制具有重要的意义。

5.1.6　含量测定

中药炮制的作用主要体现在增效、减毒两个方面。其中，炮制增效主要与提高饮片中有效成分溶出率、改变中药成分的含量或化学组分的比例及生成新的有效成分有关；炮制减毒则与影响毒性的成分有关。因此，中药饮片含量测定成分的选定应包括：与功能主治有直接关系、专属性强的有效成分和（或）有效部位以及能够反映中药饮片毒性大小的毒性成分。

（1）有效成分　中药饮片有效成分的含量直接关系到饮片的临床疗效，同时，也是评判炮制方法与工艺是否规范、科学、合理的重要依据与指标。测定中药饮片中有效成分的含量，是评价中药饮片质量可靠、准确的方法。中药饮片有效成分有生物碱、苷类、挥发油、有机酸、鞣质、蛋白质、氨基酸、糖及无机化合物等。如黄芩所含黄芩苷、黄芪所含黄芪甲苷、黄连所含小檗碱、人参所含人参皂苷等均具有显著的生理活性。药材经炮制后其有效成分有的发生了量变，有的发生了质变，而探索有效成分的这两种变化是非常有意义的。炮制品的含量测定工作一般要比生品更加复杂和困难，不仅因为炮制品的品种多，更重要的是由于辅料的加入或长时间的加热处理，对生品的某些成分产生较大影响，因而对有效成分的提取、分离、色谱等定量条件会产生干扰，增加测定的难度。

对有效成分基本清楚的中药饮片应测定有效成分含量；对有效成分不甚清楚的可测指标成分；对有多种有效成分的中药饮片亦应建立多个指标，并制定相应的检测方法以便全面反映其内在质量。一般饮片含量测定应规定含量下限，毒性成分规定含量范围。

（2）有效部位　指一味中药（或复方）提取物中的一类或几类化学成分的含量达到总提取物的 50% 以上，且是有效成分，该一类或几类成分的混合体即被认为是有效部位。如银杏叶，主要含黄酮醇类和萜类内酯类，黄酮醇类包括槲皮素、山奈素和异鼠李素等，萜类内酯包括银杏内酯 A、银杏内酯 B、银杏内酯 C 和白果内酯，黄酮醇类和萜类内酯类可看作是银杏叶的两个有效部位。《中国药典》规定银杏叶中总黄酮醇苷不得少于 0.40%，总萜类内酯不得少于 0.25%。通过明确有效部位含量，可有效控制饮片质量。

对于尚无法建立有效成分含量测定，或虽已建立含量测定，但所测定成分与功能主治相关性差或含量低的中药饮片，可进行总有效部位的测定，如总黄酮、总生物碱、总皂苷、总鞣质的测定；含挥发油成分的，可测定挥发油含量。

（3）有毒成分　毒性中药，通常毒性越强，其药理活性也越强，但有毒饮片的直接应用往往由于其中所含的毒性成分而引起毒副反应。通过采用适当的炮制方法，一方面可降低毒性成分的含量，另一方面也可将其转化为小毒或无毒的有效成分，从而能够安全有效地应用于临床。如斑蝥米炒，可以降低斑蝥素的含量，降低毒性。

对于有毒的中药饮片，建立有毒成分含量测定方法，并规定其含量限度，对保证临床用药安全有效具有十分重要的意义。如《中国药典》2015 年版一部规定：制川乌含双酯型生物碱以乌头碱（$C_{34}H_{47}NO_{11}$）、次乌头碱（$C_{33}H_{45}NO_{10}$）及新乌头碱（$C_{33}H_{45}NO_{11}$）的总量计，不得超过 0.040%；含苯甲酰乌头原碱（$C_{32}H_{45}NO_{10}$）、苯甲酰次乌头原碱（$C_{31}H_{43}NO_9$）及苯甲酰新乌头原碱（$C_{31}H_{43}NO_{10}$）的总量应为 0.070%～0.15%。马钱子含士的宁（$C_{21}H_{22}N_2O_2$）应为 1.20%～2.20%，含马钱子碱（$C_{23}H_{26}N_2O_4$）不得少于 0.80%；其炮制品马钱子粉含士的宁（$C_{21}H_{22}N_2O_2$）应为 0.78%～0.82%，含马钱子碱（$C_{23}H_{26}N_2O_4$）不得少于 0.50%。巴豆的炮制品巴豆霜含脂肪油应为 18.0%～20.0%，含巴豆苷（$C_{10}H_{13}N_5O_5$）不得少于 0.80% 等。

5.2　中药饮片的分级

中药饮片的等级是其品质的标识，等级的划分是判断其质量优劣最直观和简单的方法，也是确定中药饮片商品流通、交易地位的有效手段。中药饮片的分级标准应区别于中药材，仅按饮片片型、大小论质量高低的分级方法，无法全面反映饮片质量状况。因此，需要研究制定一套适合饮片特点的合理、实用的饮片分级方法，以满足饮片分级标准及管理的要求。

5.2.1　中药饮片分级的历史及现状

中药历史悠久，在长期的临床应用和商品交易过程中逐渐形成一些约定俗成的分级方法，并以此作为中药商品分等论价的基础。中华人民共和国成立以前，中药材的商品规格等级划分比较繁细，特别是某些贵细药或道地性较强的药材，如人参、鹿茸、三七等，不仅规格繁多，各规格所分等级也极为细致，不同规格、等级之间的价格相差较为悬殊。再如有名的"浙八味"，包括白芍、白术、浙贝母、杭菊花、麦冬等，分到六七个等级，其中杭菊花甚至分为九个等级。然而，过于繁细的分级方法既不利于现代化机械生产，也不适应规模化生产的发展模式。1959 年，当时的药材公司系统进行了简化药材等级规格的改革，颁布了《36 种药材商品规格标准》。改革后药材的等级规格进行了大幅度的简化，如杭菊花就由原来的九个级别，改为甲、乙、丙三个等级，既节省了人力物力，又具有较好的可操作性。这样的结果被生产和应用等各方接受。国家医药管理局和卫生部 1964 年颁布了《54 种药材商品规格标准》，1984 年又颁布了《七十六种药材商品规格标准》，中药材的商品规格标准逐步完善、成熟，并得到广泛的应用。而在中药饮片方面，由中国中医科学院中药研究所主编的《商品饮片的分级方法及其质量评价》，在现有原料药材分级（基源、产地、等级）的基础上，以外观性状、杂质含量等饮片传统分级方法为依托进行初步分级，同时结合特征图谱、有效成分/特征性成分含量等现代分析技术和方法进行综合分析，制定了防风、五味子等 30 种中药 75 种饮片的分级方法和各级别饮片的质量评价标准。

5.2.2　中药饮片分级的目的意义

（1）中药饮片分级的必要性

① 中医临床的需求。中药饮片是中医临床用药的主要形式，特别是由饮片组方的中药汤剂在临床使用上能随证灵活加减，充分发挥中医辨证论治用药的优势，具有其他剂型无法代替的特点，饮片质量好坏直接关系到临床疗效与用药安全。因此，中医临床需要中药饮片实行优质优价管理，结合患者的实际要求，确保中药饮片安全有效，也可体现名医名药的优势。

② 中药产业发展的需求。优质优价是商品经济的规则，中药饮片不同于普通商品，除了商品的属性，还有药品的属性，由于其属性的特殊，目前不管是市场流通还是管理上都没有实现优质优价，这不仅影响着中药饮片产业的发展，也直接影响了老百姓用优质饮片的选择权。中药饮片行业盼望中药饮片实行优质优价，让优质饮片占领市场，让百姓用上好饮片。

中药饮片实行优质优价，势必带动源头产业中药材在质量上进一步规范操作，优质中药饮片也能保障优质中成药的投料及质量，促进药材产业和中成药产业的健康发展。

（2）中药饮片分级存在的主要问题

① 药材来源问题。中药饮片生产原料药材的来源直接影响饮片质量。多数饮片生产企业的原料药材并非专业基地生产，而是从市场而来，这样就造成药材产地不明、采收时间不清、基源混乱，难以保障饮片来源的原料稳定，而且有的饮片相对应的药材还未分级，影响饮片的分级。

② 饮片生产问题。行业内有争论，药品只有合格与不合格之分。饮片企业的 GMP 改造，提升了整个饮片行业的炮制生产水平和条件，提高了现代化与规模化程度。但只考虑生产合格饮片，造成炮制生产工艺及设备的简化，企业饮片炮制传承与创新加大投入积极性受到影响。

③ 饮片分级标准问题。制定饮片分级的标准比药材更难。药材炮制为中药饮片，不仅外观性状改变，其内在的化学成分发生不同程度的变化，药性也发生了相应的变化。中药饮片传统质量分级方法与药材相似，以主观经验鉴别为主。传统的分级方法已不能满足饮片品质评价的需要，亟待建立适合饮片特点的分级质量标准。

5.2.3　中药饮片分级方法

5.2.3.1　中药饮片分级的品种及指标选择

（1）品种选择　首先，原料药材为《中国药典》收载、基源和产地明确的临床常用中药品种；其次，原料药材有过分级基础和参考标准的中药品种；最后，饮片的炮制工艺规范、有效成分明确的中药品种。

在明确原料药材基源、产地加工和饮片炮制方法的基础上，借助已有的原料药材分级、分类对饮片的形态规格进行分级，在此基础上充实各级饮片质量评价的现代科学内涵。

（2）指标选择　分级的评价指标涉及外观指标与内在指标，主要指标选择分析如下。

① 传统分级评价指标。性状特征是中药材质量分级的重要指标，在中药的质量评价和商品交易中发挥了重要作用，并在长期的应用中逐步形成了较为成熟的药材分级传统标准，是从古至今一直沿用的一种较为方便、快捷的评价方法。中药饮片以中药材为原料经炮制加工而成，虽然还保留了药材质量评价的部分特征，如大小、色泽、气味、质地等，但药材分级和质量评价最为显著的外观特征已完全消失，因此饮片的分级应在药材分级方法的基础上，寻找符合饮片分级特征的评价指标，如饮片的直径、切面结构特征等。

② 现代分级评价指标。现代质量评价方法主要是应用现代分析技术和方法，对饮片的内在质量进行评价，如色谱或光谱特征图谱、浸出物、含量测定、有毒有害物质限量等。这些方法都能为饮片分级和质量评价提供较为准确的实验数据。中药饮片质量管理主要依据《中国药典》和各级炮制规范，进行等级研究的样品首先都应是符合《中国药典》标准的合格品，才能在此基础上根据质量属性的差异进行等级划分，基于分级方法对饮片质量差异性的要求，现代方法分级标准的选择也应尽可能地体现出不同等级饮片间的差异，可选择特征图谱、活性成分或成分群含量、浸出物含量等进行研究。同时，还应利用现有的仪器设备，对传统评价指标进行量化，为传统评价方法赋予现代科学内涵，提高饮片分级质量评价的科学性和实用性。

5.2.3.2 中药饮片分级的方法及评价

（1）中药饮片分级方法　中药饮片分级方法研究应从文献入手，结合市场调研情况确定具体的研究方案，将采集到的原料药材按照《中国药典》规定进行饮片的炮制加工，与采购的商品饮片一同进行传统方法的分级和质量评价研究。进而通过综合分析传统评价结果和现代评价结果，确定饮片的分级方法和各级别饮片质量评价标准。

文献研究及市场调研：通过查阅历代医药专著，对中药材的道地性及其道地产区的历史变迁情况进行分析，结合当前中药材的种植和市场流通情况，确定饮片生产原料药材的道地产区和主产区，以便采集样品。在市场调研中，应充分考察原料药材的种植情况，了解产地的种植方式、加工方法、经营及销售渠道，为饮片的分级研究积累资料，有助于饮片分级研究中分级及质量评价指标的选择。

中药饮片是中药材经炮制加工而制成的，因此饮片与药材的分级及质量评价方法具有一定的延续性。应对现有的药材、饮片分级及质量评价标准、方法进行认真的梳理，如 1959 年颁布的《36 种药材商品规格标准》、1964 年颁布的《54 种药材商品规格标准》、1984 年颁布的《七十六种药材商品规格标准》。通过综合分析，确定饮片分级和质量评价的关键指标和方法。

中药饮片分级考虑的主要要素：

基源确定：根据《中国药典》确定原料药材的基源。多基源药材，首选一个市场流通量大的主流品种基源或质量明显上乘的基源进行研究，其他基源与之对比研究。

药材产地选择：药材采集以道地产区、主产区以及 GAP 基地为主要采集地。有明确的道地产区的品种应采集道地药材，若无明确的道地药材产区，则以市场流通量大、饮片生产常用的主产区或 GAP 基地药材为主，适当采收其他产区药材。样品采集应覆盖市场流通的主要产地。

样品采集和制备：以最佳采收期采自道地产区的药材为原料，按照规范的产地加工方法和炮制工艺制备饮片。

非道地主产区饮片：以最佳采收期采自主产区或 GAP 基地的药材为原料药，按照规范的产地加工方法和炮制工艺制备饮片。

饮片企业样品：收集道地产区饮片生产企业和非道地主产区企业生产饮片样品。

市售商品饮片：采集各地市售饮片样品。

（2）中药饮片分级标准制定　有学者提出饮片分级标准可分为一、二、三级，或优质饮片与合格饮片。

一级饮片：①原料药材来源于道地产区、药典收载的基源明确、足年生长期、最佳采收期采制，药材产地加工得当的头等药材；②严格按照《中国药典》规定的炮制方法加工，饮片片型、大小在一定范围之内，其色度均匀一致；③饮片的外观性状及检查项目符合一级饮片标准；④HPLC 特征图谱和 TLC 图谱与标准图谱一致；⑤主要有效（指标性）成分含量在标准范围之内。

二级饮片：①原料药材来源于非道地产区、药典收载的基源明确、足年生长期、最佳采收期采制，药材产地加工得当的头等药材；②严格按照《中国药典》的炮制方法加工；饮片片型、大小在一定范围之内，其色度较为均一；③饮片的外观性状及检查项目符合二级饮片标准；④HPLC 特征图谱和 TLC 图谱与标准图谱基本一致；⑤主要有效（指标性）成分含量在标准范围之内。

三级饮片：①原料药材为药典收载品种、生长年限符合要求、采收期合适的统货药材；②严格按照《中国药典》的炮制方法加工；③饮片的外观性状及主要有效（指标性）成分含量符合《中国药典》所制定的标准。

也有学者提出中药饮片分级的等级标准不宜过多，分为优质饮片和合格饮片即可。

5.3　中药饮片的生产与质量控制

中药饮片的质量控制是中药饮片安全有效的保证，是提高中药饮片质量的重要手段。中药饮片的生产涉及中药材的采购、净制，饮片的切制、干燥、炮炙、包装等。在中药饮片的生产过程中，质量控制主要通过饮片生产的过程质量检验和质量管理来实现。需严格监控中药饮片生产操作过程，加强饮片质量的检验，实施生产全过程的质量管理。

5.3.1　中药饮片的生产质量检验

（1）质量检验人员（QC）的配备　按照中药饮片 GMP 的规定，从事质量检验的人员应熟悉无机化学、有机化学、分析化学、中药化学等理论知识。掌握与中药饮片生产有关的质量标准，主要有：《中国药典》《全国中药饮片炮制规范》，各省、自治区、直辖市药品监督管理部门编写的《中药炮制规范》和《中药材质量标准》，国家食品药品监督管理局制定的《进口药材质量标准》等。掌握相关质量标准中规定的各种检验方法并会操作检验仪器。具有一定的经验鉴别能力。

（2）主要检验仪器和设施的配置　中药饮片质量检验仪器和设施的配置，应该能够保证检验中药饮片质量的需要。主要包括高效液相色谱仪、气相色谱仪、原子吸收分光光度计、紫外分光光度计、分析天平、马弗炉、烘箱等。每台分析仪器、设备必须由质量技术监督局定期进行校验。对有特殊要求的，应安放在专门的仪器室内，并有防止静电、震动、潮湿或其他外界因素影响的设施。为保证仪器测量的准确性和灵敏度，室内保持温度在 20～30℃，相对湿度在 70% 以下。各种设备和仪器都是饮片检验的重要工具，必须正确使用，认真保养，确保各种设备和仪器处在正常状态，以保证完成检验任务。

（3）制定企业质量标准和检验操作规程　与成药生产企业一样，中药饮片企业也必须按照《药品管理法》的规定，对出厂的每一批产品按照质量标准进行抽样检验合格后，才能销售。《中国药典》及《中药炮制规范》等法定药品标准，是保证药品质量的最低标准要求。为了保证药品在出厂后的运输、贮藏过程中也能够达到法定标准的要求，药品生产企业应该根据法定标准和生产实际条件，由企业质量管理部门制定要求更高的企业内控质量标准，包括中药材、中药饮片、中成药、辅料及包装材料等。

检验操作规程是在质量标准的基础上，用以规定检验操作的通用性文件或管理办法；检验操作规程是在质量检验过程中执行的具体操作办法，包括规程名称、术语解释、检验原理、仪器装置、对照物质、试剂试药、操作步骤及注意事项等。企业质量管理部门应制定相应中药饮片所需检验的操作规程，并严格执行。

（4）建立中药标本室　中药标本室需收集企业自身生产的中药饮片的正品、伪品、地方习用品等，以便在检验时作为参考。由质管部门指定具有中药标本采集、制作贮存相关专业知识的人员负责中药标本室的管理。

中药标本室可采取以下原则：中药采购中，具有确切的产地、采收时间，具有代表性、特征明显的品种；由质管部门根据工作需要确定重点品种，到主产地现场采集；与正品中药标本极为相似的伪品。

每份标本必须贴上标签，内容包括品名、来源、产地、规格、制作时间，属原植物标本的需有专家鉴定签名。标本贮存时间过长会出现质量问题，如虫蛀、变色等，严重失去标本的价值，标本管理员每年年底进行一次清理，造册报质管部门负责人批准，按不合格品处理规程处理。

（5）质量检验 质量检验部门负责原料、辅料、包装材料、中间产品、成品的日常检验工作。检验员收到检品和检验指令（请检单）后，按照检品企业质量标准和检验操作规程进行检验。检验完毕后，由第一个人复核签名，将检验指令贴在原始记录背面。检验员将检验原始记录交质量控制（QC）主管复核，复核完毕后，交质量保证（QA）人员进行审核。

（6）留样观察 留样观察是饮片质量管理中不可缺少的，它对稳定和提高饮片质量、保证用药安全提供了有效的依据。在规定的正常贮藏环境下，观察药品质量的稳定性，以确定其贮藏期限。按照《中国药典》2015年版四部通则中的有关操作规定，生产企业对出厂的每一批药品进行检验，并留样观察。留样观察室对本厂生产的每个品种的每批饮片都要进行留样，留样数量为全检量的3倍，并有批留样记录，样品上要有标签。一般饮片留样样品保存3年，毒性饮片留样包括长期稳定性试验的样品至少保存5年。在留样观察登记卡上应有规定项目和定期观察分析记录，每年向质管部门和有关部门汇报一次。在留样观察中，如发现有效期内饮片质量发生变化，应及时汇报。超过留样期限的样品应按规定的程序，每半年集中销毁一次。

5.3.2 中药饮片的质量现代检测技术

（1）中药指纹图谱技术 是采用指纹图谱的模式，将中药的内在化学物质特性转化为常规的色谱数据信息，通过对中药样品特征性的识别，全面、整体、特异性地表征中药的品质。

中药指纹图谱的基本属性是"整体性"与"模糊性"。将其引入中药饮片的质量控制体系中，既体现了中医药整体观的理论内涵，又可以全面、整体、特异地表征中药饮片质量的优劣。建立标准饮片的指纹图谱库，通过比较生品与炮制品的指纹图谱，可以得到炮制前后发生变化的成分；通过对比不同批次炮制品的特征图谱，可对饮片的质量优劣及稳定性进行分析。这对于炮制机制的研究和炮制工艺的评判都具有重要意义。

（2）一测多评技术 中药饮片多成分、多功效的作用特点决定了采用单一中药化学对照品（中药单一成分）难以表达中药的质量，多成分同步质量控制模式便应运而生。然而在现实中，由于中药化学对照品生产成本及技术要求高、单体不稳定、供应数量有限、供应价格高及昂贵的检测成本等因素，反过来又限制了多指标质量控制模式在实际生产、科研、监督中的应用。近年来，研究人员提出"一测多评"法及"替代对照品"法，即以中药中某"典型组分"（有对照品供应者）为内标，建立该组分与其他组分（对照品难以得到或难供应）之间的相对校正因子，通过校正因子计算其他组分的含量。这种测定一个成分，实现对多个成分定量的方法，称为"一测多评"或"替代对照品"。目前，《中国药典》2015年版中，已经收载该方法测定黄连中小檗碱、巴马汀、黄连碱、表小檗碱等4个成分的含量。同时"一测多评"相关的研究文献也逐渐增多，是中药质量控制和评价模式的发展趋势之一。该方法在部分多指标成分的测定中得到了成功的应用，但还需要对其技术适用性和应用可行性进一步完善和探索。

（3）光谱学技术　中药饮片的复杂性和整体用药性决定了其整体质量评价的必要性。然而，常规的现代仪器分析方法多注重于中药饮片化学成分的研究，而将中药饮片炮制前后本身各种成分的综合作用和相互关系割裂开来，这种用于化学药的质量分析方法很难准确评价中药饮片的整体质量。而利用光谱技术对中药饮片进行"无损、快速"检测，结合采用化学计量学方法对光谱数据进行处理，既能客观反映中药饮片的内在物质基础，又能在宏观上有效控制中药饮片的整体质量。如采用化学计量学方法处理红外光谱和紫外光谱数据，用于地黄炮制过程的控制。采用二维红外光谱技术，监测变温过程中的动态光谱，对草乌炮制质量进行控制。

（4）液相色谱-质谱联用技术　液相色谱可从整体上采集中药饮片中多种化学成分信息，但是无法鉴定成分的结构。而液相色谱-质谱联用技术（LC-MS）可以一定程度上解决这个问题。通过色谱的高效分离能力，可将中药饮片中的化学成分进行分离，进而利用质谱检测器解析各成分的结构。通过比较炮制前后的成分变化，发现其中的特征性成分，从而进行中药饮片的质量控制。

（5）生物检定技术　也称为生物活性检定技术，是利用生物体，包括整体、离体组织、器官、细胞和微生物等评估药物生物活性的一种方法。该方法以药物的药理作用为基础，以生物统计为工具，运用特定的实验设计，在一定条件下比较供试品和相当的标准品或对照品所产生的特定反应，通过等反应计量间比例的运算或限制剂量引起的生物反应程度，测定供试品的效价、生物活性或杂质引起的毒性。生物活性检定技术用于中药质量评价符合中药药效与质量评价的客观现实和发展方向，比目前常用的中药指标成分定性定量分析具有明显的优越性，有利于解决中药质量控制和药效评价等复杂性难题。具体应用如基于生物检定技术的板蓝根质量控制与评价、水蛭素的测定等。

（6）其他方法与技术　由于中药经过炮制后发生的变化极其复杂，采用单一的方法和技术有时难以控制中药饮片的质量。因此，对中药饮片的质量控制需要应用多种方法和技术，在控制中药饮片质量的同时，也能在一定程度上揭示中药炮制的机制。近年来，色差计和电子鼻技术、生物热力学方法、电喷雾质谱技术等在中药饮片的质量控制方面均有探索性的应用，为中药饮片质量控制新方法的建立提供了新的思路。

5.3.3　中药饮片的质量管理

根据我国《中药饮片 GMP 实施指南》的要求，中药饮片的质量管理包括管理制度、管理规程、监控标准工作程序及毒性中药的管理等。

（1）质量管理制度　GMP 自检管理制度，质量保证工作标准管理程序，质量否决权管理制度，审核供应商工作程序，产品质量档案管理制度，质量例会及月报制度，产品质量台账管理制度，质量事故管理制度，不合格品管理制度，留样观察管理制度，检验管理制度，检测设备仪器管理制度，分析仪器、设备维修、保养的管理制度，化学试剂贮存管理制度，滴定液、标准溶液管理制度，检验分析用标准品、对照品管理制度，容量玻璃器具的校验和管理制度及标准液配制标化管理制度等。

（2）质量管理规程　原辅料留样管理规程，原辅料、饮片、内包材、贮存期复验管理规程，成品留样管理规程，物料审核放行管理规程，中间产品审核放行管理规程，成品审核放行管理规程，标签等印字包装材料的设计审核管理规程，实验室仪器设备管理规程，实验室安全防火管理规程，实验室危险物品管理规程，实验室剧毒品安全管理规程，检验单号编制管理规程，检验周期管理规程，成品稳定性实验管理规程，化学试剂配制管理规程，产品质量投诉处理管理规程，不合格品销毁管理规程，质量检验记录管理规程等。

（3）质量监控标准工作程序　中药材质量监控标准工作程序，原辅料质量监控标准工作程序，内包装材料质量监控标准工作程序，外包装材料质量监控标准工作程序，生产过程质量监控标准工作程序，中药材取样标准工作程序，包装材料取样标准工作程序，中间产品取样标准操作工作程序，成品取样标准工作程序，pH 测定标准操作规程，炽灼残渣检查标准操作规程，干燥失重测定标准操作规程，不合格品处理审核标准工作程序及辅料取样标准工作程序等。

（4）毒性中药的管理　为了防止与其他药品混杂，防止污染其他物品，生产毒性中药饮片的设备和容器必须专使专用，并且应在设备、容器的醒目地方贴有"毒"字标志，以区分其他设备和容器。毒性饮片的包装须用有明显毒品标志的毒性饮片专用包材。

我国规定，中药饮片生产企业从事 28 种毒性中药饮片的生产，应当取得国家药品监督管理部门授予的定点生产资格。其生产、出入库、贮存、运输及销售等环节实行严格的全程监控，以确保其安全。

5.4　中药饮片的溯源

影响中药饮片质量的环节涉及中药材种植、产地加工、炮制、贮藏运输以及应用等。中药饮片的质量标准难以完全评价饮片的品质。因此，建立中药饮片追溯体系从另一个角度来控制饮片质量，成为行业发展的趋势。中药饮片的溯源体系通过应用物联网及其数据对照等信息技术手段，完成对各个环节信息的记录和网络备案，实现饮片信息的全过程追踪和监管。在中药饮片生产、流通、使用的各个环节中，不同的参与者可以将自己的信息上传到数据库并实现数据的追溯和反馈。

5.4.1　中药饮片溯源体系建立的目的和意义

2012 年 10 月，国家多个部委联合颁布了《关于开展中药材流通追溯体系建设试点的通知》，将中药材可追溯体系的建设提升到了国家战略高度。2016 年 9 月，国家食品药品监督管理总局发布了《关于推动食品药品生产经营者完善追溯体系的意见》，对药品生产者及经营者建设药品追溯体系提出了技术要求。建设中药饮片溯源体系的相关政策，充分说明了构建中药饮片溯源体系的重要性。

中药饮片溯源体系建设的目标是建立"从药材种植基地到消费者"的全产业链溯源体系，通过信息技术，将药材种植、采收与加工、炮制、中药饮片生产和销售等全产业链关键质量控制点信息化，建立"来源可知、去向可追、质量可查、责任可究"的溯源体系，是近年来国家倡导的一项促进安全药、放心药、有效药生产和销售的行业规范，为把中药饮片产业做成真正的民心工程而提供技术支撑。

5.4.2　中药饮片溯源体系建立的技术手段

目前，中药产业实施规范包括中药材生产质量管理规范（GAP）、中药饮片生产质量管理规范（GMP）及药品经营管理规范（GSP），各个规范包括从中药材规范化种植、中药规范化生产到规范化经营的中药全产业链的所有溯源信息，但 GAP、GMP、GSP 之间是相互独立的，若通过信息化技术将三者之间的溯源信息有机地串联起来，就能建立中药全产业链溯源体系。

建立中药全产业链溯源体系是一项系统工程，其内容涉及中药材种植与经营企业、饮片生产企业以及药品经营企业等多个行为主体。第一代溯源基本构建了种植、加工、交易、使用的 4 个中药追溯环节，中药饮片、中成药、药食同源 3 条线路和一套溯源编码的追溯体系；第二代溯源重点在基于产业链数字化的应用系统开发，研发机构和企业依据中药资源

GAP 生产加工 GMP 流通、使用 GSP 中药产业的数字技术，逐一完成中药种植 GAP 管理系统、中药资源数字化系统、道地中药材种植管理系统、中药饮片管理 GMP 系统、中药汤剂配送服务系统、中药追溯监管系统等应用领域的软件开发；第三代溯源是基于区块链技术的云平台，从技术层面建立更好的运行机制，协调好各主体之间的关系，调动各方参与的积极性，建立中药全产业链溯源体系。

为了科学合理地构建中药质量追溯体系，需要以下技术支撑：

（1）物联网技术　物联网的定义是通过射频识别（RFID）、红外线感应器、全球定位系统等信息传感设备，按照规定的网络协议，把物品与互联网相连接，进行信息交换、通信和共享，实现物品的智能化识别、定位、追踪、数据传输、监控和管理。将此应用于中药溯源中，能更好地实施和开展中药饮片的质量数据备案。

（2）编码技术　是将物品在不同形态、不同环节的识别信息进行编码，用于物品信息的关联。它是一种数据关联手段，对于每一个物品，它的编码是唯一的，成为商品独有的世界通用的"身份证"。其中的二维码技术最为常见，二维码成本低廉、应用灵活，可通过专有识别终端扫码查询，还可用手机扫描二维码信息、数字译码方法获得追溯码后进行追溯查询，将其运用于中药全产业链，才能够实现中药溯源。

（3）平台技术　该技术主要是应用云计算、虚拟化、移动互联和大数据等技术构建合理的网络平台，将物品信息进行汇总，实现信息的储存、过程监控和统计分析等功能，形成互联互通、协调运作的溯源管理体系。该技术运用于中药全产业链溯源，将各个环节的溯源信息汇入到网络平台，形成溯源的数据交换和实时管理。

5.4.3　中药饮片溯源体系建立的主要内容

中药饮片全产业链溯源体系的内容主要包括：①药材规范化生产溯源系统，主要包括物种鉴定、基地所在地及生态环境、种子种苗来源、种植关键流程、肥料等投入品的使用、采收加工、质量检验等记录信息内容；②中药饮片生产溯源系统，主要包括所用原料药材的溯源信息、生产流程关键控制点信息、质量检验结果等内容；③中药饮片流通溯源系统，包括仓储、物流、终端等流通环节信息；④中药饮片使用溯源系统，包括饮片供应、临方炮制、汤剂调配、物流配送等使用环节信息；⑤中药饮片溯源信息平台建设，采用信息技术、物联网等技术建立互联互通、协调运作的信息化溯源系统，支持采用短信、网络以及基于二维码移动终端等不同形式的查询平台，实现中药饮片的全过程溯源。

中药饮片的溯源体系需搭建以下几个系统：

（1）数据采集系统　数据采集主要依靠物联网，包括环境参数、中药种植田间信息、监测数据采集以及监测和报警数据显示四个模块，每个模块的功能分别是：①物联环境监测参数管理模块提供物联环境监控区域管理、种植田块管理、物联网节点管理、物联监测数据类型管理；②中药种植田间管理模块提供中药原药种植、农药和肥料类型管理、日常田间（施肥、打农药）管理；③监测数据采集和管理模块提供将物联环境监测采集的数据实时存入到数据库中，并且定时将历史数据归档；提供外部查询某种原药种植过程的全部信息；④监测和报警数据显示模块提供对实时采集的环境信息分监控区域、田块的显示功能，并根据定义的报警阈值提供实时报警。

该数据采集系统通过传感器技术，将环境监测物联网节点部署在中药材种植基地、中药饮片企业的生产车间和仓库等地点，实时监测药材种植和生产、仓储过程中的环境信息，进一步实现对中药饮片从"田间→车间→仓库"各个生产环节的实时监控，并将信息存储在数据库中，利于以后的数据挖掘和分析。

（2）生产溯源系统　包括饮片生产溯源和饮片仓储溯源。

① 饮片生产溯源 通过使用 RFID 射频标签实现饮片生产的过程溯源，从任务单下达到任务完成的整个过程中，饮片的生产严格遵循国家 GMP 规范和 SOP 流程。生产溯源主要功能包括饮片生产流程制定、生产工区管理、生产工序管理、任务单管理、生产记录查看、成本核算、生产损耗统计等环节的信息数据备案。

② 饮片仓储溯源 中药饮片原料、半成品、成品种类多，仓储复杂，有大量的仓储信息需要采集。而仓储溯源主要实现库房的原料、成品、半成品出入库的登记、查询等的数据备案。

（3）溯源查询系统 针对企业管理人员以及食药监局、医疗机构、零售药店、消费者等不同类型的用户，本系统分为如下组成：

① 企业管理移动终端查询。企业管理人员可以根据权限查询企业生产情况的实时信息，包括数据通信模块、生产信息显示模块。其中，数据通信模块负责与生产执行系统进行通信，获取饮片企业生产的实时信息；生产信息显示模块负责显示所有生产计划任务单的基本信息，以及各个饮片生产工区正在进行的任务，便于企业管理人员对生产流程的实时监测。

② 监管部门、消费移动终端查询。药品监督部门、医疗机构、零售药店工作人员与消费者使用同一种移动终端查询，由条码扫描模块、数据通信模块和信息显示模块组成。其中，条码扫描模块通过智能移动终端的摄像头扫描饮片产品的条码（符合国家食品药品监督管理总局药品编码标准）；数据通信模块将条码信息传到数据中心，查询中药饮片质量管理系统中存储的中药饮片信息；信息显示模块将显示饮片产品生产过程的信息。

药品监督部门工作人员通过查询饮片信息进行药品监督、检查饮片生产流程是否符合中药饮片生产 SOP 要求、可以依法查处制售假冒伪劣药品行为、组织实施药品分类管理、督促药品零售企业与生产企业的 GSP、GMP 认证等工作。消费者利用智能移动终端方便快捷地获取饮片质量信息，有利于辨别饮片真伪优劣，从而保证放心用药。

重点小结

重　　点	难　　点
1. 中药饮片的质量要求。 2. 中药饮片的分级。 3. 中药饮片的质量控制。 4. 中药饮片的溯源体系建立。	1. 一般中药炮制品的水分控制范围。 2. 中药饮片的变异现象。 3. 中药饮片的质量现代检测技术。 4. 中药饮片的质量管理。 5. 中药饮片的溯源体系的子系统。

复习题

1. 简述中药饮片的质量分为外观质量和内在质量的内涵。
2. 简述中药饮片分级的必要性及存在的问题。
3. 简述中药饮片的质量现代检测技术。
4. 简述中药饮片溯源体系建立的主要内容。

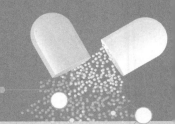

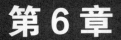 第6章

中药饮片生产与管理

学习目标：

1. 掌握中药饮片生产质量管理的基本原则，中药饮片管理的关键人员管理。

2. 熟悉中药饮片厂房设计的规定与要求，中药饮片生产企业常用生产设备，中药饮片生产管理、质量管理、设备管理和组织管理。

3. 了解《药品生产质量管理规范》、中药饮片GMP发展历程。

6.1 中药饮片厂的设计

中药饮片厂是生产中药饮片的场所，其选址、设计、建造与中药饮片的质量息息相关。因此，饮片厂的设计要符合GMP要求，以质量为根本，合理布局，最大限度地保证饮片质量安全。

6.1.1 厂区的选择

（1）规定

根据《药品生产质量管理规范》规定：

① 厂房的选址、设计、布局、建造、改造和维护必须符合药品生产要求，应当能够最大限度地避免污染、交叉污染、混淆和差错，便于清洁、操作和维护。

② 应当根据厂房及生产防护措施综合考虑选址，厂房所处的环境应当能够最大限度地降低物料或产品遭受污染的风险。

（2）选择要求

① 交通便利，利于物流运输。

② 具备给水、排水、通电、通路、通信、通天燃气或煤气以及场地平整等条件，利于生产。

③ 外无污染源，无空气、土壤和水源污染，无污染物堆放和生活垃圾堆放。

6.1.2 厂房与车间的要求

（1）规定

根据《药品生产质量管理规范》规定：

① 企业应当有整洁的生产环境；厂区的地面、路面及运输等不应对药品的生产造成污染；生产、行政、生活和辅助区的总体布局应合理，不得互相妨碍。

② 厂房、设施的设计和安装应当能够有效防止昆虫或其他动物进入。

（2）要求

① 生产区应与生活区严格分开，不得设在同一建筑物内。

② 厂房与设施应按生产工艺流程合理布局，并设置与其生产规模相适应的净制、切制、炮炙等操作间。

③ 直接口服饮片粉碎、过筛、内包装等生产区域应参照 D 级洁净区的要求设置，企业应根据产品的标准和特性对该区域采取适当的微生物监控措施。

④ 毒性中药材加工、炮制应使用专用设施和设备，并与其他饮片生产区严格分开，生产的废弃物应经过处理并符合要求。

⑤ 厂房地面、墙壁、天棚等内表面应平整，易于清洁，不易产生脱落物，不易滋生霉菌；应有防止昆虫、鸟类或啮齿类动物等进入的设施。

⑥ 中药饮片炮制过程中产热、产汽的工序，应设置必要的通风、除烟、排湿、降温等设施；拣选、筛选、切制、粉碎等易产尘的工序，应当采取有效措施，以控制粉尘扩散，避免污染和交叉污染，如安装捕尘设备、排风设施等。

⑦ 仓库应有足够空间，面积与生产规模相适应。中药材与中药饮片应分库存放；毒性中药材和饮片等有特殊要求的中药材和中药饮片应当设置专库/柜存放，并有相应的防盗及监控设施。

⑧ 仓库内应当配备适当的设施，并采取有效措施，对温度湿度进行监控，保证中药材和中药饮片按照规定条件贮存，阴凉贮存的温度应不高于 25℃；贮存易串味、鲜活中药材应当有适当的专库或冷藏等设施。

6.2　中药饮片企业 GMP 管理

中药饮片企业 GMP 管理，在符合《药品生产管理规范》（Good Manufacturing Practice，GMP）的前提下，遵从其附录中药饮片认证的条款，共五十六条近四千字，要求企业从硬件、软件、人员等方面满足生产要求。中药饮片生产是中药产业链的中间环节和重要环节，中药材经过加工炮制后形成中药饮片，才能配伍成中药汤剂，或加工成中药散剂和中成药。中药饮片企业 GMP 管理，改变其现有的生产现状，是中药现代化的必由之路，有利于提高我国中药产品的国际竞争力。

6.2.1　中药饮片 GMP 与标准化

所谓标准化，就是在产品含量、质量要求、品种规格等方面，规定统一的技术标准，按照其标准进行生产，达到产品的安全、均一、稳定。实施中药饮片 GMP 就是对中药饮片生产全过程进行质量管理，也是实现中药饮片标准化的手段。

药品 GMP 要求其生产活动是在特定生产环境中进行的，按照批准的生产文件对原材料进行特定加工赋予相应剂型、供医疗机构使用药品的制造活动。中药饮片的生产则是按照中医理论或临床经验，将中药材炮制成临床适宜调剂配伍的片、段、丝、块等过程。

6.2.2　GMP 实施对企业管理

随着社会的发展，人类的质量意识越来越强，质量的优劣是决定产品好坏的一个重要因素。为了保证质量，需要进行质量管理，对生产原辅料、设施设备、技术标准、SOP 等提出相应要求。从某种意义上来说，这就是质量管理。药品生产的质量管理是药品生产企业管理的核心内容，也是国家对药品生产企业的最基本的要求。

技术和管理是国民经济系统中两个相互独立又相互依存的组成部分。技术很重要，管理更重要，"三分技术、七分管理"就是一个形象的说明。质量管理是管理科学中一个重要的分支。企业管理的核心是质量管理，实施 GMP 也是保证药品质量的重要手段。

① 质量管理是指确定质量方针、目标和职责，并通过质量体系中的质量策划、控制、

保证和改进来使其实现的全部活动。

②质量管理体系是建立质量方针和质量目标，并实现这些目标的一组相互关联或相互作用的要素的集合，是组织机构、职责、程序、活动、能力和资源等构成的有机整体。

③质量控制（QC）是质量管理体系的一部分，包括相应的组织机构、文件系统以及取样、检验等，确保物料或产品在放行前完成必要的检验，确认其质量符合要求。具体到药品生产过程的质量控制，包括对原辅料、包装材料、产品等进行的取样、检验、复核、放行等一系列质量控制活动。

《药品生产质量管理规范》质量控制的基本要求：应当配备适当的设施、设备、仪器和经过培训的人员，有效、可靠地完成所有质量控制的相关活动；应当有批准的操作规程，用于原辅料、包装材料、中间产品、待包装产品和成品的取样、检查、检验以及产品的稳定性考察，必要时进行环境监测，以确保符合本规范的要求；由经授权的人员按照规定的方法对原辅料、包装材料、中间产品、待包装产品和成品取样；检验方法应当经过验证或确认；取样、检查、检验应当有记录，偏差应当经过调查并记录；物料、中间产品、待包装产品和成品必须按照质量标准进行检查和检验，并有记录；物料和最终包装的成品应当有足够的留样，以备必要的检查或检验；除最终包装体积过大的成品外，成品的留样包装应当与最终包装相同。

④质量保证（QA）是质量管理体系的一部分，企业必须建立质量保证系统，同时建立完整的文件体系，以保证系统有效运行。在现行版 GMP 中质量保证系统应当确保：药品的设计与研发体现本规范的要求；生产管理和质量控制活动符合本规范的要求；管理职责明确；采购和使用的原辅料和包装材料正确无误；中间产品得到有效控制；确认、验证的实施；严格按照规程进行生产、检查、检验和复核；每批产品经质量受权人批准后方可放行；在贮存、发运和随后的各种操作过程中有保证药品质量的适当措施；按照自检操作规程，定期检查评估质量保证系统的有效性和适用性。

⑤2010 版 GMP 强调风险管理理念，建立风险管理系统，要求围绕质量风险管理增设一系列的制度，主要有变更控制、偏差管理、预防和纠偏措施。按要求对质量风险分级管理：所有的质量风险因素均应写入标准管理、标准操作规程的内容中，以确保其得到有效的管理和控制。质量风险等级为"中等风险"的因素，在相应的培训中应明确写出来，参与培训的工作人员均需要了解"中等风险"级别的质量风险因素及其控制措施。"中等风险"级别的质量风险因素的控制必须要在操作记录中由相应的记录来显示。质量风险等级为"高等风险"的因素，在相应的培训中也应明确写出，并且作为培训的考核重点进行反复考察，务必使工作人员对"高等风险"要素了然于胸。"高等风险"级别的质量风险因素的控制必须在批生产记录中有明确记录，并且在年度质量风险管理报告、年度质量回顾报告中进行相应的评估。其控制措施的效果均需在相应的确认与验证项目中进行确认。

药品的生产质量标准遵循现行版 GMP 要求，所有药品的生产和包装均应当按照批准的工艺规程和操作规程进行操作并有相关记录，以确保药品达到规定的质量标准，并符合药品生产许可和注册批准的要求。

6.2.3　GMP 实施对文件系统管理

《药品管理法》规定，药品生产企业必须具有能对所生产药品进行质量管理和保证药品质量的规章制度，即 GMP 的文件管理。

（1）在药品生产质量管理规范中，对文件管理原则的要求　文件是质量保证系统的基本要素。企业必须有内容正确的书面质量标准、生产处方和工艺规程、操作规程以及记录等文件。企业应当建立文件管理的操作规程，系统地设计、制定、审核、批准和发放文件。与本规范有关的文件应当经质量管理部门的审核。文件的内容应当与药品生产许可、药品注册等相关要求一致，并有助于追溯每批产品的历史情况。

文件的起草、修订、审核、批准、替换或撤销、复制、保管和销毁等应当按照操作规程管理，并有相应的文件分发、撤销、复制、销毁记录。文件的起草、修订、审核、批准均应当由适当的人员签名并注明日期。文件应当标明题目、种类、目的以及文件编号和版本号。文字应当确切、清晰、易懂，不能模棱两可。文件应当分类存放、条理分明，便于查阅。原版文件复制时，不得产生任何差错；复制的文件应当清晰可辨。文件应当定期审核、修订；文件修订后，应当按照规定管理，防止旧版文件的误用。分发、使用的文件应当为批准的现行文本，已撤销的或旧版文件除留档备查外，不得在工作现场出现。与 GMP 有关的每项活动均应当有记录，以保证产品生产、质量控制和质量保证等活动可以追溯。记录应当留有填写数据的足够空格。记录应当及时填写，内容真实、字迹清晰、易读，不易擦除。

应当尽可能采用生产和检验设备自动打印的记录、图谱和曲线图等，并标明产品或样品的名称、批号和记录设备的信息，操作人应当签注姓名和日期。记录应当保持清洁，不得撕毁和任意涂改。记录填写的任何更改都应当签注姓名和日期，并使原有信息仍清晰可辨，必要时，应当说明更改的理由。记录如需重新誊写，则原有记录不得销毁，应当作为重新誊写记录的附件保存。

如使用电子数据处理系统、照相技术或其他可靠方式记录数据资料，应当有所用系统的操作规程；记录的准确性应当经过核对。使用电子数据处理系统的，只有经授权的人员方可输入或更改数据，更改和删除情况应当有记录；应当使用密码或其他方式来控制系统的登录；关键数据输入后，应当由他人独立进行复核。用电子方法保存的批记录，应当采用磁带、缩微胶卷、纸质副本或其他方法进行备份，以确保记录的安全，且数据资料在保存期内便于查阅。

（2）在药品生产质量管理规范中，对质量标准的要求　物料和成品应当有经批准的现行质量标准；必要时，中间产品或待包装产品也应当有质量标准。物料的质量标准一般应当包括物料的基本信息：企业统一指定的物料名称和内部使用的物料代码；质量标准的依据；经批准的供应商；印刷包装材料的实样或样稿。取样、检验方法或相关操作规程编号；定性和定量的限度要求；贮存条件和注意事项；有效期或复验期。

外购或外销的中间产品和待包装产品应当有质量标准；如果中间产品的检验结果用于成品的质量评价，则应当制定与成品质量标准相对应的中间产品质量标准。成品的质量标准应当包括：产品名称以及产品代码；对应的产品处方编号（如有）；产品规格和包装形式；取样、检验方法或相关操作规程编号；定性和定量的限度要求；贮存条件和注意事项；有效期。

（3）在药品生产质量管理规范中，对工艺规程的要求　每种药品的每个生产批量均应当有经企业批准的工艺规程，不同药品规格的每种包装形式均应当有各自的包装操作要求。工艺规程的制定应当以验证批准的工艺为依据。工艺规程不得任意更改。如需更改，应当按照相关的操作规程修订、审核、批准。

（4）在药品生产质量管理规范中，对批生产记录的要求　每批产品均应当有相应的批生产记录，可追溯该批产品的生产历史以及与质量有关的情况。批生产记录应当依据现行批准的工艺规程的相关内容制定。记录的设计应当避免填写差错。批生产记录的每一页应当标注产品的名称、规格和批号。

原版空白的批生产记录应当经生产管理负责人和质量管理负责人审核和批准。批生产记录的复制和发放均应当按照操作规程进行控制并有记录，每批产品的生产只能发放一份原版空白批生产记录的复制件。在生产过程中，进行每项操作时应当及时记录，操作结束后，应当由生产操作人员确认并签注姓名和日期。

批生产记录的内容应当包括：产品名称、规格、批号；生产以及中间工序开始、结束的日期和时间；每一生产工序的负责人签名；生产步骤操作人员的签名；必要时，还应当有操作（如称量）复核人员的签名；每一原辅料的批号以及实际称量的数量（包括投入的回收或返工处理产品的批号及数量）；相关生产操作或活动、工艺参数及控制范围，以及所用主要生产设备的编号；中间控制结果的记录以及操作人员的签名；不同生产工序所得产量及必要时的物料平衡计算；对特殊问题或异常事件的记录，包括对偏离工艺规程的偏差情况的详细说明或调查报告，并经签字批准。

（5）在药品生产质量管理规范中，对批包装记录的要求　每批产品或每批中部分产品的包装，都应当有批包装记录，以便追溯该批产品包装操作以及与质量有关的情况。

批包装记录应当依据工艺规程中与包装相关的内容制定。记录的设计应当注意避免填写差错。批包装记录的每一页均应当标注所包装产品的名称、规格、包装形式和批号。批包装记录应当有待包装产品的批号、数量以及成品的批号和计划数量。原版空白的批包装记录的审核、批准、复制和发放的要求与原版空白的批生产记录相同。在包装过程中，进行每项操作时应当及时记录，操作结束后，应当由包装操作人员确认并签注姓名和日期。

批包装记录的内容包括：产品名称、规格、包装形式、批号、生产日期和有效期；包装操作日期和时间；包装操作负责人签名；包装工序的操作人员签名；每一批包装材料的名称、批号和实际使用的数量；根据工艺规程所进行的检查记录，包括中间控制结果；包装操作的详细情况，包括所用设备及包装生产线的编号；所用印刷包装材料的实样，并印有批号、有效期及其他打印内容；不易随批包装记录归档的印刷包装材料可采用印有上述内容的复制品；对特殊问题或异常事件的记录，包括对偏离工艺规程的偏差情况的详细说明或调查报告，并经签字批准；所有印刷包装材料和待包装产品的名称、代码，以及发放、使用、销毁或退库的数量、实际产量以及物料平衡检查。

（6）在药品生产质量管理规范中，对操作规程和记录的要求　操作规程的内容应当包括：题目、编号、版本号、颁发部门、生效日期、分发部门以及制定人、审核人、批准人的签名并注明日期，标题、正文及变更历史。

厂房、设备、物料、文件和记录应当有编号（或代码），并制定编制编号（或代码）的操作规程，确保编号（或代码）的唯一性。

下述活动也应当有相应的操作规程，其过程和结果应当有记录：确认和验证；设备的装配和校准；厂房和设备的维护、清洁和消毒；培训、更衣及卫生等与人员相关的事宜；环境监测；虫害控制；变更控制；偏差处理；投诉；药品召回；退货。

6.2.4　企业实施 GMP 的要素

药品 GMP 是一套行业的强制性标准，要求企业从原料、人员、厂房、设施设备、生产过程、包装运输、质量保证、质量控制等方面按国家有关法规达到卫生质量要求，形成一套可操作、规范化、可控制的标准，帮助企业改善生产环境，及时发现生产过程中存在的问题，加以改善。它在国际上已被大多数政府、制药企业及专家一致认为是制药企业进行质量管理的优良的、必备的制度。其作为质量管理体系的一部分，是药品生产管理和质量控制的基本要求，旨在最大限度地降低药品生产过程中污染、交叉污染以及混淆、差错等风险，确保持续稳定地生产出符合预定用途和注册要求的药品。按照 GMP 要求进行药品生产及质量管理已成为必然趋势。尽管不同国家和地区的 GMP 在具体的规定和要求方面各具特色，但内容却基本一致。简要地说，GMP 要求生产企业具备良好的硬件系统、合理的软件系统、优秀的技术员工，确保最终产品的质量（包括食品安全卫生）符合法规要求。

6.3　中药饮片生产质量管理规范

中药饮片生产管理规范是在《药品生产质量管理规范》（GMP）的基础上，根据中药饮片生产管理的特点而建立的饮片生产管理和质量控制的基本要求，适用于中药饮片的生产、控制及产品放行、贮存、发运的全过程。

中药饮片生产质量管理的基本原则包括：

① 中药材的质量、炮制工艺必须严格控制；在炮制、贮存和运输过程中，应当采取措施控制污染，防止变质，避免交叉污染、混淆、差错；生产直接口服中药饮片的，应对微生物进行控制。

② 中药材的基源应符合标准，产地应相对稳定。

③ 中药饮片必须按照国家药品标准炮制；国家药品标准没有规定的，必须按照省、自治区、直辖市人民政府药品监督管理部门制定的炮制规范或标准炮制；企业可自行制定高于国家或省级的质量标准作为内控标准。

中药饮片生产质量管理主要涉及人员管理、生产管理、质量管理、设备管理、设施管理、组织管理六个方面。

6.3.1　人员管理

6.3.1.1　规定

根据《药品生产质量管理规范》规定：

① 所有人员应当明确并理解自己的职责，熟悉与其职责相关的要求，并接受必要的培训，包括上岗前培训和继续培训。

② 职责通常不得委托给他人。确需委托的，其职责可委托给具有相当资质的指定人员。

6.3.1.2　关键人员管理

GMP 人员管理的重点为关键人员，包括企业负责人、生产管理负责人、质量管理负责人和质量受权人。其中质量管理负责人和生产管理负责人不得互相兼任，质量管理负责人和质量受权人可以兼任，并制定操作规程确保质量受权人独立履行职责，不受企业负责人和其他人员的干扰。

① 企业负责人是药品质量的主要责任人，全面负责企业日常管理。

② 生产管理负责人应当至少具有药学或相关专业本科学历（或中级专业技术职称或执业药师资格），具有至少三年从事药品生产和质量管理的实践经验，其中至少有一年的药品生产管理经验，接受过与所生产产品相关的专业知识培训。

③ 质量管理负责人应当至少具有药学或相关专业本科学历（或中级专业技术职称或执业药师资格），具有至少五年从事药品生产和质量管理的实践经验，其中至少一年的药品质量管理经验，接受过与所生产产品相关的专业知识培训。

④ 质量受权人是指具有相应资格技术和工作经验的，经药品生产企业法定代表人授权，并经食品药品监督管理部门备案，全面负责药品质量管理的关键人员。应当至少具有药学或相关专业本科学历（或中级专业技术职称或执业药师资格），具有至少五年从事药品生产和质量管理的实践经验，从事过药品生产过程控制和质量检验工作。质量受权人应当具有必要的专业理论知识，并经过与产品放行有关的培训，方能独立履行其职责。

6.3.1.3　人员培训

中药饮片生产企业的培训是中药饮片 GMP 的要求，也是企业员工了解 GMP、认识 GMP 重要性，使中药饮片 GMP 成为企业员工的自觉行动的必要途径。与药品生产、质量有关的所有人员都应当经过培训，培训的内容应当与岗位的要求相适应。除进行本规范理论和实践的培训外，企业还应结合自身企业文化及相关工作岗位职责对员工进行有针对性的培训，定期评估，避免使培训流于形式化。

6.3.1.4　人员卫生

对所有员工进行卫生要求的培训，建立人员卫生操作规程，最大限度地降低人员对饮片生产造成污染的风险。对人员健康进行管理，并建立健康档案。直接接触药品的生产人员上岗前应当接受健康检查，以后每年至少进行一次健康检查。

6.3.1.5　存在问题

目前，个别企业质量受权人或者由企业分管质量的副总兼任，或者由企业质量管理负责人兼任，或者企业负责人直接兼任，造成因企业分管质量的副总兼任而缺乏充足的时间和精力进行产品放行等质量管理活动、企业质量管理负责人兼任会由于行政职务较低而权威性会有一定的影响、企业负责人直接兼任会由于质量管理无法独立于其他管理而使受权人制度流于形式。

6.3.1.6　发展趋势

建立专职受权人制度，确保受权人从行政体系中独立出来，可以保证受权人有充足的时间和精力履行产品放行职责，也可以保证质量管理相对独立。

6.3.2　生产管理

6.3.2.1　规定

生产管理是中药饮片生产过程的重要环节，是 GMP 的重要组成部分。根据《药品生产质量管理规范》规定：

① 所有药品的生产和包装均应当按照批准的工艺规程和操作规程进行操作并有相关记录，以确保药品达到规定的质量标准，并符合药品生产许可和注册批准的要求。

② 应当建立划分产品生产批次的操作规程，生产批次的划分应当能够确保同一批次产品质量和特性的均一性。

6.3.2.2　生产管理的内容

（1）生产过程管理

① 生产过程。生产过程就是物料的加工与文件的传递相互交织的过程。

生产部门根据生产计划下达生产指令，批生产指令规定领取物料种类及数量。物料领发操作与运转过程按物料管理要求进行。所领取物料按规定进入生产区域，进行生产操作。

② 生产操作。饮片生产必须严格按照工艺及操作规程规定的方法、步骤进行，并对关键操作进行复核。为防止饮片被污染和混淆，生产操作应采取以下措施：生产指令下达、生产前检查、操作过程控制、清场。

a.生产指令下达。一批饮片的生产始于该产品的生产指令的正式下达。生产指令由生产工艺员根据生产计划下达，生产部经理审核批准生效。生产指令一般应有品名、规格、批号、批量、操作要求等内容。

车间一般有专人接受生产指令，接受过程中对指令中的数量和内容的准确性进行确认，确认无误后分发至各工序、班组。生产指令的传递过程，使每个与该批有关的生产人员都能准确无误地知道自己的任务，这是生产受控的第一步。

b. 生产前检查。领料：各工序向仓库、车间中间站领取原辅料、半成品（中间产品）、包装材料等。领料方应出具领料凭证，通常实行限额领料，通过查验物料或产品合格凭据、代号、名称、批号、清点数量等，确认收到的物料品种、批号和数量准确无误，双方核对无误按规定办理领料并签字。

生产操作开始前的检查：生产开始前应进行检查，确保设备和工作场所没上批遗留的产品、文件或与本批产品无关的物料，设备处于已清洁或待用状态。工序开工前，操作人员须对工艺卫生、设备状况、管理文件和工作场所等进行检查，并记录检查结果。

c. 操作过程控制。严格依法操作：按规定方法、步骤、顺序、时间和操作人严格执行，并对生产过程控制点及项目按照规定频次和标准进行控制和复核。

防止交叉污染、混淆和差错：生产过程中同一操作间可能同时存在几种物料或摆放加工前后的中间产品，操作时又要从容器到设备，再从设备到容器，都可能发生混淆和差错。

工艺用水：生产过程中使用的工艺用水应根据产品工艺规程选用，工艺用水应符合质量标准，并定期检验，检验有记录。应根据验证结果，规定检验周期。

中间产品流转：质量管理部门决定生产过程中的中间产品是否可以流转和使用。QA根据工序生产过程及结果评价中间产品是否正常，决定流转和使用。生产过程、中间产品都必须在质量管理部门监控员的严格监控下。各种监控记录要归于批记录，无监控员签字或发放的各种放行凭证，不得继续操作。烘干或炒炙完成后应请验，待取得合格通知后方可转入下道工序。

d. 清场。清场时间：每批结束或一批的一个阶段完成后，必须进行清场。

清场内容：物料清理和物料平衡计算、记录填写和清理、现场清洁和消毒，清场结果需另一人复查。

清场的作用：防止本批物料遗留至下批发生混淆，避免差错。清洁消毒能避免污染。

（2）物料管理　物料包括原料、辅料、包装材料等。物料管理是生产管理的重要内容，物料管理失控必定造成产品的混淆和差错。

① 物料采购。物料采购执行"择优选择，按需购进"的原则，产地保持相对稳定，以确保质量的稳定。定期对供应商进行审核，对不合格供应商取消其供货资格。

② 物料入库出库。库管员凭质量检验部门出具的检验报告书入库，发货时按"先进先出"的原则按批号发货。

③ 仓库状态标志。待验、合格、不合格、发货（待运）、进货退出、销货退回6种状态。

（3）标签管理　标签的发放和使用必须有严格的管理制度，按需领用，计数发放，并做好发放记录、使用记录。残损标签或印有批号的剩余标签需专人负责计数、销毁，并做好销毁记录。

（4）卫生管理　主要分为一般生产环境卫生管理和洁净区环境卫生管理，应按照GMP的有关规定，对不同洁净级别要求的区域，制定具体的卫生管理规定，专人负责，生产部门和质量管理部门定期检查和监控。

（5）物料平衡与放行

① 物料平衡。生产过程中应尽可能避免出现任何偏离工艺规程或操作规程的偏差。在每批的一个工序或生产阶段结束时，需要将物料用量或产品的理论产量与实际产量进行比

较，如果偏差超出正常情况，应当按照偏差处理管理程序执行。立即报告主管人员和质量管理部门，并经签字批准。必要时，应由质量管理部门参与调查并作出处理，在排除质量问题、确认无质量风险后才能流入下一工序或出厂。

② 放行。中间产品的流转、成品放行：物料、中间产品、成品在使用前、转入下一工序时、出厂前都要经过 QA 审查生产过程和结果是否符合规定，决定是否放行或流转。即使检验合格但未经审核批准的成品仍不得发放销售。

（6）关键操作

① 称量投料与复核。称量操作的正确与准确都将直接影响生产质量。所以生产过程中的称量、计算及投料需要严格按规程仔细进行，称量过程必须经过独立的复核。称量、投料等都是关键岗位，操作者必须严格按照 SOP 的要求，使用经质量管理部门检验合格的原辅料，并对名称和数量实施有效的复核、复查制度，生产记录上应充分体现复查结果，操作人和复查人都应按实际称量数据进行记录，并签上全名。

② 包装管理。包装管理一般指从包装操作至入库的过程。包装生产对产品质量有十分重要的作用，同时也是生产过程中最容易发生问题的工序，如：清场不彻底造成产品混批、标签印错批号、规格，数量短缺、错贴标签等。

a. 包装操作的前提。对生产过程中既符合工艺规程和 SOP 的要求，又符合质量标准的待包装产品，方能进行包装操作，下达批包装指令。

b. 包装前的准备。开工前检查工作场所、生产线、计量器具及容器具；操作前依照批包装指令核对待包装产品和所用包装材料的名称、规格、数量、质量状态等；每一包装操作场所或包装生产线，应当有明显的生产状态标识；有数条包装线同时进行包装时，应当采取隔离或其他有效防止污染、交叉污染或混淆的措施；单独打印或包装过程中在线打印的信息实行首检制度；使用切割式标签或在包装线以外单独打印标签，应当采取措施防止混淆。

c. 包装期间的管理。包装期间，产品的在线控制检查应包括：包装外观及完整性；产品和包装材料是否正确；打印信息是否正确；装量差异是否符合规定；样品从包装生产线取走后不应再返还，以防止产品混淆或污染。

剩余包装材料：包装结束时，已打印批号的剩余包装材料应当由专人负责全部计数销毁，并有记录。

包装记录：及时按 SOP 的规定，填写批包装记录。批包装记录应与批生产记录一起保存，保存时间应一致。

6.3.3 质量管理

6.3.3.1 规定

质量管理是 GMP 管理的核心部分，饮片生产企业的管理都是围绕质量管理展开的。根据《药品生产质量管理规范》规定：

① 企业应当建立符合药品质量管理要求的质量目标，将有关安全、有效和质量可控的所有要求，系统地贯彻到药品生产、控制及产品放行、贮存、发运的全过程中，确保所生产的药品符合预定用途。

② 企业高层管理人员应当确保实现既定的质量目标，不同层次的人员以及供应商、经销商应当共同参与并承担各自的责任。

③ 企业应当配备足够的、符合要求的人员、厂房、设施和设备，为实现质量目标提供必要的条件。

6.3.3.2　质量保证

质量保证是中药饮片质量管理体系的一部分。企业必须建立质量保证系统，同时建立完整的文件体系，以保证系统有效运行。质量保证系统应当确保：

① 生产管理和质量控制活动符合 GMP 要求。

② 采购和使用的原辅料和包装材料正确无误，中间产品得到有效控制。

③ 严格按照规程进行生产、检查、检验和复核。

④ 每批产品经质量受权人批准后方可放行。

⑤ 在贮存、发运和随后的各种操作过程中有保证药品质量的适当措施。

⑥ 按照自检操作规程，定期检查评估质量保证系统的有效性和适用性。

6.3.3.3　质量控制

质量控制是中药饮片质量管理体系十分重要的部分，包括相应的组织机构、文件系统以及取样、检验等，确保物料或产品在放行前完成必要的检验，确认其质量符合要求。质量控制的基本要求：

① 应当配备适当的设施、设备、仪器和经过培训的人员。

② 应当有批准的操作规程。

③ 由经授权的人员按照规定的方法对原辅料、包装材料、中间产品、待包装产品和成品取样。

④ 检验方法应当经过验证或确认。

⑤ 取样、检查、检验应当有记录，偏差应当经过调查并记录。

⑥ 原辅料、中间产品、待包装产品和成品必须按照质量标准进行检查和检验，并有记录。

⑦ 原辅料和最终包装成品应当有足够的留样。

中药饮片品种多、检测项目多，检测方法复杂，对检测设备、检测人员要求高。中药饮片的检验主要分为常规检验和仪器分析。

6.3.3.4　质量风险管理

质量风险管理是在整个产品生命周期中采用前瞻或回顾的方式，对质量风险进行评估、控制、沟通、审核的系统过程。应当根据科学知识及经验对质量风险进行评估，以保证产品质量。质量风险管理过程所采用的方法、措施、形式及形成的文件应当与存在风险的级别相适应。

6.3.3.5　发展趋势

① 采用 DNA 条形码鉴定技术替代肉眼辨别难以鉴别的中药材及饮片，确定其物种来源。

② 感官智能分析系统（电子眼、电子鼻、电子舌）逐步应用于饮片生产过程检验，通过建立感官数据库，实现传统经验的数据客观化和中药饮片生产的在线质量控制。

③ 快速分析设备的应用，缩短检测时间。

6.3.4　设备管理

6.3.4.1　规定

设备管理是实施 GMP 最基本的部分之一，不但要求设备符合 GMP 要求，更重要的是在管理制度上要保证设备符合生产的工艺要求，保证工艺过程连续稳定。根据《药品生产质量管理规范》规定：

① 设备的设计、选型、安装、改造和维护必须符合预定用途，应当尽可能降低产生污染、交叉污染、混淆和差错的风险，便于操作、清洁、维护，以及必要时进行消毒或灭菌。

② 应当建立设备使用、清洁、维护和维修的操作规程，并保存相应的操作记录。

③ 应当建立并保存设备采购、安装、确认的文件和记录。

6.3.4.2　设备管理的内容

中药饮片的设备管理主要包括设备选购管理，设备档案管理，设备使用与维护管理，设备配件管理，计量器具、仪器、仪表管理，压力容器管理等。

① 企业按照生产工艺及产能需求进行设备的选购。设备进厂后按工艺流程合理布局。

② 建立设备台账和设备档案，制定设备操作规程，实行设备动态管理。

③ 设备使用后填写运行记录。设备日常维护保养应依照相应的检修保养规程进行，并填写维护记录。

④ 编制设备备件目录，建立备件台账，分类存放，账卡物相符。

⑤ 计量器具、仪器、仪表需按检定周期定期送检，保证检测数据的准确性。

⑥ 压力容器需取得使用证才能投入运行，并定期检查鉴定。压力容器操作人员需持证上岗。

6.3.4.3　发展方向

目前，中药饮片生产设备机械化、自动化程度还比较低，应借鉴食品工业、烟草工业的设备应用于饮片生产。

6.3.5　设施管理

6.3.5.1　规定

中药饮片设施管理主要包括厂房结构、门、窗、水、电、气及蒸汽管道、照明设施、风口和其他公用设施。根据《药品生产质量管理规范》规定：

① 应当对厂房进行适当维护，并确保维修活动不影响药品的质量。应当按照详细的书面操作规程对厂房进行清洁或必要的消毒。

② 厂房应当有适当的照明、温度、湿度和通风，确保生产和贮存的产品质量以及相关设备性能不会直接或间接地受到影响。

③ 各种管道、照明设施、风口和其他公用设施的设计和安装应当避免出现不易清洁的部位，应当尽可能在生产区外部对其进行维护。

④ 排水设施应当大小适宜，并安装防止倒灌的装置。应当尽可能避免明沟排水；不可避免时，明沟宜浅，以方便清洁和消毒。

6.3.5.2　设施管理的内容

① 工程部门设兼职管理人员负责日常管理，建立台账，办理维修、改建、整修手续，定期记录设施的使用情况。

② 在每班生产结束后，应对相关设施进行清洁（或消毒）。清洁（或消毒）后应进行记录，记录由使用部门保管，归入生产车间清洁消毒记录中。

③ 定期保养，根据厂房的不同洁净要求确定定期保养时间。

④ 在厂房结构或门、窗、水、电、管道等设施出现问题影响生产质量时，要进行检修。

6.3.6　组织管理

6.3.6.1　规定

根据《药品生产质量管理规范》规定：

① 企业应当建立与药品生产相适应的管理机构，并有组织机构图。企业应当设立独立的质量管理部门，履行质量保证和质量控制的职责。

② 企业应当配备足够数量并具有适当资质（含学历、培训和实践经验）的管理和操作人员，应当明确规定每个部门和每个岗位的职责。岗位职责不得遗漏，交叉的职责应当有明确规定。

6.3.6.2　组织管理的内容

（1）机构设置

① 组织机构图。根据企业规模和需要建立与生产质量管理体系相适应的组织机构，一般由质量、生产、技术、销售、财务、工程设备、办公室等机构组成。质量部门必须由企业负责人直接领导。

② 质量管理部门。是独立设置的、有权威性的质量审核、质量检验职权机构，承担企业质量保证、质量控制的职责。质量管理部门设立质量控制实验室，实施对原药材、辅料、中间产品、成品的检验工作。

（2）岗位职责

① 企业负责人。制定质量方针和组织实施；建立、完善质量保证体系；建立组织机构，进行职责授权；组织、落实全面实施GMP。

② 质量管理部门。负责质量保证体系运行的协调、监督、审核、评价；饮片生产全过程的质量检验与质量监督；质量审核与质量保证；质量管理文件的编写、修订、实施。

③ 生产部门。按GMP要求组织生产，完成生产计划，并保证生产全过程均在受控状态；负责GMP工艺规程、卫生管理、标准操作（SOP）的制定及实施。

④ 技术部门。组织编制、审定有关技术文件；指导实施GMP；组织工艺验证，检查工艺执行情况，解决工艺技术问题。

⑤ 工程设备部门。按GMP要求选择、安装、调试设备、设施；负责厂房、设备、设施管理、设备操作、保养、检修SOP的制定及实施；组织实施关键设备、设施的验证；负责计量器具使用的监督、校准、管理；保证生产所需公用工程水、电、气、制风、制冷、环境工程的正常运转。

⑥ 物料管理部门。按质量标准购进物料；对供应商进行资格审查、选定；按GMP要求购进、贮藏、养护、运输、发货等。

⑦ 办公室。人员招聘、培训；建立人事档案、健康档案、培训档案。

重点小结

重　　点	难　　点
1.生产质量管理基本原则。 2.关键人员管理。	中药饮片生产质量管理。

复习题

1.简述中药饮片厂区选择的基本要求。

2.简述中药饮片生产质量管理的基本原则。

3.简述质量受权人的要求。

第7章

产地加工与净制

学习目标：

1. 掌握中药材产地加工、净制的目的。

2. 熟悉常用的中药材产地加工、净制的方法。

3. 了解中药材产地加工、净制的一些设备。

　　中药材在产地进行挑选、筛选、风选、清洗、切剥等，除去非药用部位，再经过干燥处理等一系列技术，成为商品药材的过程，称为"产地加工"或"产地初加工"。中药材的产地加工与净制，是中药材加工成饮片的第一个环节，是所有中药饮片的必经之路，直接影响中药材的进一步炮制，影响中药饮片的质量。对中药材进行产地加工与净制，要结合其自身的特点，选择适宜的方法，以减少成分的流失，保证中药材的进一步炮制和临床应用。

7.1　产地加工技术

　　中药材采收后，大多数尚为鲜品，药材内部含水量高，必须及时加工处理，否则易霉烂变质，有效成分亦会随之分解散失，影响药材质量和疗效。所以，除了少数要求鲜用或保持原状外，大部分药材必须在产地进行初步加工。

　　由于中药材品种繁多，来源不一，其形、色、气、味和质地及含有的药效成分不完全一样，因此加工要求不一。一般都应达到形体完整、含水量适度、色泽好、香气散失少、不改变味道、有效成分破坏少等要求。

7.1.1　中药材产地加工的目的

　　（1）除去杂质和非药用部位，保证药材质量　中药材采收过程中常混有沙土、杂质、霉烂品及非药用部位，需通过净选、清洗等加工处理。如种子类去沙土、杂质；皮类去粗栓皮；昆虫类去头、足、翅等。

　　（2）分离不同药用部位，得到不同药材　有的中药材不同部位功效不同，需要分开入药。如麻黄的根与茎，麻黄茎发汗解表，而麻黄根收敛止汗，两者功效相反；姜黄与郁金、乌头与附子等，注意分离不同的药用部位，不宜混装。

　　（3）进行初步处理，利于药材干燥　含水量高的药材，如肉质茎植物马齿苋和垂盆草等，产地采收后用开水稍微烫一下再捞出，易于干燥。

　　（4）保留有效成分，保证药效　由于酶的存在，药材中的苷类成分在一定温度和湿度条件下易被酶分解，故采收后要及时处理，保留有效成分。也有的采收后需要蒸制，杀死虫卵，防止孵化和变质，如桑螵蛸。尽量不用防腐辅料或减少用量，如胆巴、硫黄等。

　　（5）整形、分等，利于饮片分级　药材等级是按照加工后部位、形态、色泽、大小等性状要求制定出的若干标准，通常以品质最佳者为一等，较佳者为二等，最次者为末等，不分等级者统称为统货。目前仅有部分中药材商品有全国统一的规格等级商品。

药材规格划分方法有以下六种：①按加工方法不同划分，如带表皮的"毛山药"，而除去表皮、搓光揉直等加工后就变为"光山药"。②按入药部位划分，如全当归和归头。③按分布和产地划分，如浙江的杭白芍、安徽的亳白芍、四川的川白芍。④按成熟程度划分，如连翘分为青翘和老翘。⑤按采收季节划分，如春三七和冬三七。⑥按药材基源划分，如麻黄分为草麻黄、中麻黄和木贼麻黄。

（6）便于包装、贮存和运输　中药材经产地加工后，既有利于按商品规格包装，也有利于贮存，方便运输与销售。

7.1.2　中药材产地加工的一般原则

中药材种类繁多，品种规格和地区用药习惯不尽相同，相应的加工方法也各不相同。

（1）根及根茎类药材　根及根茎类药材采收后要洗净泥土，除去须根、芦头和残留枝叶，再进行大小分级，或趁鲜切成片、块或段，然后晒干或烘干，如丹参、白术、白芷、牛膝、射干等。肉质性含水量多的，应先用沸水烫，再切成片或剥下鳞片晒干或烘干，如百部、天冬、百合、薤白等。质地坚硬且较为粗大的，宜趁鲜切片干燥，如葛根、玄参等。干燥后难以去皮的，应趁鲜时刮去栓皮，如桔梗、半夏、芍药、丹皮等。含浆汁淀粉足的，应趁鲜蒸制，然后切片或晒干或用文火烘干，如何首乌、地黄、玉竹、黄精、天麻等。有一些特殊的，如白芍、玄参、丹参要经沸水煮，再反复"发汗"，才能完全干燥。

（2）皮类药材　皮类药材一般采收后按规格趁鲜切成一定大小的块或片，然后直接晒干。有些药材采后要立即刮去栓皮再晒干，如黄柏、丹皮等。有些药材应先放进沸水中稍烫后，取出叠放，让其"发汗"，待内皮层变为紫褐色时，再蒸软刮去栓皮，然后切制，如肉桂、厚朴等。

（3）叶类及全草类药材　叶类及全草类药材采后应立即摊开，晒干，或放在通风处阴干或晾干。未完全干透之前要扎缚成捆，然后再晾至全干，以免在干燥后捆扎易碎，如大青叶、紫苏、薄荷等。有些可直接晒干，如穿心莲、金钱草等。

（4）花类药材　花类药材采收后一般可放置通风处摊开阴干或置较弱阳光下晒干，也可在低温条件下迅速烘干。应保持颜色鲜艳，花朵完整，并注意避免有效成分的散失，保持浓厚的香气，如金银花、西红花、旋覆花、红花、茉莉花、玫瑰花等。有少数花类药材，还需适当蒸后再干燥，如杭白菊等。

（5）果实类药材　一般果实采收后可直接晒干，也有需阴干的，如瓜蒌仁等。果实大的不易干透，应先切开再干燥，如枳壳、佛手、木瓜等。果皮入药的，将果实切开后除去瓤、核后再晒干，如瓜蒌等。极少数药材需烘烤烟熏，使色变黑，如乌梅等。

（6）种子类药材　一般将果实采收后直接晒干、脱粒、收集。有的带果壳一起干燥贮藏，如砂仁等。有些需要去种皮和果皮，如薏苡仁、决明子。有些要击碎果核，取出种仁，如杏仁、酸枣仁等。还有些需先蒸制，以破坏酶，如五味子、女贞子等。

（7）动物类药材　加工方式因动物种类不同而各异，有的捕捉后用开水烫死，如斑蝥、土鳖虫。部分动物类药材去头、足、翅、内脏、残肉、筋膜等，如乌梢蛇、蕲蛇。

（8）矿物类药材　清除泥土和非药用部位，有毒的矿物类药材注意包装、运输及环境保护。

7.2　净制技术

净制是指在切制、炮炙或调配、制剂前，选取规定的药用部分，除去非药用部位、杂质及霉变品、虫蛀品、灰屑等，使其达到药用纯度标准的生产技术。净制是中药炮制的第一道工序。张仲景《金匮玉函经》：药物"或须皮去肉，或去皮须肉，或须根去茎，又须花须实，依方拣采、治削、极令净洁"。

净制技术分为净选及分离技术，包括去除杂质、分离和清除非药用部位。净制的方法主要有：挑选、筛选、风选、水选、磁选等。具体有：摘、揉、擦、燎、查、拭、刷、刮、碾、捣、研、颠簸、剪切、敲、挖、剥、轧、水飞等操作。

净制的目的是便于切制和炮炙；除去杂质，便于临床调配和制剂，提高中药净度标准，便于应用；分离药用部位，保证用药剂量准确；降低或消除中药的毒性或副作用，以保证临床用药的安全有效。

经过净制后尚不能直接用于临床的称为"净药材"；净制后即可直接用于临床的称为"饮片"。凡供切制使用的中药材，均应使用净药材。

7.2.1　清除杂质

（1）挑选　指用手工或机械除去药材中所含的杂质及霉变品，或将药材大小分开，便于浸润等。

（2）筛选　是根据药材所含杂质性状的不同，选用不同的筛，以筛除药材中的沙石、杂质，或将大小不等的药材过筛分开，以便分别进行炮制或加工处理。

（3）风选　是利用药材和杂质的轻重不同，借风力清除去杂质。主要用于种子类药材中杂质的去除，如紫苏子、车前子、莱菔子、葶苈子、青葙子、吴茱萸、浮小麦等。

（4）水选　是将药材用水洗或漂除杂质的常用方法，水洗可去除泥土杂质且降低含菌量，如山茱萸、乌梅、川贝母、海藻、昆布、牡蛎、海螵蛸、瓦楞子、盐附子等，均需洗或漂去附着的泥沙、盐分或不洁之物；一些有毒的药材，如川乌、草乌、半夏、天南星等为了减毒，需浸漂较长的时间。实际操作中控制洗涤时间和水量是减少有效成分流失的关键，操作时一定要重视。

（5）磁选　是利用磁性材料吸附含有原磁体的物质，将药材与杂物进行分离的一种方法。磁选的目的是除去药材或饮片中的铁屑、铁丝、部分含有原磁体的砂石等杂物，以净制药材或饮片，保护切制、粉碎等加工机械和人身安全。砂石中含有的原磁体较少，需要用强磁性材料才能除去。

7.2.2　分离和清除非药用部位

（1）去残根　用茎或地上部分根茎的药物需除去非药用部位的残根，一般指除去主根、支根、须根等非药用部分。如石斛、荆芥、薄荷、马齿苋、马鞭草、泽兰、益母草、瞿麦等。

（2）去残茎　用根或根茎的药物需除去非药用部分的残茎，如龙胆、白薇、丹参、威灵仙、续断、防风、秦艽、广豆根、柴胡等。

（3）去枝梗　指去除老茎枝和某些果实、花、叶类药材非药用部位的枝梗，如桂枝、钩藤、桑寄生、槲寄生、桑枝中常混有老的茎枝；桑叶、侧柏叶、荷叶、辛夷、密蒙花、旋覆花、款冬花、槐花、五味子、花椒、连翘、槐角、夏枯草、女贞子、淫羊藿、栀子等中混有叶柄、花柄、果柄等。

（4）去粗皮　是指除去栓皮、表皮等无药效部位，有的粗皮毒性较大，也应除去。如杜仲、关黄柏、黄柏、厚朴、肉桂、苦楝皮、桑白皮、椿皮等皮类中药，加工时需刮净栓皮。

（5）去皮壳　是指除去残留的果皮、种皮等非药用部位，有些药材为便于保存，常在临用时去皮壳。如草果、益智、使君子、鸦胆子、巴豆等。可砸破皮壳，去壳取仁；豆蔻、砂仁等则采用剥除外壳取仁的方法。

（6）去毛　有些药材的表面或内部常着生很多绒毛，能刺激咽喉或引起咳嗽或其他有害作用，故需除去，如枇杷叶等。

（7）去芦　"芦"又称"芦头"，一般指根头、根茎、残茎、叶基等非药用部位。目前认为需要去芦的中药有牛膝、西洋参、地黄、仙茅、红花、黄芪、苦参、山药、续断、紫菀、玄参、赤芍等。

（8）去心　一般指去药材的木质部或种子的胚芽，心为非药用部位，有的如莲子肉与莲子心、连翘与连翘心作用各有差异，应分别入药。

（9）去核　去核一般指除去种子，目前认为核系非药用部位应除去。如山茱萸、金樱子、诃子、乌梅、山楂、龙眼肉等中药。

（10）去头、尾、足、翅　有些动物类或昆虫类药物，其头尾或足翅为毒性部位或非药用部位，应当除去，如乌梢蛇、蕲蛇等去头及鳞片；蛤蚧除去头、足及鳞片；斑蝥、红娘子、青娘子等去头、足、翅；蜈蚣去头、足。

经过这些处理，使原药材纯净，减少副作用，并且有利于饮片调配时剂量使用的准确性。

7.3　产地加工与净制设备

由于中药材种类繁多，产地加工及净制的工艺条件各不相同，一部分生产操作目前仍采用手工进行，因此研制中药材产地加工及净制设备和机组，提高工作效率，是中药炮制工程学的重要内容。生产中要对产地加工及净制设备加强保养。运行时，电动机温度不得超过65℃，滚动轴承温度不得超过70℃，若有异常现象应停机检查。机器长期搁置后首次使用或使用每隔6个月，应更换轴承处和输送机电机中的润滑油（脂）。设备外壳必须可靠接地，避免发生意外事故。严格遵守维护和保养制度，机器每年应做一次保养，认真执行安全操作过程，加强安全教育，做好生产安全工作，防止意外发生。

7.3.1　挑选设备

由于被挑选的杂质包括缠绕、夹杂在药材中的杂物和非药用部分等，不能用一般的机械方法除去，目前挑选仍主要由人工操作。

图 7-1 是人工挑选用的工作台。一般为 1m×2m 的不锈钢工作台，台面分平面、凹面、带落料孔三种形式，可配置照明装置。其中，凹面工作台可防止药材撒落地面，带落料孔工作台可及时收集被分拣的物料。

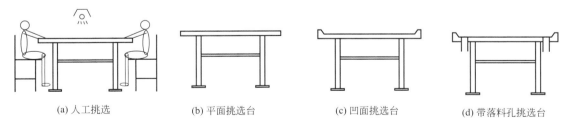

(a) 人工挑选　　(b) 平面挑选台　　(c) 凹面挑选台　　(d) 带落料孔挑选台

图 7-1　人工挑选用的工作台

图 7-2 是机械化挑选机。药材由上料机（输送机）自动上料，并可控制流量，匀料器使药材均匀地落在正向输送带上，人工挑拣杂物将其放在反向输送带上，纯净药材由出料口装入料筐，杂物进入匀料器两边的杂物收集箱。

机械化挑选机操作步骤如下：①在挑选机出料口放置接料容器，打开电源开关，按下挑选机启动按钮。②挑选人员在挑选输送带边上坐好。③根据挑选的难易程度，调节上料机的上料速度和挑选输送带速度，启动上料机、匀料器和输送机。④将药材放在输送机的挑选输送带上，向进料斗进料。⑤调节振动器旋钮，使物料及时进入输送带。⑥挑选人员将杂质、变质的药材挑出，放在边上小的输送带上。在接料容器满了后及时更换容器。⑦操作完毕，清理输送机下的回料，待输送机上的物料输尽，关闭输送机、挑选输送带，待挑选机上的物料全部落入料箱，再关闭挑选机和总电源开关。

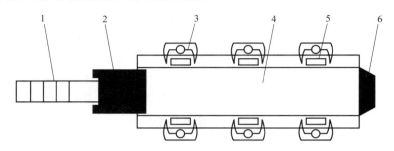

图 7-2　机械化挑选机

1—上料机；2—匀料器；3—工人；4—输送机；5—落料斗；6—出料口

7.3.2　风选设备

（1）风选原理　风选是物料（混合物）因存在质量或体形（包括形状和尺寸大小）差异，在适当风力作用下产生不同位移将物料与杂物分离的过程。风即空气流，物料在空气流作用下会产生一个沿空气流方向的作用力，简称风力，风力大小取决于物料的形状与尺寸大小。相同质量、不同体形的物料产生的风力不同，将产生不同的加速度与位移；相同形状、不同质量的物料产生的风力基本相同，但产生的加速度与位移不同。中药材与杂物通常存在质量或体形差异，这种差异在风力作用下使药材与杂物产生不同的位移，产生的位移差别越大，药材与杂物就越容易分离。风选效果在很大程度上取决于药材与杂物的特性。适中的风力使药材与杂物产生的位移差别最大化，以便达到分离物料的目的。

风选效果的优劣主要体现在风选速度与风选率：

$$风选速度＝单位时间投料量即投料速度(kg/h)$$

$$风选率＝\frac{一次风选分离的物料}{理论风选分离的物料}×100\%$$

理论风选分离的物料可以采用低风选速度进行风选或进行多次风选获得。

图 7-3 是水平气流风选原理图。不同质量或不同形状物料在气流层的风力作用下产生水平速度 V_S 和水平位移 S。风速高、物料体形大，作用于物料的风力就大；气流层相对落地点越高，持续时间越长，物料产生的水平分速度与位移就越大。在相同的风速与同一高度的气流层下，不同形状、尺寸大小的物料都存在一定的迎风面积 S_0，迎风面积越大，作用于物料的风力就越大；质量越大，产生的水平加速度越小，水平速度 V_S 也越小，物料所产生的水平位移 S 就越小。水平气流风选是根据物料在各种相关因素的作用下所产生的不同位移进行选别，可用以下公式表示：

$$S∝\frac{FS_0H}{m}$$

式中，F 为风速；S_0 为物料迎风面积；H 为气流层相对高度；m 为物料质量。

当然，除了上述影响因素外，水平位移还与气流方向、风选箱形状、投料速度等多种因素密切相关，而且关系也十分复杂。如风选箱中心部位与边缘的风速存在差异，而且这种差异随风量的变化而变化，投料速度变化会影响气流方向的变化等。只有根据物料的质量与体形特性，选择适当的风量并控制投料速度，才能达到较好的风选分离效果。

图7-4是垂直气流风选原理图。不同质量或不同体形的物料在气流层风力的作用下，作用于物料上的风力大于物料自身重力的随气流上行被带出，小于物料自身重力的则下行，以分离不同质量与体形的物料。

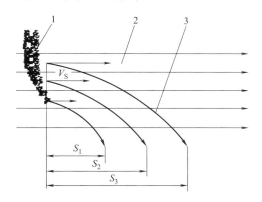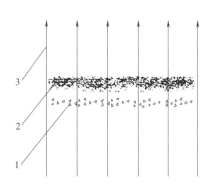

图7-3　水平气流风选原理图　　　　　　　　图7-4　垂直气流风选原理图

1—物料；2—空气流；3—物料运动轨迹　　　　1—下行物料；2—上行物料；3—空气流

水平气流风选主要用于药物净制与分级，垂直气流风选主要用于饮片包装前的净制，除去饮片中的药屑和生产过程中混入的毛发等，净制效果优于水平气流风选。

（2）风选机械　风选机械主要用于质量、体形差异大的物料，尤其是同等体形而质量差异大的物料，也可以对药材、半成品或饮片，按其体形大小分级，或除去药材、半成品、饮片中的药屑、棉纱、泥沙、毛发等杂物，具有生产能力大、成本低、设备投资和维护费用少的特点。

图7-5是变频卧式风选机的结构示意图，是水平气流风选原理在实际中的一个应用实例。欲风选的中药材经输送机输送带上的小料斗均匀连续地加入卧式风选机的振动给料机构中。变频器用于控制与调节风量、风速；吸风罩用于平衡风选箱内的空气压力，避免气流从出料口处排出；调节挡板偏转角度，可以调整相邻两出料口的出料量。通过控制物料流量，调节风量与风速，可以满足不同特性物料风选的需要，并能连续自动化作业。

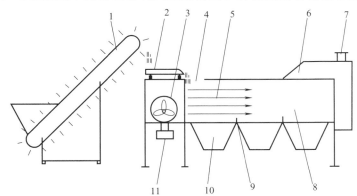

图7-5　变频卧式风选机的结构示意图

1—输送机；2—匀料器；3—风机；4—物料；5—空气流；6—吸风罩；7—吸风口；8—风选箱；

9—挡板；10—出料口；11—变频器

图 7-6 是变频立式风选机的结构示意图，是垂直气流风选原理的一个应用实例。药材经输送机提升输入立式风选机的振动送料器。药材在振动料斗中被散布后流向前方落下，振动料斗下方配置有变频离心式鼓风机。气流自下向上吹送，密度较大的物料，直接下落从重料出口流出，密度较轻的物料被气流顺管道吹向上方，根据物料的不同密度，较轻的吹向较远处的出口，较重的则从另一出口出料。

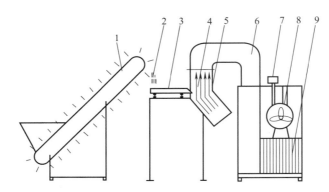

图 7-6　变频立式风选机的结构示意图
1—输送机；2—物料；3—匀料器；4—空气流；5—风选箱；6—风管；7—变频器；8—鼓风机；9—除尘器

输送机送料速度、振动给料斗的振幅以及变频离心风机鼓风量及风压均是无级可调的。风选机与输送机的相互位置，根据车间场地或操作需要可排列成"一"字形或"L"形。

立式风选机根据不同的使用要求及物料含杂质情况有两种使用方法。

① 除重法。主要目的是除去物料中的泥沙、石块、铁钉、铁屑等非药物的重杂质。使用时可以逐渐提高风机的风压与风量（风速），使物料能被吹向上方，从上出料口排出，而重杂质则不能被风吹走，直接下落从下面重料出口排出。

② 除轻法。主要目的是除去物料中的毛发、塑料绳头、草屑、细灰尘等较轻的杂质。使用时，可逐渐减小风压与风量（风速），直至物料在离开振动给料斗后，能直接下落至重料口处，不从上出料口处排出为止。此时，上出料口排出的将都是物料中上述较轻的杂质。由输送机控制物料流量，匀料器使物料均匀下落到风选箱进行风选，变频器用于控制与调节风量、风速。控制物料流量，调节风量与风速，可以实现不同特性物料风选的需要，并能连续自动化作业。

采用多次风选或将水平与垂直气流风选组合使用，可以提高风选效果。另外，对于药屑、灰尘等杂质，采用其他分离机械会污染生产环境，风选机械不仅能有效除去杂质，还可避免生产环境污染。

卧式或立式风选组在工作中由于输送机的出料口、振动给料斗的振动、离心风机对喂料口的反吹以及对几个出料口的排气，会将细小的粉尘排向周围环境，对车间工作环境造成一定的污染，因此在车间内应设置一些除尘或换气装置。在出料口处接扎上接料布袋可减少粉尘飞扬，或者将风选机组设置在空旷场地使用，以便及时散去粉尘。根据需要整机箱体、物料通道可用 304 或 1Cr18Ni9 不锈钢板或碳钢材料制成。

7.3.3　筛选设备

（1）筛选原理　筛选是物料（混合物）因存在体形差异，通过物料与筛网之间的相对运动将物料分离的一个过程，筛选效果的好差主要表现为筛选速度与筛选率：

$$筛选速度＝单位时间投料量即投料速度（kg/h）$$

$$筛选率 = \frac{一次筛选分离的物料}{理论筛选分离的物料} \times 100\%$$

理论筛选分离的物料可以采用较大幅度降低筛选速度进行筛选或进行多次筛选获得。

筛选工作原理如图 7-7 所示，把物料分布在筛网上，使筛网做往复振动或平面回转运动，由于物料的惯性使其与筛网之间产生相对运动，体形小于筛网孔的物料就会落到筛网面下，而体形较大的则留在筛面上，达到按物料体形大小分离物料的目的。物料与筛网的相对运动是筛选的必要条件，根据物料体形选择适当大小的网

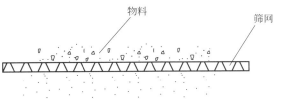

图 7-7　筛选工作原理图

孔进行筛选。物料与筛网相对运动的特性主要表现为物料与筛网的相对位移与速度，位移越大则筛选率越高，速度越高则筛选越快，但当速度达到某一极限时，筛选率反而会下降。

从理论上分析，往复振动式筛选物料与筛网只有一个方向的位移，而平面回转式筛选物料与筛网具有两个方向的位移，故平面回转式筛选的效果优于往复振动式筛选。如果将不同网孔尺寸的筛网自上而下按大到小组合，则可将物料按体形大小分级筛出。工业用的连续运行筛选设备，筛网面与水平面成一定的倾斜角，以便于体形大于网孔的物料自动排出。

（2）筛选机械　图 7-8 是三层四出式平面回转式筛选机工作原理图。电机通过皮带传动驱动偏心转轴，使筛床、筛网做平面回转运动，三层筛网从上到下依次由疏到密放置，物料在第一层筛网的高端投料，经一层筛网筛分的物料下落到第二层筛网进行二次筛分……直至完成三次筛分，在三层筛网面与底板排出不同体形的物料，达到筛选分级的目的。倾斜度调节机构用于调节筛选机、筛网面的倾斜度，使物料在筛网面上获得不同的下滑速度，以适应不同物料筛选的需要。

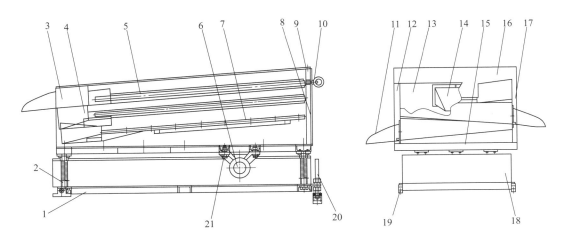

图 7-8　三层四出式平面回转式筛选机工作原理图

1—机架；2—压簧组件；3—上层出料板；4—中层出料板；5—筛网组合件；6—振动电机；7—底层出料板组件；8—筛床门；9—筛床后梁；10—环形螺母；11—中层、底层出料斗；12—侧板结合件（左）；13—筛床端面板；14—上层出料斗；15—筛床框架；16—筛床盖板；17—侧板结合件（右）；18—底座封板；19—前支脚组件；20—后支脚组件；21—防漏条压板

图7-9是一层二出口往复振动式筛选机工作原理图。电机通过皮带传动驱动曲柄连杆机构，使筛床、筛网沿支撑弹簧钢板的垂直方向做往复振动，物料在筛网的高端投料，经筛网筛分的物料落在底板上，在筛网面与底板排出不同体形大小的物料，达到筛选分级的目的。

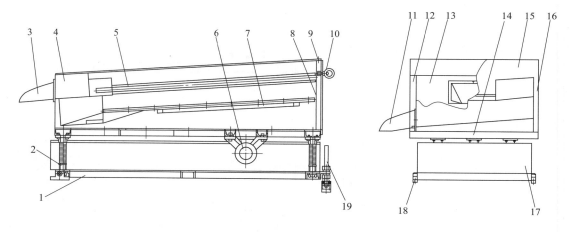

图7-9 一层二出口往复振动式筛选机工作原理图

1—机架；2—压簧组件；3—上层出料斗；4—上层出料板；5—筛网组合件；6—振动电机；
7—底层出料板组件；8—筛床门；9—筛床后梁；10—环形螺母；11—底层出料斗；12—侧板结合件（左）；
13—筛床端面板；14—筛床框架；15—筛床盖板；16—侧板结合件（右）；17—底座封板；
18—前支脚组件；19—后支脚组件

筛选物料的效果除了与筛网的运动方式（往复振动式、平面回转式等）、运行频率与幅度、筛网倾斜度有关外，还与筛网面上物料的堆积厚度、物料与筛网面的摩擦系数，物料的质量、形状与大小，筛网面长度、筛网开孔率有关。一般情况下，物料的堆积厚度越小，物料与筛网面接触就越充分，筛选率就高，但产量降低；物料与筛网面的摩擦系数大，如湿物料、含糖分或质软的物料，需要提高筛网运行幅度才能达到较好的筛选效果；质量大，体形趋向于圆形或立方形的物料与筛网容易产生相对位移，有利于筛选；筛网面长、筛网开孔率高，则筛选率提高。

筛选机械的用途：一是对原药材按体形或大小进行分级；二是去除夹杂在原药材中体形与原药材不同的杂质，如泥沙等；三是在饮片切制过程中分离出较大尺寸部分，以便进行再次切制；四是分离炒制饮片的固体辅料、药屑或饮片干燥后的药屑。往复振动式筛选机的运行频率较高而幅度较小，适合于体形较小饮片的筛选，如干燥、炒制后的饮片。平面回转式筛选机的运行频率相对较低而幅度较大，适合体形大、与筛网面摩擦系数大的药材、饮片的筛选，如原药材筛选、切制过程中的分级筛选。

用振动筛筛选粉尘较大的物料时，会影响车间的环境，可在振动筛床上安置吸尘罩或把筛床上面封闭起来留出加料口及排尘口，以减小扬尘面积，减小对环境的污染。

7.3.4 水选设备

（1）水选原理 水选是利用水的浸泡、溶解、卷离等作用，使附着在药材表面的杂物脱离。

（2）水选机械

① 洗药池。图7-10为洗药水池和不锈钢制洗药水槽结构示意图。洗药水池通常由混凝土制作，内衬不锈钢板。水池底部的排水管道与下水道相连，出口处装有放水阀，下水道上设置沉淀池，避免泥沙堵塞下水道，进水管道上装有流量计、进水阀，可以控制进水与显示用水

量。水池的一个侧面通常设有小门，以方便药材用小车装载。小容量水池宜采用不锈钢板直接焊制成水槽，便于维护与日后移动，除侧面开门外，其余结构、配置与水池基本相同。

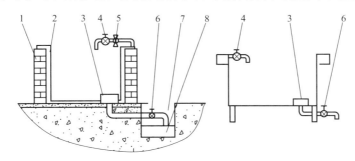

图 7-10　洗药水池和不锈钢制洗药水槽结构示意图

1—砖墙；2—不锈钢面板；3—放水口网罩；4—进水阀；5—流量计；6—放水阀；7—排水沟；8—沉淀池

利用水池进行洗药通常先放入药材再放水，水槽洗药可以先装药材再放水，也可以先放水再装药材，清洗过程中均由人工翻动、搅拌药材，以提高清洗效果。

② 转鼓式循环水洗药机。图 7-11 是一种转鼓式循环水洗药机的结构与工作原理图。洗药机的主体部分是一壁面开有许多小孔的鼓式转筒，由电机通过皮带直接驱动转筒旋转。转筒下部是"V"形水箱，"V"形水箱的水经过泥沙过滤器由水泵将其增压，通过喷淋管、喷嘴喷向转筒内的药材。由于转筒部分浸入水箱，药材被充分浸泡，再通过喷淋水冲刷、转筒旋转使药材相互摩擦等作用，附着在药材表面的杂物脱落并残留在水中，达到清洗药材的目的。

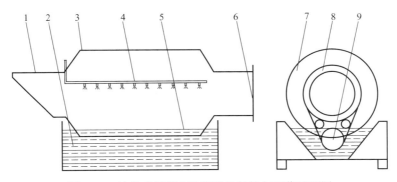

图 7-11　转鼓式循环水洗药机的结构与工作原理图

1—进料口；2—水箱；3—鼓式转筒；4—喷淋管；5—水平面；6—出料口；7—洗药筒；8—传动带；9—电机

用水浸泡、溶解附着在药材表面的杂物是水洗药材的必要条件，提高洗药机喷淋水的冲刷力，增强药材之间及药材与转筒的摩擦作用，加强人工翻动、搅拌药材等，都十分有利于洗净药材。水浸泡附着在药材表面杂物的同时也浸泡了药材，可能导致有效成分流失，增加后续干燥能耗。为避免伤水，可采用提高转筒旋转速度、缩短水洗时间等方法进行抢水洗药，缩短药材被水浸泡的时间。

洗药机一般适合于形状规则、形态短小、不易缠绕的药材的清洗，生产效率高、清洗均匀、不易伤水。水池、水槽一般适合于形状复杂、形状细长等药材的清洗，生产效率低、劳动强度大、清洗时间长、药材含水率高。

7.3.5　干洗设备

（1）干洗原理　干洗是对药材表面进行机械摩擦、挤压，使吸附、黏合、嵌入、夹带在药材表面、缝隙的杂物或药材自身表皮脱落并分离的一种方法。

（2）干洗机械　图7-12是转筒式干洗机的工作原理图。药材从进料口投入，转筒内壁装有螺旋板，当转筒做正向旋转时螺旋板将药材推入转筒内，转筒横截面形状可以是圆形、方形或多角形，控制转筒旋转速度，使药材在转筒内翻滚，利用药材之间、药材与筒壁之间的挤压、摩擦等作用，使吸附、黏合、嵌入、夹带在药材表面、缝隙的杂物或药材自身表皮剥离、脱落。转筒做反向旋转便将药材和杂物一起推到出料口处排出，经筛选得到干法净制药材。控制转筒运行速度与时间，可以达到理想的净制效果。转筒尾部连接的除尘器用于除去灰尘、净化作业环境。

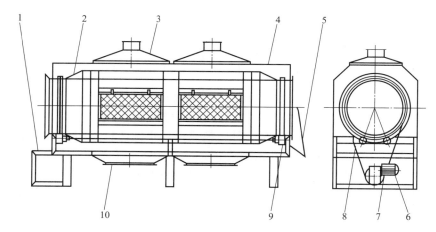

图 7-12　转筒式干洗机的工作原理图

1—机架；2—筒体；3—除尘罩；4—钣金；5—出料斗；6—电机；7—减速机；8—三角皮带；9—托辊；10—出灰口

这种药材干洗方式不用水，避免了用水清洗药材导致有效成分的流失，减少饮片厂的污水排放量。根据需要，接触药材的滚筒可用不锈钢或碳钢制造，滚筒形状可制成方形柱（XGF型）或六棱柱形（XGL型），有利于滚筒内物料翻滚、互相擦碰，物料不宜装得过多，一般装料体积为滚筒容积的30%左右。

7.3.6　磁选机械

（1）磁选原理　对外产生磁性的物质被称为磁性材料。在一些铁、钴、镍等金属和部分矿物中存在原磁体，在无外磁场作用时，这些原磁体排列紊乱，它们的磁性相互抵消，对外不显示磁性。当把磁性材料靠近含有原磁体的物质时，这些原磁体在磁性的作用下整齐地排列起来，与磁性材料相互吸引。中药材不存在原磁体，也就不会被磁性材料吸引。中药材的磁选是利用磁性材料能够吸附含有原磁体的物质，将药材与杂物进行分离的一种方法。

磁选的目的，一是除去药材或饮片中的铁屑、部分含有原磁体的砂石等杂物以净制药材或饮片；二是除去药材中的铁丝等金属杂物，保护切制、粉碎等加工机械和人身安全。由于砂石中所含的原磁体较少，需要用强磁性材料才能除去。

（2）磁选机械　图7-13为带式磁选机和棒式磁选机的工作原理图。磁选机由振动送料和磁选两部分组成。振动送料部分将物料均匀地撒落到输送带或磁选箱，进行筛选。其中，棒式磁选机的磁选箱均匀地安装了磁棒，当物料受重力作用下落，经过磁选箱时，含原磁体的杂质受强磁力作用被吸附在磁棒上，物料则通过磁选箱进入料筐，使杂质与物料自动分离。被吸附在磁棒上的杂质，由人工定期进行清除。带式磁选机的一只轧辊具有强磁性，当物料在输送带上经过强磁性滚轴时，含原磁体的杂质受磁力作用被吸附在输送带上，其他物料在重力作用下经出料口排出，而吸附在输送带上的杂质继续沿着滚轴圆周转动到滚轴的下方，随着滚轴继续旋转，吸附在输送带上的杂质远离磁性滚轴，当吸引力小于杂物重力时，杂质便脱离输送带，下落在杂物出料口排出，实现金属杂质与物料的自动分离。

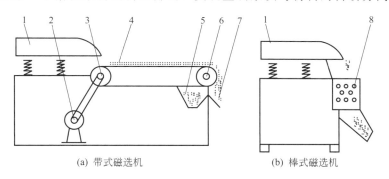

(a) 带式磁选机　　　　　　　　　　(b) 棒式磁选机

图 7-13　带式磁选机和棒式磁选机的工作原理图

1—振动匀料器；2—电机；3—主动辊轴；4—输送带；5—磁性杂物出口；6—磁性辊轴；7—出料口；8—磁棒

7.4　净制实例

中药材来源复杂，药用部位形状大小不同，非药用部位的质地、含量多少也不相同，因此需要根据药材质地与性质，确定产地加工及净制的工艺和设备。

7.4.1　果实、种子类药材

果实、种子类药材一般需要去除果皮，附带果核、枝梗等非药用部位也需要去除。

7.4.1.1　设备选配

果实种子类药材常含有泥土灰尘，因此果实种子类药材净制过程一般需要挑选去除非药用部分，需配备风选设备去除泥土、灰尘及干瘪不饱满者；配备筛药设备分开大小；表面带有泥土者还需要抢水冲洗，需要配备洗药机。

7.4.1.2　果实、种子类药材产地加工与净制实例

紫　苏　子

【药材来源】本品为唇形科植物紫苏 *Perilla frutescens* (L.) Britt. 的干燥成熟果实。

【炮制方法】

（1）净选　① 挑选：称取紫苏子药材置挑选工作台上，人工挑出杂质。② 清洗：用清水冲洗挑选好的紫苏子，除去泥土等杂质。

（2）干燥　将紫苏子摊放在烘箱，控制温度干燥。

（3）包装　取紫苏子饮片，按每包 1kg 称重，装入相应的塑料包装袋内，封口，贴上标签。

【质量要求】呈卵圆形或类球形，直径约 1.5mm，表面灰棕色或灰褐色，有微隆起的暗紫色网纹，基部稍尖，有灰白色点状果梗痕。果皮薄而脆，易压碎。种子黄色，种皮膜质，子叶 2，类白色，有油性。压碎有香气，味微辛。水分不得过 8%，以干燥品计迷迭香酸含量不得少于 0.25%。

【炮制作用】紫苏子辛，温。归肺经。具有降气消痰、止咳平喘、润肠通便的功能。紫苏子生用润肠力专，多用于肠燥便秘或气喘而兼便秘者。经净制，除去杂质。

草　果

【药材来源】本品为姜科植物 *Amomum tsao-ko* Crevost et Lemaire 的干燥成熟果实。

【炮制方法】

（1）炒制　启动自控温鼓式炒药机（或微机程控炒药机），调整温度，取净草果置转桶中，控制温度和时间，炒至药材表面焦黄色并微鼓起，取出，摊凉。

（2）净选　①去壳：用挤压式破碎机使草果壳与草果仁分离。②风选：使用变频卧式风选机吹去草果壳。

（3）过筛　净选后的草果仁过孔径 3mm 筛。

【质量要求】呈圆锥状多面体，直径约 5mm；表面棕色至红棕色，有的可见外背残留灰白色膜质的假种皮。种脊为一条纵沟，尖端有凹状的种脐。胚乳灰白色至黄白色。有特异香气，味辛、微苦。

水分不得过 10.0％，总灰分不得过 6.0％，挥发油含量不得少于 1.0％（mL/g）。

【炮制作用】草果味辛，性温。归脾、胃经。具有燥湿温中、除痰截疟的功能。草果仁辛香燥烈，燥湿散寒作用较强。加热炒制，便于使草果壳与草果仁分离，除去皮壳，提高疗效。

使　君　子

【药材来源】本品为使君子科植物使君子 *Quisqualis indica* L. 的干燥成熟果实。

【炮制方法】净选。

① 压扁：称取使君子药材，使用破碎机砸碎外壳。

② 挑选：将压扁后的使君子置挑选工作台上，去壳，人工挑出壳及杂质。

【质量要求】呈长椭圆形或者纺锤形，长约 2cm，直径约 1cm。表面黄白色，有多数纵皱纹，有时可见残留有棕褐色种皮，气香，味微甜。

本品种子含葫芦巴碱不得少于 0.20％。

【炮制作用】使君子甘，温。归脾、胃经。具有杀虫消积的功能。使君子仁与带壳使君子功用相同，入煎剂可直接用使君子捣碎入药，使君子仁多入丸、散剂或嚼食。生品以杀虫力强。经净制，除去外壳及杂质。

7.4.2　全草、叶、花类药材

7.4.2.1　设备选配

全草、花叶类一般密度较小，产地包装将其压实打捆，以便运输。净制前，需要首先将其打包松动，然后挑选除去杂质，必要时要进行清洗，需配备洗药设备。比较大的叶片要软化切制、干燥后包装。

7.4.2.2　全草、叶、花类药材产地加工与净制实例

大　青　叶

【药材来源】本品为十字花科植物菘蓝 *Isatis indigotica* Fort. 的干燥叶。

【炮制方法】

（1）净选　①挑选：称取大青叶置挑选工作台上，人工挑出杂质。②水洗：挑选后大青叶用循环水洗药机洗去尘土杂质。

（2）软化　将水洗后的净大青叶放置适当时间，使达软化要求。或用水喷淋后，放置适

当时间，使达软化要求。

（3）切制　启动高速截断往复式切药机，将净大青叶切成规格为 5～10mm 的段。

（4）干燥　将大青叶饮片摊放在烘干箱，控制温度和时间干燥。

（5）过筛　将大青叶饮片过孔径 2mm 筛。

【质量要求】为不规则的碎段，叶片暗灰绿色，叶上表面有的可见色较深稍突起的小点；叶柄碎片淡棕黄色，质脆，气微。味微酸、苦、涩。

水分不得过 10.0%，浸出物不得少于 16.0%，本品按干燥品计算，含靛玉红不得少于 0.020%。

【炮制作用】大青叶，苦，寒。归心、胃经。清热解毒，凉血消斑。用于温病高热，神昏等。经净制，除去杂质，切段，便于调剂和制剂。

重点小结

重　　点	难　　点
1.中药材产地加工的目的。 2.中药材产地加工的原则。 3.净制的方法。	产地加工与净制设备的工作原理。

复习题

1.简述中药材产地加工、净制的目的。

2.简述中药材产地加工、净制的方法。

3.举例说明中药材产地加工、净制的质量要求。

第8章

切制与粉碎

学习目标：

1. 掌握饮片切制的概念，饮片切制的目的，软化方法，饮片类型及选择原则。

2. 熟悉饮片切制方法与操作注意事项。

3. 了解饮片切制浸润工艺改革进程。

将净选后的中药材进行软化，并切成一定规格的片、丝、块、段等，可供中医临床调配处方或中成药生产，这一过程称为饮片切制。

饮片切制的目的：

（1）便于有效成分煎出 由于中药材切制成饮片后，与溶剂的接触面增大，故可提高有效成分的煎出率。饮片具有"细而不粉"的特点，可避免药材细粉在煎煮过程中的糊化、粘锅等现象。

（2）利于炮炙 药材切制成饮片后，在炮炙时便于控制火候，受热均匀。还有利于药物与各种辅料的均匀接触和吸收，提高炮炙效果。

（3）利于调配和制剂 药材切制成饮片后，体积适中，方便配方。在制备液体剂型时，利于有效成分煎出；制备固体剂型时，便于进一步粉碎，从而使处方中的药物比例相对稳定。

（4）便于鉴别 对性状相似的药材，切制成一定规格的片型，显露其内部组织结构特征，有利于鉴别，防止混淆。

8.1 中药材的软化及设备

干燥的药材进行饮片切制时，需使其吸收一定量的水分，使药材质地由硬变软，利于切制。干燥的药材切成饮片前所采取的水处理过程，称为软化。一般采用冷浸软化和蒸煮软化。冷浸软化可分为水泡润软化、水湿润软化；蒸煮软化可采用热水㷛和蒸煮处理。

药材经过软化，可减少切制时的破碎，保持片型整齐，外表均匀，平整美观，防止软硬不匀及有效成分的大量损失，因此，水处理软化药材的原则为"少泡多润，药透水尽"。

8.1.1 常用软化处理方法

将净选后的药材经过淋、洗、泡、漂后配合润法，使药材外部的水分逐渐渗入到药材组织内部，达到内外湿度一致、利于切制的目的。

（1）淋法 亦称喷淋法，即用清水喷淋或浇淋药材进行软化的方法。操作时，将洁净的原药材散开竖放，用水自上而下均匀喷淋，根据药材质地，一般喷2~4次后，适当润制，使水分渗入药材组织内部，至内外湿度一致，软硬适宜时即可切制。本法多适用于气味芳香、质地疏松的全草类、叶类、果皮类和有效成分易随水流失的药材，如薄荷、荆芥、佩兰、香薷、枇杷叶、陈皮等。

注意事项：①淋法处理药材应注意防止堆积过密、返热烂叶，每次软化药材量，以当日切完为度，切后应及时干燥。②用淋法处理后仍不能软化的部分，可选用其他方法再进行处理。

（2）洗法　又称抢水洗或淘洗法，即将药材用清水洗涤或快速洗涤进行软化的方法。操作时，将药材投入清水中，经淘洗或快速洗涤后，及时取出，稍润，即可切制。由于药材与水接触时间短，故又称"抢水洗"。适用于质地松软，水分易渗入、有效成分易溶于水及芳香药材。如五加皮、瓜蒌皮、细辛等。

注意事项：在保证药材洁净和易于切制的前提下，要求操作迅速，尽量缩短洗涤时间，以避免药材"伤水"和有效成分流失。

（3）泡法　是将药材用清水浸泡一定时间，使其吸入适量水分的方法。操作时，先将药材洗净，再注入清水至淹没药材，放置一定时间后（视药材的质地、大小和季节、水温等灵活掌握，中间不换水），捞起，润软，再切制。适用于质地坚硬、水分较难渗入的中药材，如泽泻、三棱等。

体积粗大、质地坚实者，浸泡的时间宜长些；体积细小、质轻者，浸泡的时间宜短些。春、冬季节浸泡的时间相对宜长些；夏、秋季节浸泡的时间则宜短。质轻遇水漂浮的药材（如枳壳、青皮等），在浸泡时，要压一重物，使其泡入水中。本着"少泡多润"的原则，以软硬适度、便于切制为准。

另外，某些动物类药材（如龟甲、鳖甲等）也可采取泡法。即将药材置缸内，放水淹过药面，加盖泡之，中间不换水。由于微生物繁殖，造成筋膜腐烂，使附着的筋、肉、膜、皮等便于去除，而留下所需要的骨质。

（4）漂法　是将药材用多量水多次漂洗的方法。操作时，将药材放入大量的清水中，每日换水2～3次。漂去有毒成分、盐分及腥臭异味。本法适用于毒性药材，如川乌、草乌、天南星、半夏、附子等；还适用于盐腌制过的药材及具腥臭异常气味的药材，如肉苁蓉、昆布、海藻、紫河车等。

漂的时间可根据药材的质地、季节、水温而灵活掌握，以降低或去除其毒性、刺激性、咸味及腥臭气味为度。

（5）润法　是把泡、洗、淋过的药材，用适当器具盛装，或堆积于润药台上，以湿物遮盖，或继续喷洒适量清水，保持湿润状态，使药材外部的水分徐徐渗透到药材组织内部，达到内外湿度一致，利于切制的方法。适用于有效成分易溶于水的药材或质地较坚硬的药材。润药得当，既可保证质量，又可减少有效成分损耗，有"七分润工，三分切工"之说，可见润法是保证切制饮片质量的关键。润法的优点在于有效成分损失少，饮片颜色鲜艳，水分均匀，饮片平坦整齐，润后很少出现炸心、翘片、掉边、碎片等现象。

润法应注意：①润法时间长短应视药物质地和季节而定，如质地坚硬的需浸润3～4天或10天以上；质地较软的1～2天即可。夏、秋季宜短，冬、春季宜长。②质地特别坚硬的药物，一次不易润透，需反复闷润才能软化。如大黄、何首乌、泽泻、槟榔等。③夏季润药，由于环境温度高，要防止药材霉变。对含淀粉多的药材如山药、天花粉等，要防止发黏、变红、发霉、变味现象出现。一经发现，要立即以清水快速洗涤，晾晒后再适当闷润。

8.1.2　常用中药材软化设备

8.1.2.1　洗药设备

现全国洗药机生产厂家较多，主要有滚筒式（图8-1）、刮板式、履带式（图8-2）洗药机等几种类型。

（1）滚筒式洗药机　利用内部带有筛孔的圆筒在回转时与水产生相对运动，使杂质随水经筛孔排除，药材洗净后在另一端排出。

主要原理：圆筒内有内螺旋导板推进物料，实现连续加料。洗水可用泵循环加压，直接喷淋于药材。

适用于直径5～240mm或长度短于300mm的大多数药材的清洗。

（2）刮板式洗药机　利用三套旋转的刮板将置于浸出水槽内的弧形滤板上的药材搅拌，并推向前进。杂质通过弧形滤板的筛孔落于槽底。

主要适用于直径不小于20mm的颗粒药材。

（3）履带式洗药机　利用运动的履带将置于其上的药材用高压水喷射而将药材洗净。适用于长度较长的药材的洗净。

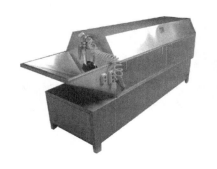

图8-1　滚筒式洗药机

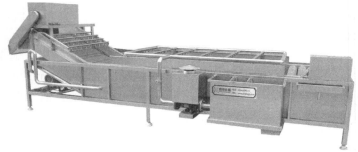

图8-2　履带式洗药机

从上述洗药机使用情况看，均不同程度地存在着净洗效果欠佳，污水排放不畅，耗水量大以及物料的输进、输出多数要靠人工输送、转运，劳动强度大等不足之处。中药洗净设备的研制，可根据各种药材形状的特点，采取分类集中的方法，分别研制相应的洗药设备。

因为中药品种复杂，形状各异，若要求用一台设备能适应各类药材的净洗，也是不可能的。所以根据药材的来源类别和形状特点，如根块类、茎枝藤条类、全草类、果实类，分别研制相应的洗净设备是完全有必要的。

8.1.2.2　浸润设备

传统的浸润设备多数为水池、水槽等，润药时间长，有效成分流失严重。另外，润药过程中污水的排放也会对环境造成污染。

为缩短切制工艺的生产周期，提高饮片质量，目前工业生产多采用中药润药机来浸润药材。润药机主要有卧式罐和立式罐两种。为加速药材的软化，可以加压或真空操作。

目前常用的润药设备有回转式全浸润罐、立式真空加温润药机和真空气相置换润药机。

（1）回转式全浸润罐　由浸润罐、水计量系统、真空系统、加压系统及控制系统等组成。该机利用减压抽真空的方法，抽出药物组织间隙的气体，使之接近真空，维持原真空度不变，将水注入罐内至浸没药材，再恢复常压，使水迅速进入药材组织内部，达到与传统浸润方法相似的持水量，将药材润至可切，以此提高软化效率，可收到较好效果。此法既节省了人力物力，同时又使药材美观，进水均匀，利于切制。

具体操作：将药材置浸润罐内，抽真空达-0.7MPa，静置30min后，开启进水阀门，按药材品种及重量加入一定量的水，每隔1～5min旋转一周，一般旋转3～5周，再加压至0.4MPa后，将主机设定到自动状态，约50min后出料。

　　该法操作时要注意减压、加压的压力和时间，以及自动旋转闷润的时间；药材量与加水量的比例需先进行试验，找出适当比例才能达到药透水尽、软化适宜的要求。

　　（2）立式真空加温润药机　将药物经洗药机洗净后，置于特制的容器内，利用真空泵抽出容器及药材内部的空气，然后通入蒸汽，使容器内温度上升，并维持一定时间，使药材在负压情况下，吸收热蒸汽，加速药材软化。使药材内外保持一定的温度及湿度，润至药材内外软硬适中利于切片为度，打开容器盖，取出药材，迅速切片。

　　此法能显著缩短软化时间，且药材含水量低，便于干燥，提高饮片质量，适用于遇热成分稳定的药材。

　　操作方法：药材经洗药机洗净后，自动投入圆柱形筒内，待水沥干后，密封上下两端筒盖，然后打开真空泵，使筒内真空度到 83.7kPa 时（即不到一个大气压），约 4min 后，开始放入蒸汽，这时筒内真空度逐步下降，温度逐步上升到规定的范围（可自行调节），此时真空泵自动关闭，保温 15～20min 后，关闭蒸汽（时间可根据药材性能掌握），然后由输送带将药材运到切药机上切片，每筒药材 15min 即可切完。

　　（3）真空气相置换润药机　工作原理是根据气体具有极强的穿透性的特点，将处于高真空下的药材通入低压水蒸气，使药材在低含水量的情况下，快速、均匀软化。采用适当的润药工艺，使药材在低含水量的情况下软硬适度，切开无干心，切制无碎片。该设备具有有效容积率高、软化效率高、软化效果好、药材浸润后含水量低、能避免有效成分流失的优点。真空气相置换润药机见图 8-3。

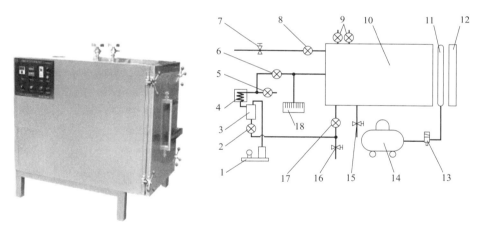

图 8-3　真空气相置换润药机

1—真空阀；2—出水阀；3—集水箱；4—冷凝设备；5—放空阀；6—真空阀；
7—外接进水阀；8—蒸汽阀（进水阀）；9—安全阀；10—真空润药箱；11—密封条；12—箱门；
13—充放气电磁阀；14—空气压缩泵；15—排水球阀；16—排污球阀；17—排污阀；18—真空表

8.2　饮片类型

　　饮片类型，是指根据药材的自然特点（质地、形态），结合各种不同需要（炮制、鉴别）和临床用药要求，将药材切制成的不同形状以及大小厚薄规格不一的类别。传统中药饮片类型主要依据其切制厚度、切制方法以及切成饮片的形状不同而进行划分。

8.2.1　按饮片切制厚度划分

　　（1）极薄片　厚度为 0.5mm 以下。对于木质类及动物骨、角质类药材，根据需要，入药时，可制成极薄片。如羚羊角、鹿角、松节、苏木、降香等。

（2）薄片　厚度为 1～2mm。适于质地致密坚实、切薄片不易破碎的药材。如土茯苓、川木通、白芍、槟榔、三棱等。

（3）厚片　厚度为 2～4mm。适于质地松泡、粉性强、切薄片易破碎的药材。如茯苓、山药、葛根、防己、天花粉、泽泻等。

（4）丝　包括细丝和宽丝，细丝宽为 2～3mm，宽丝宽为 5～10mm。适于皮类、叶类和较薄果皮类药材。一般皮类药材，如黄柏、厚朴、桑白皮、陈皮等多切细丝；一般较大的叶类药材，如荷叶、枇杷叶、淫羊藿等多切宽丝。

（5）段　包括短段和长段，短段又称咀，一般为 5～10mm，长段又称节，一般为 10～15mm。适用于全草类药材，如荆芥、麻黄、薄荷、益母草等；此外，形态细长、成分易溶出的根类以及茎木类药材也常切成段，如党参、北沙参、怀牛膝、忍冬藤等。

（6）块　指近方形或不规则的块状饮片，边长 8～12mm。有些药材煎熬时，易糊化，需切成不等的块状，如葛根、茯苓、何首乌、商陆等。

8.2.2　按切制方法划分

（1）顶刀片　又称顶头片、横切片、圆片、横片，指将根茎药切面与切药刀成垂直方向所切出的横片，如白芍、白芷等药材横切的片，其片型为药材的横断面。

（2）顺刀片　又称顺片。将药材长轴与切药刀成平行方向所切出的片，如白术、川乌等。

（3）直片　先将药材横切数段再纵切成片，厚度为 2～4mm，适宜形状肥大、组织致密、色泽鲜艳和需突出其鉴别特征的药材。如大黄、天花粉、何首乌等。

（4）斜片　将药材与刀成一定倾斜度切制的片型，厚度为 2～4mm，适宜长条形而纤维性强或组织致密的条形药材。倾斜度小的称瓜子片，如桂枝、桑枝等；倾斜度稍大而药材较细者称柳叶片，如甘草、黄芪、川牛膝等；倾斜度大而体粗者称马蹄片，如鸡血藤、山药等。

8.2.3　按切成饮片的形状划分

为了突出药材及饮片的固有特征，在切制过程中，遵循切制的法度，掌握好恰当的切面，使饮片形如其物，并具有一种特殊形状，从而提高饮片的切制质量和商品质量，又称特型饮片。常见的特型饮片有：

（1）蝴蝶片　适用于不规则块根或菌类药材，如白术、川芎等饮片。川芎药材呈不规则结节状拳形团块，节盘突出，茎常数个丛生（近似并排分枝），中间高，两边低，顶（底）端有类圆形凹陷的茎（根）痕。以拳形正面为切面，纵切，厚约 2mm，饮片与蝴蝶相似而得名。

（2）凤眼片（鸡眼片）　指细条圆筒状皮类药材的横切薄片，中间有圆孔，形似鸡眼，如丹皮、枳壳等饮片。

（3）燕窝片　软化的某些药材以小刀逢中顺切一定深度去掉木心，将其内部向外翻转，形似燕窝，如天冬、麦冬等。

（4）盘香片　指卷筒形皮类药材的横切丝片，呈圆形盘状似蚊香，如厚朴。

（5）骨牌片　杜仲、黄柏等长方形片状药材，先切成长段，再纵切成片。

此外，还有一些其他的饮片类型，如肾形片、铜钱片、鬼脸片、纽襻片、阴阳片、双飞片等。

8.2.4　饮片类型的选择原则

饮片的厚薄、长短及粒度的大小、粗细与煎液质量均有着密切的联系，所以饮片类型的选择要遵循以下原则。

（1）质地致密、坚实者，宜切薄片。如乌药、槟榔、当归、白芍、木通等。

（2）质地松泡、粉性大者，宜切厚片。如山药、天花粉、茯苓、甘草、黄芪、南沙参等。

（3）为了突出鉴别特征，或为了饮片外形的美观，或为了方便切制操作，视不同情况，可选择切直片、斜片及特型饮片等。如大黄、何首乌、山药、黄芪、桂枝、桑枝、川芎、升麻等。

（4）凡药材形态细长，内含成分又易煎出的，可切制成一定长度的段。如木贼、荆芥、薄荷、麻黄、益母草等。

（5）皮类药材和宽大的叶类药材，可切制成一定宽度的丝。如陈皮、黄柏、荷叶、枇杷叶等。

（6）为了方便对药材进行炮炙（如酒蒸），切制时，可选择一定规格的块或片。如大黄、何首乌等。

其他不宜切制者，一般应捣碎或碾碎使用。

8.3　饮片切制方法与设备

根据饮片类型和加工量的不同，饮片切制方法目前主要有手工切制和机器切制。

8.3.1　手工切制

手工切制适用于特别讲究外形的饮片规格以及太软、太黏及粉质药材和贵重药材。手工切制可灵活加工各种规格、形状的饮片，有"薄如纸，吹得起，断面齐，造型美"的评价，更有"白芍不见边，木通飞上天，陈皮一条线，枳壳赛纽襻"的美誉。优点是操作方便、灵活，不受药材形状的限制，切制的片型美观、齐整、规格齐全，损耗率低，既能达到饮片切制目的，也是从事中药行业技术水平的标志。但是生产效率低，劳动强度大，费时费力，且加工数量少，不能适应临床的需要。

手工切制用的切药刀，全国各地不甚相同，但切制方法相似。

8.3.2　机器切制

随着现代化炮制机械的出现及应用，在不影响药效，便于调配、制剂的前提下，饮片切制更适合采用机械化生产，并应逐步向自动化生产过渡。机器切制生产能力大，速度快，节约时间，劳动强度减轻，生产效率高。机器切制多为横片、斜片、段、丝等。

目前，全国各地生产的切药机种类较多，主要有往复式切药机、旋转式切药机、多功能切药机三大类型。常用的药材切制加工设备有：①往复式切药机，包括摆动往复式（或剁刀式）和直线往复式（或称切刀垫板式）；②旋转式切药机：包括刀片旋转式（或称转盘式）和物料旋转式（或旋料式、离心式切药机）；③多功能切药机。

在此基础上，还有直切式切药机、变频往复式直线切药机、数控高速截断往复式切药机、纵片切药机、滚刀式切药机等。尽管名目较多，但其原理基本与三大类型切药机相同。现将三大类型切药机简介如下。

8.3.2.1　往复式切药机

（1）剁刀式切药机　也称金属履带往复式切药机。这种切药机结构简单，适应性强，采用偏心轮，使刀片高速往复运动，所以，速度快、力量大，为最常用的切制设备。适用于长条形药材的切制。如根、根茎类，全草类药材，但不适合颗粒状药材的切制。垛刀式切药机示意图如图8-4所示。

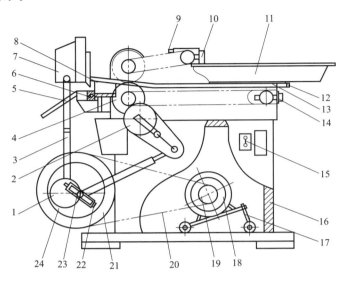

图 8-4　剁刀式切药机示意图

1—偏心轮；2—五星轮；3—支架杆；4—传动齿轮；5—出料斗；6—砧板；7—刀架体；8—出料口；
9—上输送链紧固螺丝；10—上输送链调节螺丝；11—料盘；12—撑杆调节螺丝；13—刀架撑杆；
14—下输送链调节螺丝；15—按钮开关；16—机壳；17—电动机底板调节螺丝；18—电动机；
19—小带轮；20—三角胶带；21—大带轮；22—偏心调节螺丝；23—偏心调节螺母；24—甩心盘

操作方法：将软化好的药材整齐均匀地排放在料斗上，再由人工将药材推送入输送链的入口，药材将被上、下做对滚运动的链辊压紧，由输送链把物料步进输送向刀口，对药材进行截切。切出药材的厚薄由步进机构上曲柄具有的偏心量决定，将偏心量减小则切片厚度变小，反之则片厚增大。切药中途若需停顿或欲退出刀门内的物料，可选停机，然后将五星轮上的手柄拨至"退"档，启动机器可将未切物料退出刀门。若将五星轮手柄拨至"停"档，则仅有切刀上下往复运动，输送链则不运动。生产中加料需加足，铺排应均匀，若遇超负荷，应立即停车。

（2）柔性带直线往复式切药机　该机一改以往剁刀式及剪切式切割药材原理，采用切刀做上下往复运动而物料由食品级橡胶带或聚氨酯带输送入刀口，切刀直接在输送带上切料，模仿在砧板上切料的原理切制药材。该机由杭州春江自动化研究所设计，于1998年率先在国内市场上推出，很快得到广泛应用。

该机由切刀做上下往复运动的刀架机构、输送带及同步压送机构、步进送料变速机构及机架传动系统等组成。该机结构见图8-5。

适用于精制饮片切制。该机切制的最薄片为0.7mm，最大长度为60mm。由于采用齿轮-棘轮机构进行步进式输送药材，送料尺寸十分精确，误差可以控制在切制尺寸的10%以内，能切制尺寸统一、片型整齐的精制饮片。将已经软化的药材整齐均匀地排布在输送带上，药材的长度方向与切刀面需垂直（否则易出现斜切现象），除草类、叶类药材外料层厚度不宜过高，一般为药材当量直径的2倍左右。为避免高速切制时切片被切刀粘连，在切刀下落时被切碎，可适当放慢切刀的速度。

也适用于颗粒饮片切制。将已经软化的药材堆放在输送带上，在理想情况下，经一次切制成片状饮片，经二次切制成条状饮片，再经三次切制便成为颗粒饮片。但在实际切制时药材不可能排布得非常整齐、均匀，因此经第三次切制的饮片需要筛选后进行再次切制，直到全部过筛为止。通常情况下，颗粒饮片的尺寸是指平均尺寸，颗粒饮片的最大和最小尺寸由筛网孔的大小决定，切药机的切制尺寸宜适当大于颗粒饮片的平均尺寸，一般为 10%～20%，这样可以减少切制的碎末，提高生产效率。

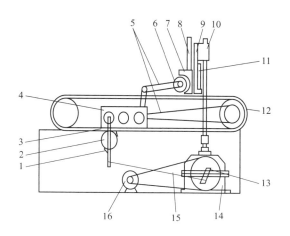

图 8-5　柔性带直线往复式切药机结构图

1—驱动爪；2—棘轮；3—制动钻；4—齿轮箱；5—链条；
6—小滚轮；7—L 形铝块；8—压送机构；9—装刀杆；
10—刀架机构；11—切刀；12—输送带；13—偏心块；
14—曲轴箱；15—连杆；16—电动机

特点：①该机可切药材种类适应范围广，如根茎、草叶、块根、果实类药材都可以切制。该机切药原理为"切刀＋砧板"方式，切刀直落在输送带上，切制片型平整，切口平整光洁，切制碎末较其他切制方法少 5%～8%。②切刀运动与输送带运动得到较好配合，不会产生切刀下切时物料还在运动的情况，采用齿轮-棘轮机构进行步进式输送药材，故切片尺寸准确、片型好、成品得率高。③输送带替代输送链，物料输送面平整光滑，避免了药材的嵌塞、漏料等弊病。④该机的电动机带有变频调速器，因而电机转速可以无级调速，用户可以根据药材的物理性能、切片厚度、产量调节合适的切制速度。但调至最高工作频率时截切药材的片厚（长度）应限制在 6mm 以下，切制料段长度越长，切刀的工作频率（电机转速）应越低。⑤机器运转时，应注意防止物料漏入下侧输送带上，应及时清理，尤其对一些黏性的药料，粘在输送带内侧，不及时清理会带到前面的主动输送带轮表面上，引起砧切面抬高而切伤输送带。⑥该机可配用切制颗粒饮片的专用成形刀具，可切制出 4～12mm 见方的颗粒饮片。

（3）高速万能截断机　该机是在直线往复式切药机的基础上改进而成的，具有易清洗、不漏料、噪声小等特点。

整机由上、下往复运动的切刀机构、输送带及同步压送机构、送料曲柄摇杆机构及机架与传动系统组成。机器结构简图见图 8-6。

该机除具有与直线往复式切药机相同的特点外，还具有以下特点：①切制尺寸无级可调，以适应各种不同切制尺寸的需要。②采用逆止器作步进送料机构，机器噪声比直线往复式切药机低 5dB(A) 以上。③该机有一个整体料斗使输送切制部分与机器、其他部分隔开，物料不易落入传动部位，使机器更容易清理，甚至可以用水冲洗，而且减少了药物的切制损失，更符合 GMP 要求。

8.3.2.2　旋转式切药机

这种机器分为动力、推进、切片、调节四部分。适宜于颗粒类药物的切制，不适宜全草类药物切制。目前，旋转式切药机主要有转盘式切药机和旋料式切药机两种。

（1）转盘式切药机　也称金属履带转盘式切药机。圆盘刀盘式内侧有三片切刀，切刀前侧有一固定的方形开口的刀门。切制时，利用挤压式输送链将物料送至刀口，与旋转刀盘成垂直角度，利用刀盘的旋转将输送的物料切成片状。转盘式切药机结构简图如图 8-7 所示。

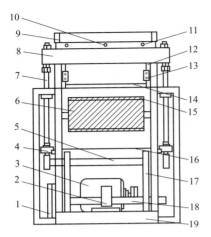

图 8-6   高速万能截断机结构简图

1—大带轮；2—平衡块；3—电机；4—导向
组件；5—连杆轴；6—前滚轮；7—连架杆；
8—刀架梁；9—压送导柱梁；10—启动按钮；
11—停止按钮；12—装刀杆；13—压刃块；
14—切刀；15—输送带；16—接水盘；17—
连杆；18—曲轴；19—机架

据需切饮片的片厚，调整好转盘上刀盘压板与刀口的距离、刀口与刀门出口的距离，应调整在 0.5～1mm 间，然后调整变速箱手柄到相应切片厚度位置。经过润药软化的药材均匀地排放在进料盘上，由人工将药材推送输送链的入口，药材被上、下输送链压送进入刀门，刀门相当于定刀口，转盘刀相当于动刀，药材被输送链推出顶着刀盘压板，动刀截切得到预先调节好的一定片厚的饮片。

通过电磁无级调速电机的变速来调节切片厚度，主要适用于切制各种规格块状类药材及软硬性、纤维性根茎类等药材。

（2）旋料式切药机   采用全新的"动料定刀"式切制原理，工作原理是物料从高速旋转的转盘中心孔投入，在离心力的作用下滑向外圈内壁做匀速圆周运动，当物料经过装在切向的固定刀片时，被切成片状，被切下的切片顺着刀刃口的切向飞向出料口。采用固定刀片切制旋转物料的方式，适合根茎类、果实类药材的切片和精制饮片加工；不宜切坚硬、球状及黏性过大的药材。

旋料式切药机操作方法：将经过软化的块、段状药材喂入进料斗，经投料口进入转盘中心，进入盘中的物料被转盘高速带动，物料自身质量产生的离心力把物料甩向四壁，在转盘上推料块的推动下，物料被推向定子上的刀口，被切下的切片顺着刀刃口的切向飞向出料口。

旋料式切药机外形及结构原理见图 8-8 和图 8-9。

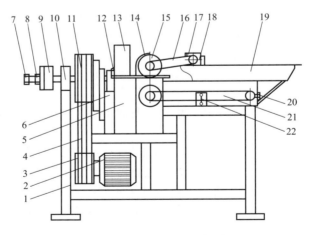

图 8-7   转盘式切药机结构简图

1—机架；2—电动机；3—小带轮；4—三角胶带；5—减速箱；6—被动轴；7—切刀盘驱动机构；
8—主动轴轴承；9—调节螺母；10—小螺母；11—顶头螺钉；12—变速手柄；13—刀盘防护罩；14—齿轮防护罩；
15—传动齿轮；16—上输送链；17—上输送链紧固螺母；18—上输送链调节螺钉；19—进料盘；
20—下输送链调节螺钉；21—下输送链；22—电器按钮开关

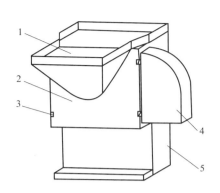

图 8-8 旋料式切药机外形图
1—进料斗；2—料斗前盖门；
3—料斗盖扣；4—出料口；
5—机架

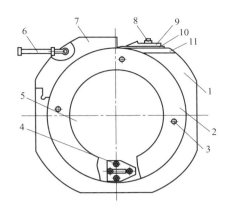

图 8-9 旋料式切药机结构原理图
1—固定外圈；2—转盘盖板；3—盖板螺母；4—推料块
（共 4 块）；5—转盘；6—活动外圈调节螺栓；7—活动外圈；
8—压紧螺母；9—压刀块；10—刀片；11—外圈镶块

特点：①该机切药原理为旋片式切削，切片厚度调节方便可靠，物料产生的离心力、切制力与料自身质量成正比，故具有自适应性，单机产量高；②整机由于动力传动方式简单，结构相当紧凑，设备占地面积小，结构部件少，运动件平衡，运转稳定，操作方便，故障少，易清洗及保养，免维护性好；③该机适用于切制根茎、果实、大粒种子及块状物料，如川芎、泽泻、半夏、元胡、生（熟）地、玄参、生姜、芍药等或类似的药材，生产率高；④该机切制物料的部位具有随机性，环状或块状物料尽管切片厚度可以保持均匀一致，但初始切片的面积较小，随着被旋切表面的增大，切片面积会增大，因而切片的大小不太均匀。

8.3.2.3 多功能切药机

多功能切药机属于小型的中药切片机，整机体积小、重量轻，便于搬动及携带，多用于切制少量药材或贵重药材，有不少小型的多功能切药机被一些中药房配置使用。中药材被加工后尤其是切碎混合后，难以鉴别其质量及真伪，有所谓"膏丸丹散，神仙难辨"之说。面对目前的中药市场极不规范，假药、劣药横行的现状，中药房配置这类小型的多功能切药机，可以现货经鉴别现场切片、加工，顾客可以购得信得过的放心饮片。

这种切药机的主要特点是药材切制过程为填入式，无机械输送；根据药材形状直径选择不同的进药口，转盘旋转切刀将物料切成柳叶片、瓜子片、指甲片等片状。具有成品率高，对药材耗损小，切口平整、光滑，调整方便，设备安全性和免维护性好，使用成本低等优点。适用于根茎、块状及果实类中药材，加工切制为圆片、直片以及多种规格斜形饮片。

切制原理其实与前述的转盘式切药机一样，只是将转盘及切刀轴线由卧式改为立式，没有转盘式切药机的输送装置，改为用手工输送切片，一般在转盘上呈 180°方向上装有两把切刀，进药的输送口一般开有多种形式：竖直进药、不同倾斜角度进药及方管或圆管状进药口等。为安全起见，防止手送药时误将手指送入下面的转盘刀口伤手，该机还配备有各个与输药口形状相应的送药压手柄，以便将药材料头全部切净。可调节切刀与刀下的刀盘压板之间的距离，刀盘压板联有调整螺杆，其手柄伸出在台面上方，与之相配的螺旋副则固定在机架上，旋转调整螺杆手柄即可方便地改变切片厚度。经切过的饮片就从切刀盘下方落到下面的接料斗内。切药机的电动机功率通常较小，不超过 1kW，一般多在 0.5kW 左右或在 0.5kW 以下，可以根据需要使用单相 220V 或三相 380V 的电源。

此外，目前市场上有同类型切药机。主要有以下几种：高效截断机、数控直切式切药机、直切式切药机、数控高速裁断往复式切药机、液压截断机、互动式切片机、离心旋料式切片机、智能切片机。

8.4 粉碎方法与设备

粉碎是借助机械力将大块固体物质碎成适当细度的操作过程。

中药粉碎的目的：

① 增加药物的表面积，促进药物的溶解与吸收，提高药物的生物利用度；

② 便于调剂和服用，加速药材中有效成分的浸出或溶解；

③ 为制备多种剂型奠定基础，如混悬剂、散剂、片剂等。

8.4.1 粉碎方法

中药的粉碎方法较多，所使用的工具也各不相同。一般可分为干法粉碎和湿法粉碎两大类。

8.4.1.1 干法粉碎

把干燥的药物直接置于粉碎器械中进行粉碎。如果药物过于湿、软不易粉碎，可将药物先干燥至含水量在 5% 以下，然后再予粉碎。过于粗大的药物应首先加工成小块，以便粉碎。含油脂较多的药物，按处方要求先除去油性或混合其他药物（可以吸去油性的药物）共同进行粉碎。有的药物必须炮制后方可粉碎。

（1）混合粉碎法 将加工炮制后的药物按其性质，混合在一起后粉碎的一种方法。此法可避免有些药物由于黏性或油性给粉碎过程带来的困难。如党参、麦冬等药物可与粉性强的天花粉、山药、茯苓等混匀后粉碎。

（2）分别粉碎法 即对软、硬度不相同或性质各异的药物分别进行粉碎的一种方法。此法又分为串碾法、兑碾法、掺碾法、串油法、配碾法和单独粉碎法多种。

① 串碾法。凡是处方中含有质地松软而黏性较强的药物，如生地、玄参、党参等，所占比例又较大，无法与其他药物混合在一起粉碎时，可先将其他粉性较强的药物粉碎成"粗粉"，然后再提取部分粗粉与上述的软、黏药物混合，共同串碾成块状或颗粒状，随后进行干燥处理。待药物完全干燥后立即粉碎至所需程度。

② 掺碾法。又称串油法。凡处方中含有较多量的油脂性药物，如火麻仁、杏仁、瓜蒌仁、郁李仁等，应先将其粉碎成泥状，再将处方中的其他药物粉碎成粗粉，使其用来吸收上述药物的油性，然后粉碎至所需程度。

③ 配碾法。即将处方中剂量最小的药物另行粉碎成细粉后，再加入其他经碾磨后相等的药物碾匀，直到全部混合均匀，色泽完全一致后取出。由于此法可碾细和使药物混合均匀，较适用于贵重及毒剧药物的粉碎。

④ 单独粉碎法。即将处方中的药物单独粉碎后过筛，再将它们的细粉混合均匀。此法适用于树脂、胶质、贵重、芳香、毒剧及体积细小的种子类药物。

（3）蒸制后粉碎法 即按处方要求将含有树脂、动物及大量糖分的药物（有的喷洒上适量的黄酒），放于炉火之上加热蒸制后放凉备用。另外，将其他不宜蒸制的药物粉碎成粗粉，再与蒸制后的药物拌匀，经过适当的干燥后，粉碎成所需程度。

8.4.1.2 湿法粉碎

将处方中的药物置于粉碎容器中，并放入适量的水或其他溶液进行粉碎。水或者溶液可以渗透到药物表面上细小的裂痕中去，从而降低药物本身的密度，使药物较容易粉碎。

（1）水飞法 即利用药物的粗细粉末在水中的悬浮性不同来分离或提取细粉。此法主要适用于某些不溶于水的矿物类及毒剧药物。如雄黄、朱砂、蟾酥、滑石、珍珠等原药材。

（2）湿润法 即将处方中的药物置于被湿润后的粉碎容器中，或者在药物上洒少许的清水或其他溶液后再进行粉碎。此法主要适用于一些芳香开窍及带有刺激性的药物。如冰片、樟脑等。

8.4.1.3 其他粉碎方法

在中药粉碎中，常遇到一些难以粉碎的药材。含黏液质、糖分或树脂等成分的黏性药材，如生熟地、山萸肉、桂圆肉、枸杞子、人参、麦冬等；含油脂性成分的油性药材，如柏子仁、酸枣仁、苦杏仁等；动物皮、骨、角熬制的胶类药材，如阿胶、龟胶、鹿角胶等。

（1）黏性药材 对复方制剂中的黏性药材，可先将其他药材混合粉碎成粗粉，然后加入黏性药材混匀，再粉碎 1 次，可达到粉碎的目的。当单独粉碎或复方制剂中黏性药材过多时，可采取烘干后取出碾压再烘干的反复操作方法，尽量除去药材中的水分，可收到理想的粉碎效果。如果含挥发性或不耐热成分的药材使用上述方法仍难粉碎，则将药材置冰柜内冻透（－10℃以下），取出立即粉碎，可收到较好的粉碎效果。

（2）油性药材与胶类药材 对复方制剂中的油性药材或胶类药材，可先将其他药材混合粉碎成细粉，并将油性药材碾压成饼，或胶类药材碾碎，然后与细粉混匀，再粉碎 1 次即可。油性药材单独粉碎或在复方制剂中含量过多时，可先将其干燥、碾压成泥，加适量固体稀释剂混匀，置冰柜内冻透（－10℃以下），取出立即粉碎，可达到粉碎的目的。胶类药材单独粉碎或复方制剂中含量过多时，可先将其干燥、碾碎，置冰柜内冻透（－10℃以下），取出立即粉碎，可收到理想效果。

以上三类中药材的粉碎方法，可根据制剂中药物的不同组成情况灵活选择应用，技术人员应熟练掌握这些方法，以达事半功倍之效。

8.4.2 粉碎设备

目前，用于饮片工业大生产的粉碎机械，主要有撞击式粉碎机、切错式粉碎机，粉碎、破碎两用机等。

（1）撞击式粉碎机 此类粉碎机的品种最多，有的是转子与定子上都装有固定的柱状的齿，因其是固定的，被粉碎的物料块大、稍硬都能损坏机器。使用较多的还是将粉碎室内壁设计成齿棱，转子上是能转动的甩锤或甩片，它们都是通过转子的高速运转，使物料与转子和定子或粉碎室内壁的齿棱高速撞击来完成粉碎的。粉碎室一端装有风叶，靠风叶产生的风力将较小的物料从筛孔或从能调节大小的缝隙中吹出。撞碎的过程易成粉。所以，此类粉碎机只适于粉碎细粉。

（2）切错式粉碎机 它的结构是粉碎室内有两个带齿的锥碗（形状像碗）水平扣压在一起，称为内磨扇和外磨扇。外磨扇固定，内磨扇由一穿过外磨扇的转动轴带动，物料在两磨扇间被切错碎。调节两磨扇间的距离，可控制粉碎的粗细。转动轴上有螺槽，起强迫进料作用，降低转速也不易造成阻塞。因此，它的转速在千转以下，打颗粒时，可比前种粉碎机减少细粉60%～80%，且颗粒均匀。对于油性的或软的物料也可进行破碎，所以它更适于破碎颗粒。

由于该机的粉碎是以切错的形式，它不但可粉细粉、打颗粒，还可用于中药的去毛、去核、去皮等，也可将制霜的中药破碎成泥状，以利去油。它的缺点是噪声大，且磨扇磨损太快。树皮类、叶类和全草类等富含纤维的及极易成粉的中药都不能破碎。

（3）粉碎、破碎两用机 该机既能粉碎，又能破碎。主要适用于对各种中药树脂及矿石、贝壳类的粉碎和破碎。粉子粒度粗细可调，离心粉碎，风力选粉。该设备每小时产量：破碎300～500kg，粉碎10～25kg；粒度60～140目。该机由加料斗、粉碎锤片、牙板、粉碎电机、风叶等部分组成。物料由加料斗进入粉碎室，通过高速旋转的锤片进行粉碎，细度可以随意调节，高速旋转的风叶把达到要求的物料从粉碎室送进接料袋，没有达到要求的物料继续在粉碎室中粉碎。该机具有风冷、无筛网等多种性能，它不受物料黏度、软硬度及纤维性等限制，对任何物料能起到最好的粉碎效果。特别适用于粉碎带纤维的中药材、带一定油脂性的物料。

另外，市场还有球磨机、颚式破碎机、辊式破碎机、锤式粉碎机、冲击式粉碎机、振动磨、气流粉碎机。

在临床使用中，有些药物需破碎后使用；中药的破碎是指将那些供煎煮或提取用的中药破碎成一定大小和形状的过程。传统的破碎方式有砸碎、碾碎和切饮片等。破碎与通常所说的粉碎没有根本上的区别，以需要细粉为目的的称为粉碎，以需要颗粒为目的的称为破碎，能通过 40 目筛的称为细粉，不能通过的称为颗粒。

中药历来都强调"细而不粉"。但在破碎过程中往往要伴一定量的细粉。破碎过程中产生细粉的多少，受四个因素的影响：①与中药的品种有关系，含淀粉越多，成粉率越高；②与破碎的细度有关系，破碎的粒度越细，成粉率越高；③与破碎的机械有关系，用撞击式机械破碎成粉率高；④与破碎机机械的转速有关系，转速越高，成粉率越高。对于某种中药来说，它含淀粉的量是不能改变的，但它的最佳破碎细度还是可以被掌握的。因此，关键是有合适的粉碎机械。

近年来，利用各种超微粉碎机，如新型高细球磨机、气流粉碎机、振动球磨机等将中药饮片加工为超微粉饮片，其颗粒直径为 $0.1\sim75\,\text{mm}$，有效增加药物吸收率，提高生物利用度；在保持药效学物质基础的前提下提高药效；节省资源，便于应用。

8.5 切制与粉碎实例

槟　榔

【药材来源】本品为棕榈科植物槟榔 *Areca catechu* L. 的干燥成熟种子。多系栽培。春、秋二季果实成熟采收，剥去果皮，干燥。药材以个大、体重、结实、无破裂者为佳。

【炮制方法】取净槟榔，浸泡，润透，切薄片，阴干。

（1）软化

① 浸润法：取净槟榔大小分档，用清水浸泡，春冬浸 5～6 天，夏天浸 3～4 天，至六七成透捞起置缸或其他容器内润 3～4 天，每天淋水 1～2 次，药物上面需加盖粗布或麻袋，至内无干心为度。

② 砂润法：取净槟榔大小分档，埋入吸水饱和的洁净中粗河砂内，一般质硬、体大者深埋。要求河砂与药材充分接触，软化期间每日淋水 1 次，至盛砂的镂空容器底部有水滴流出为度。接续 35 天，并用传统检查软化程度的手捏法等进行检查，至软化合格。

③ 减压冷浸法：取槟榔置蒸馏罐内，先用水冲洗干净，密闭，减压至 $2.66\,\text{kPa}$ 左右。在继续减压的情况下，将常压水徐徐加入罐内（加水速度以保持压力不变为宜），加水量约为槟榔重量的 75%，加水停止后，继续减压 40min 左右，此时浸液上面的泡沫消失，停止减压，恢复常压，继续浸泡 2 天，至合乎软化要求。

（2）切制

① 手工切制：取软化后的槟榔，左手握钳置于锉刀上，握钳应松紧适宜，左手大拇指与食指分别靠刀桥，慢慢向右移动，右手握刀切制，与左手相互配合默契，以达到片薄如纸、不掉边、无连刀片者为佳。

② 机器切制：使用旋转式切药机，将槟榔装入固定器内，装置完毕，启动机器切片，铺平压紧以保持推进速度一致，切片均匀。片型厚度为 1～2mm 薄片。

【饮片性状】为灰白色与棕红色交错的圆形薄片。切面可见棕色种皮与白色胚乳相间的大理石样花纹。气微，味涩、微苦。

【质量要求】本品按干燥品计算，含醚溶性生物碱以槟榔碱（$C_8H_{13}NO_2$）计，不得少于 0.30%。

【炮制作用】槟榔味苦、辛，性温，归胃、大肠经。具有杀虫、消积、降气、行水、截疟的功效。切制利于炮炙、调配和制剂，便于鉴别。

天　　麻

【药材来源】本品为兰科植物天麻 *Gastrodia elata* Bl. 的干燥块茎。野生或栽培。立冬后至次年清明前采挖，除去地上茎，洗净泥土，及时擦去粗皮，蒸透，低温干燥。药材以体大、肥厚、色黄白、质坚实、断面明亮无空心者为佳。

【炮制方法】洗净，润透或蒸软，切薄片，干燥。

（1）净制　取原药材，除去残茎杂质及黑色泛油者，用清水洗刷干净。

（2）软化

① 浸润法：取净天麻大小分档，浸泡至三四成透时，取出。每天洒水 1～2 次，并随之翻动，至软，能弯曲，切开中间无干心为度。

② 蒸软法：取净天麻清水洗净，捞出润透后置笼内蒸软，切片。

（3）切制

① 手工切制：取软化后的天麻置切药刀（铡刀）上，竹压板压药，切顶片或斜薄片，切药时注意用油刷（涂菜油），保持铡刀的润滑。

② 机器切制：用旋转式切药机或刨片机均可。注意摆平压紧，控制推进速度，均匀切成 1～2mm 的薄片。目前，市场也采用刨片机进行天麻刨片。

（4）干燥　晒干或低温烘干。

【饮片性状】本品呈不规则的薄片。外表皮淡黄色至淡黄棕色，有时可见点状排成的横环纹。切面黄白色至淡棕色。角质样，半透明。气微，味甘。

【质量要求】本品按干燥品计算，含天麻素（$C_{13}H_{18}O_7$）和对羟基苯甲醇（$C_7H_8O_2$）不得少于 0.25%。醇溶性浸出物不得少于 15.0%。

【炮制作用】天麻味甘，性平。归肝经。具有息风止痉、平抑肝阳、祛风通络的功能。蒸天麻主要是为了便于软化切片，同时可破坏酶，保存苷类成分。

桔　　梗

【药材来源】本品为桔梗科植物 *Platycodon grangdiforum*（Jacq.）A. DC. 的干燥根，野生或栽培。春、秋二季采挖，洗净，除去须根，趁鲜刮去外皮，干燥。药材以条肥大、色白、体质坚实、味苦者为佳。

【炮制方法】除去杂质，洗净，润透，切厚片，干燥。

（1）净制　取原药材，除去杂质，去除芦头。清水洗净。

（2）软化　取洗净的桔梗大小分档放置潮湿处润软即可。

（3）切制

① 手工切制：多用铡刀切制。桔梗因根条长短大小不一，通常要"砌把"，具体做法是根条长的放下面，中间放较短和较细的，上面覆盖较长、较粗的桔梗，竹压板压药切片。注

意用铡刀后部。左手持药数量要少，药要压紧且喂药要慢。

② 机器切制：多采用直线往复式切药机或高速裁断往复式切药机切制。注意将桔梗整齐喂送，粗细大小搭配；夹并切制。片型为椭圆形或不规则 2～4mm 厚片。（注：异形片不得超过 10%。）

（4）干燥　晒干或烘干。

【饮片性状】本品呈椭圆形或不规则厚片。外皮多已除去或偶有残留。切面皮部类白色，较窄；形成层环纹明显，棕色；木部宽，有较多裂隙。气微，味微甜后苦。

【质量要求】本品按干燥品计算，含桔梗皂苷 D($C_{57}H_{92}O_{28}$) 不得少于 0.10%。

醇溶性浸出物不得少于 17.0%。

【炮制作用】苦、辛，平。归肺经。宣肺，利咽，祛痰，排脓。用于咳嗽痰多，胸闷不畅，咽痛音哑，肺痈吐脓。切制利于炮炙、调配和制剂，便于鉴别。

泽　泻

【药材来源】为泽泻科植物泽泻 *Alisma orientalis*（Sam.）Juzep. 的干燥块茎。冬季叶子枯萎时，采挖块茎，除去茎叶及须根，洗净泥沙，用微火烘干。药材以个大、质坚、色黄白、粉性足者为佳。

【炮制方法】除去杂质，稍浸，润透，切厚片，干燥。

（1）净制　取原药材，除去杂质，撞去须根及粗皮，大小分档。

（2）软化　取净泽泻，再以清水洗净后，以水浸泡 3～4h，待八成透后捞出，晾晒，每天翻动数次，并洒水 2～3 次，闷润至内外湿度均匀。用力将泽泻劈开，无干心即可备切。

或用蒸汽蒸 10min，趁热取出切成 4mm 的厚圆片。

（3）切制

① 手工切制：取软化后的泽泻，用铡刀。先将泽泻置于刀床上，一手握刀，另一手用特制的压板将泽泻推向刀口，然后按下切刀。注意调整推进的速度，以保证饮片的厚度。

② 机器切制：将泽泻装入旋转式切药机的固定器内，铺平，压紧，以保证推进速度一致，切片均匀。调好速度后，启动机器切片。

（4）干燥　自然晒干或烘干。

【饮片性状】本品呈圆形或椭圆形厚片。外表皮黄白色或淡黄棕色，可见细小突起的须根痕。切面黄白色，粉性，有多数细孔。气微，味微苦。

【质量要求】含 23-乙酰泽泻醇 B（$C_{32}H_{50}O_5$）不得少于 0.040%。

醇溶性浸出物不得少于 10.0%。

【炮制作用】泽泻味甘、淡，性寒。归肾、膀胱经。具有利水渗湿、泄热、化浊降脂的功能。切制利于炮炙、调配和制剂，便于鉴别。

银　柴　胡

【药材来源】为石竹科植物银柴胡 *Stellaria dichotoma* L. var. *lanceolata* Bge. 的干燥根。春、秋二季采挖均可。除去茎苗及须根，洗净泥土后晒干。药材以条长、外皮色淡黄、断面色黄白者为佳。

【炮制方法】除去杂质，洗净，润透，切厚片，干燥。

（1）净制　取原药材，拣净杂质，去净芦，洗净。

（2）软化　以闷润法，每天喷淋水 2～4 次，1 日即可，以弯曲法检查合格后备切。

（3）切制

① 手工切制：将银柴胡置于刀床上，一手握刀，一手以特制的压板将银柴胡推向刀口切片。片型为 3mm 斜片。

② 机器切制：将银柴胡堆于剁刀式切药机的台面上，调整偏心调节后，启动机器切片。片型为 3mm 斜片。

（4）干燥　自然晒干。

【饮片性状】本品呈片状，切面有裂隙，皮部甚薄，木部有黄白相间的放射状纹理；外皮淡黄色或黄白色。气微，味甘。

【质量要求】酸不溶性灰分不得过 5.0%。醇溶性浸出物不得少于 20.0%。

【炮制作用】甘，微寒。归肝、胃经。清虚热，除疳热。切制利于炮炙、调配和制剂，便于鉴别。

龙　　胆

【药材来源】本品为龙胆科植物条叶龙胆 *Gentiana manshurica* Kitag.、龙胆 *Gentiana scabra* Bge.、三花龙胆 *Gentiana triflora* Pall. 或坚龙胆 *Gentiana rigescens* Franch. 的干燥根及根茎。前三种习称"龙胆"，主产于东北地区，龙胆、条叶龙胆江西亦产；后一种习称"坚龙胆"，主产于云南。春、秋二季采挖，洗净，干燥。药材以根茎呈不规则块状、周围和下端生多数细长的根、条粗长、色黄或黄棕为佳。

【炮制方法】除去杂质，洗净，润透，切段，干燥。

（1）净制　取原药材，拣去杂质，除去残茎，抢水洗去泥沙。

（2）软化　取净龙胆草，用水在泡药池内闷润至透，药材柔软适中，洗后约闷润半小时即可。

（3）切制　取软化后的龙胆草，用铡刀手工切制成段或用剁刀式或旋转式切药机，将龙胆草铺平压紧，保持一定的推进速度，调好切制长度，启动机器切制成 6mm 长的段。

（4）干燥　晒干或烘干。

【饮片性状】龙胆　本品呈不规则形的段。根茎呈不规则块片，表面暗灰棕色或深棕色。根圆柱形，表面淡黄色至黄棕色，有的有横皱纹，具纵皱纹。切面皮部黄白色至棕黄色，木部色较浅。气微，味甚苦。

坚龙胆　本品呈不规则形的段。根表面无横皱纹，膜质外皮已脱落，表面黄棕色至深棕色。切面皮部黄棕色，木部色较浅。

【质量要求】龙胆含龙胆苦苷（$C_{16}H_{20}O_9$）不得少于 2.0%；坚龙胆含龙胆苦苷（$C_{16}H_{20}O_9$）不得少于 1.0%。水溶性浸出物不得少于 36.0%。

【炮制作用】龙胆味苦，性寒。归肝、胆经。具有清热燥湿、泻肝胆火的功能。切制利于炮炙、调配和制剂，便于鉴别。

【附注】本品的有效成分为龙胆苦苷、龙胆生物碱等。龙胆生物碱在高温下不稳定，以生用为佳。不宜久泡，以避免龙胆中的糖分流失。

三　七　粉

【药材来源】本品为五加科植物三七 *Panax notoginseng* (Burk.) F. H. Chen 的干燥根。秋季花开前采挖，洗净，分开主根、支根及茎基，干燥。支根习称"筋条"，茎基习称"剪口"。

【炮制方法】三七粉　取三七，洗净，干燥，碾细粉。

（1）灭菌　取净三七药材，置灭菌柜中，通入蒸汽进行灭菌后，取出。

（2）粉碎　从中间站领取灭菌好的三七净药材，转移至粉碎间。开启粉碎机组，将三七药材进行粉碎。在粉碎的过程中，要随时抽查粉子的粒度，要达到粉子全部能通过 80 目筛且能通过 100 目筛的不少于 95％的标准。

（3）总混　将三七粉逐袋投入到二维混合机中进行混合；混合时间为 30min；总混后色泽应均一。混合后按要求进行内包装与外包装。

【饮片性状】本品为灰黄色的粉末，颜色均匀。气微，味苦回甜。

【质量要求】照水分测定法（快速水分测定法）测定，水分不得过 14.0％。粉碎成细粉，全部能通过 5 号筛并含能通过 6 号筛不少于 95％的粉末（通则 0982 单筛分法）。

本品按干燥品计算，含人参皂苷 Rg_1（$C_{42}H_{72}O_{14}$）、人参皂苷 Rb_1（$C_{54}H_{92}O_{23}$）及三七皂苷 R_1（$C_{47}H_{80}O_{18}$）的总量不得少于 5.0％。

微生物限检查：不得检出沙门菌（10g），耐胆盐革兰阴性菌应小于 10^4 cfu（1g）。

【炮制作用】甘、微苦，温。归肝、胃经。散瘀止血，消肿定痛。打粉利于调配和服用。

重点小结

重　　点	难　　点
1. 饮片切制的概念及目的。 2. 水处理软化药材的方法。 3. 饮片类型的选择原则。 4. 干燥方法与条件。 5. 常用切制与粉碎的设备。	1. 饮片切制前水处理软化方法。 2. 饮片类型的选择原则。 3. 饮片切制浸润工艺改革。

 复习题

1. 简述饮片切制的目的。
2. 简述常见的饮片类型及饮片类型的选择原则。
3. 简述常用的药材软化方法。
4. 简述饮片切制在中药炮制生产过程中发挥的关键作用。

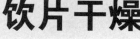

第9章

饮片干燥

学习目标：
1. 掌握干燥技术的概念、方法分类、仪器设备、注意事项。
2. 熟悉干燥技术及各设备的技术原理。
3. 了解重点药物的干燥技术要求。

9.1 概述

中药饮片的干燥，是利用热能作用于含水饮片，除去饮片中多余的水分而获得干燥饮片的过程。中药饮片加工过程中，药材经吸水软化后切片，或经蒸煮后，含水量较高，因此，应根据药材的不同特点和炮制要求，采取不同的方法及时干燥。

中药饮片干燥的目的是除去大量的水分，使饮片的含水量降至其安全水分以下，避免在贮存保管过程中发霉、虫蛀、变色、粘连等。中药材切制成饮片后，适当的干燥方法是保证药物质量的关键因素之一。干燥过程中应尽可能减少有效成分的损失，保证药材质量。如易变色、易破碎的饮片不宜在日光下曝晒，含挥发油、油脂较多的饮片，不宜高温烘烤和曝晒，而适宜于低温（温度低于60℃）烘干或阴干等。

干燥是饮片加工炮制的重要环节，在这一环节中，确保饮片干燥质量，又要注意高效节能。为此，不仅应选择先进的干燥设备，还应对常用的中药饮片分门别类进行干燥基础数据的实验研究，以获得对饮片干燥生产实践有指导意义的工艺参数，既保证中药饮片成分含量，又可节省资源。干燥后的饮片含水量应控制在规定范围内（按《中国药典》《炮制规范》等）。

9.2 干燥方法与设备

9.2.1 干燥原理与方法

干燥过程是除去物料中湿分的过程，被除去的湿分从固相转移到气相中，固相为被干燥的物质，气相为干燥介质。工程干燥一般是利用热能，将湿物料中的水分或其他溶剂（湿分）去除，以获得干燥物品的操作过程。

（1）物料中水分的性质 水分通常以三种形式存在于药物之中，分别为化学结合水、物理结合水（毛细管水）和游离水。

① 化学结合水：水分与药物组织以化合物形式存在的水合物，称为化学结合水。在中药炮制工程中不视为干燥过程，一般采用风化或煅法的方法（如白矾、石膏等）除去。② 物理结合水：以液态存在于药物的细小毛细管和细胞中的水分，通常又称为毛细管水。物理结合水难以从药物中完全除去。③ 游离水：以液态存在于药物的表面、物料孔隙中和粗大毛细管中的水分，称为游离水。

虽然毛细管水与游离水都是液态水，但毛细管水的蒸气压低于游离水，比游离水更难干燥。水分干燥从易到难的次序为：游离水→毛细管水（物理结合水）→化学结合水。药材内部存在大量毛细孔结构，药材被湿润后水分主要以毛细管水的形式存在。因此，饮片干燥过程主要是除去游离水和部分毛细管水。

（2）干燥的基本原理与方法　无论使用什么加热干燥方法，中药干燥的基本原理是相同的，不同加热干燥方法的区别只在于加热方式的不同。

在一定温度条件下，任何湿分的物料都有一定的湿分蒸气压，当此蒸气压小于该温度过程下湿分的饱和蒸气压，大于周围气体中湿分蒸汽的分压时，湿分将汽化。要使干燥过程能够进行，其必要条件是物料表面湿分的蒸气压必须大于空气中湿分蒸汽的分压。

物料与一定温度、湿度的空气相接触时，将会发生排除水分或吸收水分的过程，直至物料表面水分所产生的蒸气压与空气中的蒸汽分压相等，物料中的水分与空气中的水分处于动态平衡状态为止。此时物料中所含的水分称为该空气状态下物料的平衡水分。平衡水分与物料的种类、空气的状态有关。不同物料，在同一空气状态下的平衡水分不同；同一种物料，在不同的空气状态下的平衡水分也不同。物料中所含的总水分等于自由水分与平衡水分之和。干燥过程可除去的水分为自由水分，而不能除去干燥条件下的平衡水分。自由水分和平衡水分的划分除了与物料有关，还取决于空气的状态。因此，在中药饮片干燥过程中，一是要使物料和其中的湿分有足够高的温度，湿分才有足够高的蒸气压；二是要让空气不断流动，以带走物料表面的湿分蒸汽，这样才能始终维持较大的压力差，才能保证干燥的正常进行。因此，控制干燥用空气的相对湿度和流速是干燥设备的关键技术之一。图 9-1 为平衡蒸气压曲线图。

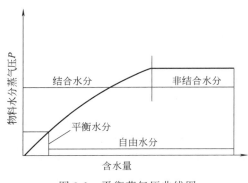

图 9-1　平衡蒸气压曲线图

中药饮片干燥设备的干燥原理，大多是以空气为介质，将热能传递给药物，药物散发出来的水蒸气被空气带走。

当热能作用于湿润药物时，热能从药物表面向中心传导，毛细管水吸热并汽化、扩散至药物表面，再散发脱离药物表面。由于干燥过程是被汽化的水分连续进行内部扩散和表面汽化的过程，所以干燥速率取决于水分内部扩散和表面汽化速率。含水量较多的中药的干燥过程，明显地分成两个阶段，即恒速阶段和降速阶段。

在干燥初期，由于水分在中药（饮片）内部的扩散速率大于表面汽化速率，此时表面水分的蒸气压恒定，表面汽化的推动力保持不变，干燥速率主要取决于表面汽化速率，此过程称为恒速干燥过程，也称为外部条件控制过程。在恒速干燥过程，干燥速率与物料湿含量无关，主要与药物温度、空气温度与相对湿度、空气流速、药物的表面积和空气压力等外部条件有关。此时，提高药物温度、空气温度、空气流速，有利于水分脱离药物表面，加速药物表面水分的散发过程。

当干燥进行到一定程度时，由于物料内部水分扩散速率小于表面汽化速率，物料表面没有足够的水分满足汽化的需要，所以干燥速率逐渐降低，此过程称为降速干燥过程，也称内部条件控制过程。在降速干燥过程，干燥速率近似地与物料湿含量成正比。热能传递、药物内部水分向物料表面迁移、扩散的速率是药物性质、温度和湿含量的函数。药物粒径小、质地疏松，药物温度高，都有利于热能传递和水分迁移、扩散。

总体来说，饮片的干燥速率主要由降速干燥过程控制，干燥温度、药物的体形大小与质地、空气流速、药物的含水量等是影响干燥速率的主要因素。其中温度最为重要，但温度过高容易导致药效成分分解，因此须严格掌控干燥温度。其次是药物的含水量、体形大小与质地、空气相对湿度与流速等。

将热能传递到湿润药物的方式主要有传导、对流和辐射，也可以将这三种传热方式联用。中药干燥设备在设计上的差别与采用的主要传热方式有关。通常的传热方式是热量先传到湿润药物的表面，然后传入药物内部，但是介电干燥或微波干燥的热传导方式与此相反。在介电干燥或微波干燥过程中，能量在药物内部产生热量然后传至外表面，对毛细管水分和化学结合水分的干燥十分有利，缺点是干燥成本较高。

中药炮制生产中常用的干燥方法及分类有以下几种：

① 按干燥操作的压强，分为常压干燥和减压干燥。中药工业生产中，应用最为广泛的是常压干燥，其次是减压（真空）干燥。常压干燥适用于大多数药材，而减压干燥更适用于含有热敏性、易氧化成分物料的干燥。减压干燥又称真空干燥，是利用真空泵抽去干燥器内的空气，降低干燥器内压力，使物料内水分蒸发速度加快而进行的干燥过程。减压干燥的特点是干燥温度低、速度快；物料与空气接触机会少，避免污染或被空气氧化变质；但减压干燥为间歇操作，属于静态干燥，生产能力小，劳动强度大，适合于不耐高温、易分解、易氧化物质和复杂成分的物料进行快速高效的干燥处理。

② 按干燥操作方法，分为连续干燥和间歇干燥。连续干燥常用网带、隧道等设备干燥，热风循环烘干箱则属于间歇干燥。

③ 按干燥过程中热传导方式，分为传导、对流及辐射干燥。如中药饮片的炒、焙等操作为传导干燥；烘、烤等以空气为介质的干燥为对流干燥；红外干燥、微波干燥、介电加热干燥（如电磁炉干燥）等为辐射干燥。

实际生产中，常常使用两种或两种以上方法联合干燥。干燥方法与设备的选用，应考虑药料性质、数量及产品要求。干燥工艺的进行也会受到药物本身的性质或其他影响因素的限制，而达不到预期的效果。生产中应对干燥工艺条件进行正交试验等研究，筛选出最优方案，在保证药物质量和安全性的前提下，提高产品质量，降低生产成本。

对中药饮片干燥的生产工艺，通常有如下要求：①根据药材性质和工艺要求选用不同的干燥方法和干燥设备，但不得露天干燥；②除另有规定外，干燥温度一般不宜超过 80℃，含挥发性物质的不超过 60℃；③干燥设备及工艺的技术参数应经验证确认；④干燥设备进风口应有适宜的过滤装置，出风口应有防止空气倒流装置。

9.2.2　主要干燥设备

中药饮片 GMP 认证评定标准中，要求炮制后的中药饮片不得露天干燥。因此，认证企业都配备了不同的干燥设备。目前，我国中药饮片工业常用的干燥设备中，烘房、热风循环烘干箱等，易操作、适合批量生产、适应多种中药饮片的干燥，但也存在能耗高、干燥效率低等缺点；翻板式烘干机、网带式烘干机、隧道式烘干机等具有温度比较均匀、适合连续生产等优点，但缺点是设备的投资大、使用成本高、不易清洗；新型饮片干燥设备，如转筒式烘干机、敞开式烘干箱、滚筒式烘焙机等具有热效率高、干燥成本低、易于清洗等优点，适合低温与连续干燥。另外，中药饮片干燥设备还有微波干燥设备、红外干燥设备等，由于其造价、使用成本较高，尚未得到广泛应用。

（1）热风循环烘干箱

① 结构与工作原理。热风循环烘干箱主要由箱体、风机、蒸汽或电加热系统、排湿系统（时间排湿或湿度排湿两种）、电器控制箱组成。以散热器或翅片作为热能源，利用风机

进行对流换热，对物料进行热传递。风机产生的循环流动热风吹到湿物料的表面，不断带走药物散发出的水分，从而达到干燥的目的。

热风循环烘干箱外形是一个方形箱体，箱内框架上逐层摆放装载物料的带孔网状料盘，还有蒸汽加热翅片管（或无缝换热钢管），箱体四壁包有绝热层以减少散热。由吸气口吸入的空气经过加热器，空气被加热，吹过各层料盘，最后湿空气从排气口排出。在大多数箱式设备中，为降低能耗、充分利用热能，常采用进、排气节气门调控气流，仅排出一部分湿热空气，再补充入一部分新鲜空气，其余热空气被反复循环使用。图9-2为热风循环烘干箱的结构与工作原理示意图。

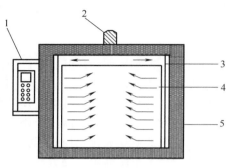

图9-2　热风循环烘干箱的结构与
工作原理示意图
1—电控箱；2—风机；3—加热管；
4—热空气；5—网板（保温层）

② 主要用途与特点。热风循环烘干箱以蒸汽或电加热，通过交换器加热，受风机强制循环的热空气层流经过烘盘空隙，将热量传给物料，并带走物料挥发的湿气。这种干燥设备的主要优点在于可以根据物料的不同要求和干燥过程的不同状态，调节空气循环量和排出量的比例，从而达到干燥速率与热利用率双重提高的目的。

热风循环烘干箱主要包括翻板式烘干机、网带式烘干机、隧道式烘干机等。由于其干燥原理是以空气为湿热载体，即同一股空气既是热能传递者，又是水分携带者，因此，如不及时排出其中一部分湿热空气，空气中的水分很快达到饱和，干燥速度就会变慢甚至为零；但如果将湿热空气全部排出，则增加能耗。因此，通常需要控制好循环湿热空气的湿度，及时补充新空气，调节好干燥速率与能耗的关系。为了使烘箱内各点温度均匀，一般在箱体两侧设有风量的分流装置，使烘箱内各点的温度趋于一致。

（2）带式干燥器

① 结构与工作原理。带式干燥器是将湿物料平铺在帆布或金属丝等传送带上，利用热气流或红外线、微波等加热干燥物料。干燥室的截面多为长方形，内部安装有网状传送带，物料置传送带上，气流与物料错流流动，在传送带前移过程中，物料不断地与热空气接触而达到干燥的目的。干燥室通常分成多个区段，每个区段都可安装风机和加热器。在不同区段内，气流的方向、温度、湿度及速度都可以不同，如在湿料区段，操作气速可大些。图9-3为带式干燥器的结构与工作原理示意图。

② 主要用途与特点。带式干燥设备是一种连续进料、连续出料形式的接触式干燥设备，可分为单带式、复带式和翻带式等。根据被干燥物料的性质不同，带式干燥器的传送带可用帆布、橡胶、涂胶布或金属丝网制成。带式干燥器适用于干燥颗粒状、块状和纤维状的物料。该机的特点是：分配器与循环风机使热风穿流过饮片，干燥效果好，饮片在带式干燥器内基本可保持原状。在制药生产中，某些易结块和变硬的物料、中药饮片、颗粒剂、茶剂的干燥灭菌等多采用带式干燥设备。

在实际生产中，如果中药饮片的初始含水率高，可将多台网带式烘干机串联或制成总长度较长的单台网带机。为了节约能量，干燥机排出的尾气在其露点温度以上，可以经外部换热器与新鲜干燥介质进行热交换，干燥介质经预热后再进入干燥机。

（3）敞开式烘干箱

① 结构与工作原理。敞开式烘干箱为方形箱体，网板将箱体分为上下两部分，药物置于网板上，上口敞开，热空气从箱体的下部进入，穿过药物层排入大气。热空气将热能传递

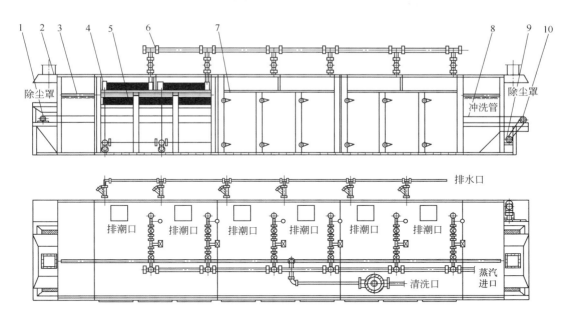

图 9-3 带式干燥器的结构与工作原理示意图

1—张紧轴；2—除尘罩；3—清洗管道；4—换热器；5—过滤器；6—蒸汽管道；7—机架门板；

8—链板；9—减速电机；10—传动轴

给药物的同时，带走药物散发出来的水蒸气，直至药物被干燥。这种干燥设备的热空气通过穿过药物层的方式传递热能与带走水分，其工作效率常常高于其他方式。该机与热风循环烘干箱的显著区别是：热空气将热能传递给药物并带走水分后，将不再循环使用。图 9-4 为敞开式烘干箱的工作原理示意图。

敞开式烘干箱由烘箱、接管、风机、热交换器和燃烧器等组成。由燃烧器产生的热量经热交换器加热空气，干净的热空气由风机送入烘箱，使物料干燥。采用燃烧器和大面积热交换器结构，热效率高，油耗低，降低了生产成本，热交换器与烘箱采用不锈钢风管连接。本机适用于烘干带湿润水的物料，不适合烘干含有结合水的物料。图 9-5 为敞开式烘干箱装配结构示意图。

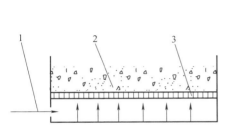

图 9-4 敞开式烘干箱的工作原理示意图

1—热空气；2—物料；3—网板

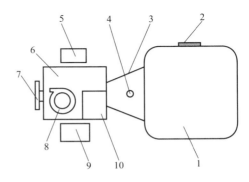

图 9-5 敞开式烘干箱装配结构示意图

1—烘箱；2—双金属温度计；3—接管；4—温控元件；

5—油箱；6—热交换器；7—燃烧器；8—引烟机；

9—电控柜；10—风机

② 主要用途与特点。敞开式烘干箱主要用于药材烘干或风干。适合多种小批量烘干，干燥成本低廉。配有燃油、燃气、电热、蒸汽等多种热源，符合 GMP 要求。

（4）滚筒式烘焙机

① 结构与工作原理。滚筒式烘焙机的滚筒为不锈钢材料的圆柱筒体，热源位于滚筒下部，由热空气将热能传递给滚筒，再由滚筒将热能传递给物料。物料吸收热能，并随滚筒的旋转而处于不断翻动的状态，利于热能传递与水分散发。药物散发出的水分由抽湿风机排出。图 9-6 为滚筒式烘焙机结构与工作原理示意图。

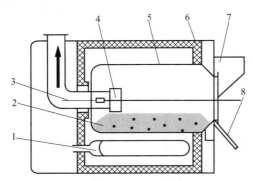

图 9-6　滚筒式烘焙机结构与工作原理示意图
1—蒸汽换热器；2—物料；3—温度传感器；
4—湿空气通道；5—滚筒；6—保温层；
7—进料口；8—出料口

② 主要用途与特点。滚筒式烘焙机的结构类似于炒药机，滚筒的容量较大，能有效提高生产能力，但滚筒的转速不能过高，以免药物破碎。本机的特点是滚筒内侧与外侧的空气，分别用于水分携带与热能传递，避免了热空气的损失，适合中等批量烘干，热效率高、干燥成本低、不漏料、易清洗，符合 GMP 要求。备有燃油、燃气、蒸汽等多种热源。控制炉膛热空气温度或滚筒温度，可以有效地控制被干燥药物的温度。由于烘焙机采用燃油（或燃气）燃烧产生热能，必须进行机外换热或采取蓄热措施，以免高强度热能直接作用于滚筒，导致局部药物温度过高而破坏药效成分。

（5）流化床干燥器

① 结构与工作原理。流化床干燥又称为沸腾干燥，工作原理是利用热空气流使湿物料悬浮，呈流化态，似"沸腾状"，热空气在湿物料间通过，在动态下进行热交换，水分被蒸发而达到干燥的目的。如果采用减压配合，干燥所需的温度更低，干燥速度更快。

目前使用较多的设备是负压卧式沸腾干燥床。干燥箱内的热源是经空气热交换器加热后的热空气。热空气由于高压风机在干燥箱中造成的负压而进入风箱体，经稳压室通过孔板，被烘物料呈沸腾状进行烘干，废气经风道由风机排出。图 9-7 为卧式流化床干燥器结构与工作原理示意图。

② 主要用途与特点。流化床干燥的特点是气流阻力较小，热效率高，干燥速度快；干燥过程无杂质带入，干燥后制品干湿度较均匀，产品质量好。干燥时不仅不需要翻料，而且物料可自动出料，大大降低了劳动强度，适用于大规模生产和片剂生产的流水线作业。缺点是热能消耗大，设备清扫较麻烦。实际生产中，为了使待干燥物料在干燥机内"流动"起来，防止物料颗粒形成沟流、死区或出现返混现象，常将机械振动施加于流化床上。调节振动参数，可使返混较严重的普通流化床在连续操作时能得到较理想的活塞流。

（6）红外辐射振动流化干燥器

① 结构与工作原理。红外辐射干燥是指红外线辐射器产生的电磁波被含水物料吸收后，直接转变为热能，使物料中的水分汽化而干燥的一种方法。红外辐射振动流化干燥器烘箱的热源采用红外热辐射板，使待干燥饮片在激振状态下，从干燥箱内的导流螺旋片上产生空气流及物料流，在运动下使物料干燥。图 9-8 为红外辐射振动流化干燥器结构与工作原理示意图。

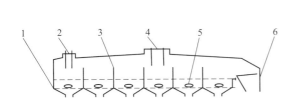
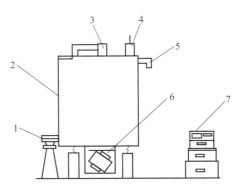

图9-7 卧式流化床干燥器结构与
工作原理示意图

1—气体进口；2—加料口；3—隔板；
4—旋风分离器回料；5—多孔板；6—物料出口

图9-8 红外辐射振动流化干燥器结构
与工作原理示意图

1—给料机；2—干燥机；3—循环风机；4—排气口；
5—出料口；6—振动电机；7—数据采集系统

② 主要用途与特点。红外线辐射加热器的品种较多，其结构主要由涂层、热源和基体3部分组成。红外线辐射干燥器和对流传热干燥器在结构上有很大的相似之处，如果对前面所介绍的干燥器加以改造，都可以用于红外线加热干燥，区别就在于热源不同。

红外辐射振动流化干燥器的主要特点是干燥速度快，时间短，比普通干燥方法要快2～3倍。干燥过程不需要干燥加热介质，蒸发水分的热能是物料吸收红外线辐射能后直接转变而来，因此能量利用率高。设备结构简单、调控操作灵活、便于自动化，且投资少，维修方便。由于物料内外均能吸收红外线辐射，因而适合多种形态物料的干燥。由于红外线辐射穿透深度有限，干燥物料的厚度受到限制，只限于较薄的材料。

（7）翻板式烘干机

① 结构与工作原理。翻板式烘干机由烘箱、传动装置、输送与出料装置、送风器及热源换热器组成。烘箱内部装有输送链，物料在上料机处上料，由输送带送入烘箱，烘箱有热风入口，从热源换热器吹来的热风由热风入口进入烘箱的底部。中药饮片经上料输送带送入干燥室内，由若干翻板构成的链式输送带往复传动，热风炉或蒸汽换热器产生的干净热空气经送风器分配给烘箱内的多层翻板，自上而下运动，经热空气对物料的对流传导和辐射，使物料干燥。图9-9为翻板式烘干机结构与工作原理示意图。

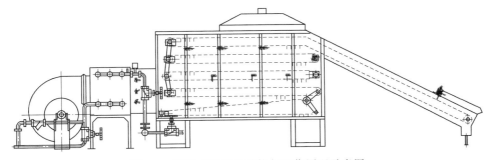

图9-9 翻板式烘干机结构与工作原理示意图

② 主要用途与特点。翻板式烘干机适合于烘干带湿润水的物料，不适合烘干含有结合水的物料和外形尺寸大于8cm的物料，适用于根茎、枝叶类饮片的干燥作业。该机可以用蒸汽加热，通过换热器得到热空气，也可以用燃油或燃气热风炉加热空气。翻板式烘干机干

燥层数多,烘干面积大,占地面积相对较小,可以连续作业。该机的缺点是每次更换饮片品种时,不易清理,输送链及带孔翻板容易卡料等。

（8）介电干燥器

① 结构与工作原理。介电干燥器的工作原理是将湿物料置于高频电场内,依靠电能加热,包括高频干燥、微波干燥。物料在高频电磁场作用下,吸收电磁能量,在内部转化为热而使水分汽化。微波和高频都是电磁波,是一种能量形式,进入电介质中就可以转化出热量。介电干燥过程是物料吸收电磁波,在内部产生热量。传质推动力主要是物料内部迅速产生的蒸汽所形成的压力梯度,水分可能在压力梯度作用下从物料中排出。微波干燥设备主要由直流电源、微波发生器、波导装置、微波干燥器、传动系统、安全保护系统及控制系统组成。

② 主要用途与特点。介电干燥器分为高频真空干燥器和微波干燥器。中药材、中药饮片和中成药干燥处理常用微波干燥器。微波干燥的特点由其干燥原理决定,主要优点为:干燥迅速、均匀,工艺先进,节能高效,安全无害等。与普通的旧式烘房相比,微波干燥可以大幅度减少烘干时间,而且中药主要成分不受影响,且色泽好,收缩率小,同时具有杀菌作用,特别适合草药的干燥。研究表明,由于微波能深入物料的内部,干燥时间是常规热空气加热的 $1/100 \sim 1/10$。微波干燥不仅能较好地保留被干燥中药材原有的色、香、味,而且能减少热敏感活性成分的损失,对有效成分为挥发油、苷类和萜类内酯的中药有很好的保护作用。

重点小结

重　　点	难　　点
1.中药饮片干燥方法。 2.中药饮片干燥设备及其主要用途、特点。	中药饮片干燥的原理。

 复习题

1.简述中药饮片干燥的基本原理。

2.试述中药饮片干燥的主要方法和设备选用。

第10章

炒制

学习目标:

1. 掌握炒法、清炒法、加辅料炒的概念、操作方法、炮制目的、注意事项。
2. 熟悉重点药物的产业化生产操作要点、炮制作用。
3. 了解重点药物的现代研究进展。

  中药材经净制、切制成为饮片后,大部分还需进一步的炮制处理,炒制是其中基本且重要的炮制方法之一。炒法是指将净制或切制后的药物,大小分档,置于炒制容器内,加辅料或不加辅料,用不同火力加热,并不断翻动或转动使之达到规定程度的炮制方法。火力的控制和火候的掌握是炒法中的关键要点。不同的炒法因炒制程度的要求不同和药物性质的差异,采用的火力和选择的火候不同。

  火力是指所用热源释放出热能的大小强弱,习惯分为文火、中火、武火及文武火。文火即小火。武火即大火或强火。文武火是先文火后武火,或文火、武火交替使用。介于文火和武火之间的即为中火。火候是指药物在一定时间内炮制达到的程度,涉及炒制火力、时间以及药物形、色、气、味、质的变化。

  炒法根据加辅料与否,分为清炒法和加固体辅料炒法。清炒法,根据所用火候的不同,分为炒黄、炒焦和炒炭。加固体辅料炒可根据辅料的不同,分为麸炒、米炒、土炒、砂炒、蛤粉炒和滑石粉炒。炒法是通过加热改变药物的形状、颜色、气味和质地等,起到增强药效、缓和或改变药性、降低毒性或副作用、矫臭矫味,利于贮存和调剂制剂等作用。

10.1 炒制方法与设备

10.1.1 炒制方法

  炒制是药物在适当温度或热能强度环境中,吸收热能而发生理化变化,达到药物炮制所需性状的过程。药物性状变化取决于药物的性质、炒制温度高低、翻(转)动快慢等。对于固体辅料炒制,可能还伴随着辅料与药物的结合、辅料对药物的"催化"作用等改变饮片的性状。一定的温度与热能强度是满足饮片吸收热能、发生各种理化变化的基础,为了使药物能迅速获得发生理化变化的热能,一般炒制前锅体需要预热。饮片炒制吸收热能通常以接触式热传导为主,配合炒制过程的翻动、搅拌,以满足药物吸收热能的要求;一定的温度与热能强度条件下饮片药性的变化快速,故炒至规定火候时饮片需要快速脱离锅体。在固体辅料炒制中,辅料对增加热传导面积、增强热能传递能力的作用十分显著,加辅料炒一般先加辅料,待辅料炒制达到一定程度后,再投入药物,以保证药物炒制标准的均一性。

10.1.1.1 准备

(1)检查 操作工检查操作间、所用设备、容器、器具的清洁情况和灵敏度、准确度。

（2）准备　将所用容器、器具按一般生产区容器、器具清洁规程进行清洁。按"生产指令"向仓库领取所需药物，并按物料进入一般生产区清洁规程去掉药材的外包装，按大小分档并净制。

（3）辅料　按照用量要求领取或制备辅料。

10.1.1.2　生产过程

（1）清洗　将炒药机洗净、擦光，每炮制一次（批）或一种饮片后都要洗擦（清洗）一次，以免影响饮片外观和气味。

（2）预热和投料　根据不同炒法选择适当火力，加热炒药机至工艺要求温度时即可投料，同种饮片应少量分批炮制，投药太多受热不均；同时采用同一设备炒多种饮片时，先炒色浅、后炒色深的中药，加固体辅料炒法需待锅体预热后先炒制辅料到一定程度后再投入药物拌炒。

（3）翻炒　要密切关注药材（饮片）或辅料色泽变化以掌握火候、控制炮制温度。

（4）出料　炮制至规定的要求后要迅速出锅，出锅后的饮片除特殊要求外，要立即摊开晾凉。冷透后用洁净容器盛装，标明品名、规格、批号、数量、工号、日期，并做好记录，迅速转入下道工序。对炒炭的品种要防止复燃，加固体辅料炒的药材还需要及时去除辅料。

（5）包装　按照来源不同分别采用不同材料和不同规格的包装。放入合格证后封口，将小包装装入大包装（纸箱）中。大小包装外面都要注明饮片品名、规格、生产批号、数量、厂名。

10.1.1.3　清场

（1）不合格品　将不合格的原药材、饮片装入塑料袋内，标明状态标示，返回仓库。

（2）清洁　使用后的容器、器具设备按清洁规程进行清洁。工作区环境按清洁规程进行清洁。

（3）废物处理　将残渣和废弃辅料收集入废物贮器内，按生产中废弃物处理规程进行处理，并对废物贮器进行清洁。

（4）记录　清场结束后详细填写清场记录，并由 QA 检查员检查清场情况，确认合格后，签字并贴挂"已清洁"状态标示及"清场合格证"，并将"清场合格证"正本附于本批生产记录中。将"清场合格证"副本放于操作区域指定的位置。并按清洁规程将清洁工具进行清洁消毒并分区存放。

10.1.2　炒制设备

（1）平锅式炒药机

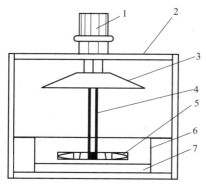

图 10-1　平锅式炒药机的外形
1—电机；2—机架；3—吸风罩；4—转轴；
5—活动炒板；6—平底炒锅；7—加热装置

①用途。主要用于植物类、动物类中药饮片的炒制加工，包括清炒、烫、加辅料炒和炙等，但不宜用于蜜炙药物的炒制。

②结构和工作原理。图 10-1 所示为平锅式炒药机的外形，由平底炒锅、加热装置、活动炒板、电机、吸风罩及机架等组成。

炒锅体为一个带有平锅底的圆柱体，锅体侧面开有卸料活门，便于物料从锅内排出。炒锅锅底下为炉膛，内置加热装置，根据加热方式不同可以采用不同的热源加热，如天然气、电等。在平底锅内装有可旋转的有 2～4 个叶片的活动炒板，叶片带有一定旋向，底部贴着平锅底，活动炒板旋转的动力来自装在机架上的炒板电动机。锅体与炒板用 304 或 1Cr18Ni9 不锈钢制成。

锅体的上方，炒板电动机下的机架上，还装有方形的吸风罩，用来吸除炒药中产生的油烟废气。

上述各个部件都装在机架上，机架的两侧置有两块挡板，可减少对周围的热辐射，并具有较整洁的外观。

③ 操作及特点。点燃炉火或接通电源，启动炒板电机后，从炒锅上方投入药物，炒板连续旋转，兜底翻炒药材，使锅内药材受热均匀不存在死角。待药物达到要求后，打开锅体侧面的卸料活门，药物很快被刮出锅外。本机特点为：a. 结构简单，制造及维修方便，出料方便快捷。b. 对于不同的炒制中药品种，由于各自物理性状不同，或饮片大小、规格不一，为达到翻炒的目的，可以安装不同类型的刮板，以适应不同类型的药物。c. 本机适用于清炒、烫、加辅料炒和炙等对药物的炮制，但不宜用于蜜炙药物的炒炙。d. 该机为敞口操作，故炒制过程中的油烟气很难由吸风罩吸净，故会对车间环境造成一定的污染。

（2）鼓式自控温炒药机

① 用途。主要用于植物类、动物类中药饮片的炒制加工，包括清炒、加辅料炒和炙等。

② 结构和工作原理。该药机的炒药转筒轴线与平底炒药机不同，其转筒轴线为水平放置，炒药机由炒药筒、加料与出料门机构、加热炉膛、机架、机体及传动机构、机壳除烟尘装置及控制箱组成，如图10-2所示。

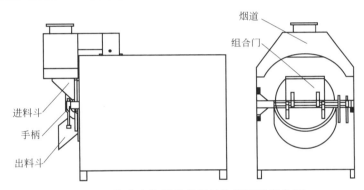

图 10-2　鼓式自控温炒药机结构简图及设备图

a. 炒药筒。为一圆柱形的有底、出口带收缩锥状口的筒体，筒底上固定有空心轴颈，轴颈支承在机架后轴承支座上，端部装有"V"形带轮，筒体前口的圆柱段部分由两组自位式滚轮支托，使炒筒能在机架上灵活滚动。筒体内壁焊有"人"字形导流板，滚筒转动时，可对药物起导向及翻炒作用。筒体口部稍做锥形收缩，有利于提高装料量及防止炒制过程中药物漏出筒外。筒体内壁的导流板为左旋向，当炒筒顺时针转动时，物料在筒内翻炒，炒筒逆时针转动时，可将物料推出筒外，而"人"字形导流板更有利于快速并出净炒筒内的物料。

b. 加料与出料门机构。该机的加料与出料门机构采用"三开门"机构，即整体门打开，可以清理或清洗炒筒体的内部；门的上半部可以绕着中间（即直径方向）轴打开，可作为加料口向炒筒内进药；门的下半部也可以绕着中间轴旋转，打开此门，炒筒逆时针旋转即可由此出料。三门全部关闭时，门与炒筒端面相贴，其间存在小的间隙，防止药物漏出，上半门焊接的料斗进口处此时作为炒筒内药物炒制时产生油烟气的出气口，它将油烟气导向装在机壳上方的排油烟口。该机炒筒、加料及出料门、机身外壳及排烟口均用304或1Cr18Ni9不锈钢板制成。

c. 加热炉膛。炒药机的炉膛除筒身底下约1/4周做成矩形火道外，其余约3/4周则以一定的间隔包围炒筒体，底部靠筒底端有进火口，上面靠炒筒入口端为废气排出口。根据不同要求，炒药机可采用电、油、燃气等不同加热方式。采用电加热的炒药机炉膛底部装有 3～4 组电热丝，每组功率为 4kW/380V 的镍铬电热丝，几组电热丝可按要求组装成低、中、高三组热源，以供不同炒制温度的需要。采用柴油或燃气作燃料的炒药机，燃烧器的喷火口喷出的高温燃气进入炒筒底部的矩形火道，再分两股包围炒筒四周进一步加热炒筒体，最后从炉膛顶端的排气口排出，通过选择合适的燃油喷嘴，调整泵压及燃气风门可调节燃烧器的出力大小。

d. 机体及传动机构。炒药机机架用槽钢与角钢焊成，具有大的刚度与强度，炒药机机体的长度方向上，在炒筒底部处，被中间隔板将机体一分为二，占大部分体积的前端机体内安置炒筒、炉膛、排烟道、加料与出料门、炒筒的前托滚轮等。后端机体开有两扇门，里面安放燃油箱、导管及燃烧器，燃烧器套在炉膛进火口处。底部机架上装有电动机及减速器，减速器输出轴上的"V"形带轮带动炒筒后支承轴上的大"V"形带轮。炒筒炉膛的四周与炒药机机身外壳之间衬嵌有硅酸铝保温棉，减少炉体散热，并使炒药机外壳保持正常温度。机身顶部近炒筒入口的顶端装有废气排气口，从炉膛出来的燃气废气和炒筒翻炒产生的油、烟气汇集进入此排气口。

③ 操作及特点。在炒药机控制箱面板上配置有总开关、温度设定及显示、时间设定、变频调速、炒筒正反转按钮、燃烧器开关、废气处理开关及报警用蜂鸣器等。

打开上开门或全门打开，将药物加入炒筒体内，关好门，打开总开关使电源接通，将正反转开关拨到"正"，使炒筒做顺时针方向旋转，调节变频调速旋钮使炒筒转速达所需转速（允许在停机或运行时进行变频调速），根据炒制温度要求，给定加热设定温度，打开加热器，调节时间继电器到需炒制的指定时间。如果炒药机配置有除油烟装置，可同时打开"废气处理"开关，除油烟机将炒药机产生的废燃气和炒筒内炒药产生的油烟气吸走，进行处理，以确保生产车间不受废气污染。炒制温度传感器设置在炒筒内中心轴线上，因此它显示的是炒筒内空间的温度，它比直接受热的炒筒壁的温度低，而被炒药材与筒壁温度相比，药材的温度又要低于筒壁温度，因此温度显示器显示的温度只是一个参考值，并非真正被炒药材的温度。影响药材温度的因素很多，除炒筒温度外还与药材含水率、药材的物理性质（如形状、密度、传热性等）、加入物料量的多少以及炒制季节等有很大关系。因此，对某种药材进行大批量炒制前必须进行试炒，摸索出一套炒制工艺数据，如炒制温度、时间、炒制量及炒筒转速等，然后可以进行批量连续生产。炒制温度设定后加热器会自动调节加热量，温度不足时会接通加热器，温度超过设定温度时，加热器会自动关闭。

炒制时的加料量一般以炒筒体积 20% 为宜，加料过多，不利于物料炒制过程中的翻炒及受热的均匀性。当到达设定炒制时间时，蜂鸣器会发出报警声，此时应将正反转开关拨到"反转"，炒筒就做逆时针转动，同时应打开"下半门"，炒筒内的"人"字形导向叶片会很快将料推出。每次开机时，应先启动炒筒旋转，再打开燃烧器，停机时，应先关闭热源，打开各扇门使其散热，经 5～10min 后关闭总电源。

特点：a. 炒药机炒制温度、时间、炒筒转速均可调节，因此对批量炒制的药材经试炒可制订合理的炒制工艺，使炒制生产质量做到可控，实现智能化过程控制，符合 GMP 要求。b. 被炒物料受热均匀，无死角，可连续作业，生产率高，且便于清理。c. 可采用热源多样化，适应各种需要，其中电加热最高温度较低，约可达 250℃（温度显示器示值，以下同），加热升温速度慢，但无废气产生。用油与燃气加热可达 450℃ 高温，升温速度快。燃烧及炒制废气可配置废气处理器，净化工作环境。

（3）智能红外线测温炒药机

① 用途。主要用于中药饮片的清炒、加固体辅料炒。

② 结构与工作原理。炒药机由炒筒、炉膛、导流板、匀料装置、驱动装置、传动变速装置、燃烧器、电控箱、测温元件及机架等组成，见图10-3。药材由进料口投入，炒筒转动，配以炒筒内的凹面三棱匀料装置，使药材均匀翻滚达到理想的炒制效果；当炒筒做反向转动时，物料便可反映出炒筒和药材的温度，并以炒筒温度作为控制温度，同时利用 PLC（可编程逻辑控制器）和触摸屏的强大功能，理想地将炒制工艺数据化，能方便地将炒制工艺进行修改、储存、调用。炒制过程产生的烟尘利用更加合理的后吸风装置带走，节能且高效。

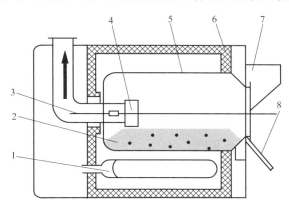

图 10-3　智能红外线测温炒药机结构简图
1—蒸气换热器；2—物料；3—温度传感器；4—湿空气通道；
5—滚筒；6—保温层；7—进料口；8—出料口

③ 操作及特点。操作：a.开启电源。打开电源总开关，触摸屏开始工作。b.设定参数。进入工艺卡界面，设定温度上下限值、炒制时间、搅拌频率等参数，药材重量及药材编号根据需要而定。c.下载配方参数。按"调用参数至 PLC"按钮或者"保存 PLC 参数至工艺卡"按钮，炒药过程将按上述给定工艺参数进行。d.启动炒药机，预热锅体。按"模式选择"按钮，将切换到模式选择界面，可选择"手动模式"或"自动模式"，按"加热启动"按钮，即加热启动，设备开始加热。e.炒制。将准备好的药物倒入锅中，开始炒制。f.炒制完成。当炒制时间达到设定值时，蜂鸣器开始蜂鸣，按下"蜂鸣器复位"或"自动停止模式"按钮，蜂鸣器停止蜂鸣。按"炒筒反转"或"炒筒停止""加热停止""废弃停止处理"按钮，炒药机将停止加热，开始反转，将药物旋出。g.关机。在确保停止加温 15～20min 后，炒筒温度已冷却的情况下，停机（即停止炒筒转动）关闭操作面板上的电源开关钥匙，再关闭控制柜内的电源总开关。

特点：a.放弃原有测量热空气温度装置，增加了两套在线红外控温，分别控制炒筒和药材温度，使得测温、计时精准。

b.运用 PLC 控制系统，在线采集炒药数据，自动生成炒药工艺，大大提高了自动化程度，增加后吸风装置，以最小的吸风量，达到最大的吸烟尘能力，节约能耗。

c.在炒筒内部增加凹面三棱锥匀料机构，避免药材过分堆积于筒底，使得药材在筒内轴向流动，均匀受热，翻炒充分，且大大增加了炒制面积。

d.炒筒进料口采用缩口方式，解决了炒制过程漏料现象，炒筒容量同比增加 30%，独特的导流板形状及布局，能充分翻炒药材使之均匀受热。

e.炒筒后端采用一体式圆角过渡封头，增强炒筒的整体强度，提高承载能力且无死角，方便清洗。

f.内置废气处理装置，实现生产车间无污水、无烟尘，不影响周围环境。

g.多靶点温度线上检测与控制，通过 PAC 可编程自动化控制系统，任意设定火力、火候控制方案，炒制过程中火力、温度、时间、炒筒转速线上检测与记录，过程参数储存与调用，触摸屏显示与操作，可与电脑通信及远端控制。

（4）微机程控炒药机

① 用途。该机根据需要可以手动或自动操作，可用于清炒法、加辅料炒法和炙法。

② 结构和工作原理。见图 10-4，该机主体为一平底炒药锅，炒制药材的热源由两部分组成：其一为锅底加热，可用电或燃油加热；其二为炒锅上方设有烘烤加热器，以双给热的方式炒制药材。炒锅顶部装有锅内炒板的搅拌电动机，可对入锅药材进行兜底炒制。炒锅的左右侧分别有出料口及进料口，对着进料口有一台提升翻斗式定量加药机，它可以根据操作者的指令在炒药机操作台上进行操作。加药量由设备所附电子秤控制。炒锅另一侧装有液体辅料供给装置，可为需要炙制的药材定量提供所需的辅料。

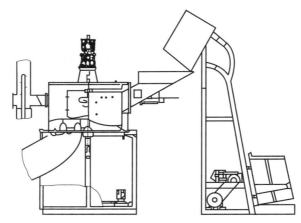

图 10-4　微机程控炒药机结构图

③ 操作及特点。根据药物具体炒制要求，设定好锅底温度与需要炒制的时间、烘烤温度、烘烤时间、炙制所需液体辅料的流量等数据，并启动加热装置进行预热，至一定温度后，加料入锅、转动炒板，待达到一定炒制时间后，输入称重的辅料、拌和、炒（炙），到达设定的炒（炙）时间后，打开出料口，可获得炮炙合格的饮片。

特点：a.根据需要可以手动或自动操作。可以炒制、烫制，加辅料炙制。

b.采用锅底加热及上方烘烤加热的双热方式，它可以使药物在炒锅内受热较为均匀，而且提高了加热速度，缩短炒制的时间，因而炒制批量较大的药物更具优越性。

10.2　清炒

清炒是药物不加辅料炒制的操作，又称为单炒。根据炒制程度不同，清炒包括炒黄、炒焦、炒炭。

10.2.1　炒黄

炒黄是指用文火将其炒至所谓"黄色"程度的一类操作，少部分药材采用中火，有"逢子必炒"之说，故一般果实种子类药物多炒黄。

（1）炮制作用

① 增强疗效。种子类药物炒后种皮鼓裂，易于粉碎和煎出有效成分。加热破坏酶类，保存苷类成分。如炒槐花、炒芥子等。

② 缓和药性。炒以缓其性，如炒牛蒡子、炒葶苈子、炒瓜蒌子、炒决明子、炒蔓荆

子等。

③ 降低毒性。如炒牵牛子、炒苍耳子、炒火麻仁、炒白果等。

④ 改变药性。如炒莱菔子等。

（2）操作方法　将净药物倒入预热好的炒锅内，文火炒至"黄"的程度后，迅即出锅，放凉，除净药屑。

炒至"黄"的程度，是指药物炒后的性状特征，表面呈黄色或变色、带火色、微带焦色斑痕；鼓起、有裂纹，甚至爆裂，有的在炒制时能听到爆鸣声。用手捻之，比生品容易碎；内部基本不变色，嗅到发出香味，或透出药物固有的气味。对于炒后不易显露出黄色的药物（如莱菔子、牛蒡子、牵牛子等），一般是看形体是否鼓起，或表面带焦斑，嗅到药物固有气味。采用对比看、听爆声、闻香气、看断面等综合手段，可准确判定炒黄的程度，炒黄品含生片、糊片不得超过 2%；含药屑、杂质不得超过 1%。

（3）注意事项

① 炒前和炒后都要进行净选，使其符合净度标准。

② 炒前饮片要大小分档，炒制容器要预热。

③ 手工炒制用"手掌控制火候法"控制好火候，使锅内温度保持均匀一致。机械炒制，经试炒可控制锅内温度仪表显示值。炒黄大多使用"文火"，个别药物（如王不留行等）要用"中火"。

④ 翻搅要均匀，出锅要及时。炒制时要翻搅均匀，始终留意锅中药物的"色、形、质、味"等方面的变化。

（4）炒黄实例

芥　子

【药材来源】本品为十字花科植物白芥 *Sinapis alba* L. 或芥 *Brassica juncea*（L.）Czern. et Coss. 的干燥成熟种子。前者习称"白芥子"，后者习称"黄芥子"。

【炮制方法】炒芥子　取净芥子，置预热适度的自控温炒药机内，加热至适宜温度，炒至深黄色，有爆裂声且散出香辣气时，取出摊凉；过孔径 1mm 筛。用时捣碎。

【饮片性状】炒芥子呈圆球形，表面颜色加深，偶有焦斑，微见裂纹，有香辣气。

【质量要求】炒芥子水分不得过 8.0%，总灰分不得过 6.0%，水浸出物不得少于 12.0%，按干燥品计算，含芥子碱以芥子碱硫氰酸盐不得少于 0.40%。

【炮制作用】芥子味辛、性温，归肺经，具有温肺豁痰利气、散结通络止痛的功效。炒芥子质地松脆，利于粉碎和煎出，同时起到杀酶保苷的作用。辛散走窜之性缓和，可避免耗气伤阴，并善于顺气豁痰，多用于痰多咳嗽。

【炮制研究】

（1）化学成分研究　芥子主要含有硫苷化合物。此苷本身无刺激性，酶解后生成异硫氰酸酯类（芥子油），具有辛辣味和刺激性。内服后刺激黏膜，引起胃部温暖感，增加消化液的分泌，有健胃作用。炒后可杀酶保苷，服用后，在肠胃道环境中缓慢分解，逐渐释放出芥子油而发挥治疗作用。芥子炒制前后芥子苷含量测定表明，炒芥子含量高于生品；水煎液含量为：炒芥子粗粉＞生芥子粗粉＞炒芥子＞生芥子，说明芥子入煎剂，以炒后捣碎为宜。

（2）炮制工艺研究　用清炒法、电热恒温烘烤和远红外线烘烤炮制芥子。结果表明，远红外线烘烤芥子，色泽均匀，烘烤时间短，含苷量高，损耗低，方法简单，易于操作。

【贮藏】置阴凉干燥处，防潮。

决　明　子

【药材来源】本品为豆科植物决明子 *Cassia obtusifolia* L. 或小决明 *Cassia tora* L. 的干燥成熟种子。

【炮制方法】炒决明子　取净决明子，置已预热的自控温炒药机（平锅式或滚筒式）内，加热翻炒至药材种皮开裂，表面呈棕褐色，爆鸣声减弱，有类似咖啡味香气逸出，取出，摊凉。用时捣碎。

【饮片性状】炒决明子两端平行倾斜，形似马蹄。种皮破裂，颜色加深，偶有焦斑，质稍脆，微有香气。

【质量要求】炒决明子黄曲霉毒素总量不得过 $10\mu g$，水分不得过 12.0%，总灰分不得过 6.0%，按干燥品计算，含大黄酚不得少于 0.12%，含橙黄决明素不得少于 0.080%。

【炮制作用】决明子生品长于清肝热，润肠燥。用于目赤肿痛，大便秘结。

炒决明子寒泻之性缓和，有平肝养肾的功效。可用于头痛、头晕、青盲内障。如治高脂血症；治肝肾亏损、青盲内障的石斛夜光丸（《中成药制剂手册》）。高压头痛、头晕，可用决明子炒黄，水煎代茶饮（《江西草药》）。

【炮制研究】

（1）化学成分研究　决明子主含蒽醌类化合物大黄素、大黄酚、大黄素甲醚、决明素（obtusin）、决明子素（obtusifolin）及其苷类。实验表明，决明子炒后粉碎入药较生品利于水溶性成分和蒽醌类成分的煎出。决明子炒后具泻热通便作用的结合型蒽醌类成分被破坏，而游离型蒽醌则相应地有所增多，水溶性浸出物亦有增加。这为炒决明子清热泻下作用减弱提供了部分实验依据。

（2）炮制工艺研究　实验表明，随炒制温度升高，炒制时间延长，保肝成分含量下降，游离大黄酚含量升高。药理实验证明，随着温度的升高，决明子的保肝作用和通便作用都减弱。炒制得当可既保留保肝作用，又减弱通便作用，决明子炒制的最佳工艺为140℃热锅下药，炒至药温至140℃，再保持此温度10min，然后取出晾凉。

【贮藏】置阴凉干燥处，防霉，防蛀。

牛　蒡　子

【药材来源】本品为菊科植物牛蒡 *Arctium lappa* L. 的干燥成熟果实。

【炮制方法】炒牛蒡子　取净牛蒡子，置预热适度的自控温炒药机内，加热至适宜温度，炒至表面略鼓起，有爆裂声，碎后呈黄色，微有香气逸出时，取出摊凉。用时捣碎。

【饮片性状】炒牛蒡子呈长倒卵形，略扁，微弯曲。灰褐色加深，略鼓起，微有香气。

【质量要求】炒牛蒡子水分不得过 7.0%，总灰分不得过 7.0%，按干燥品计算，含牛蒡苷不得少于 5.0%。

【炮制作用】牛蒡子味辛、苦，性寒，归肺、胃经，具有疏散风热、宣肺透疹、解毒利咽的功效。炒牛蒡子可杀酶保苷，利于有效成分煎出。其寒滑之性缓和，免伤中气，并且气香，宣散作用更强，长于解毒透疹，利咽散结，化痰止咳。

【炮制研究】化学成分研究实验表明，不同炮制品中牛蒡苷的含量变化为：生品＞酒炒品＞微炒品＞酒蒸品＞炒黄品＞炒焦品，说明炮制过程中的受热可使牛蒡苷受到不同程度的破坏。

【贮藏】置阴凉干燥处，防蛀。

瓜 蒌 子

【药材来源】本品为葫芦科植物栝楼 *Trichosanthes kirilowii* Maxim. 或双边栝楼 *Trichosanthes rosthornii* Harms 的干燥成熟种子。

【炮制方法】炒瓜蒌子 启动自控温炒药机，加热至适宜温度，取净瓜蒌子适量，置炒药机中，控制温度和时间，炒至表面微鼓起，取出，放凉。

【饮片性状】炒瓜蒌子呈扁平椭圆形，长 12～15mm，宽 6～10mm，厚度约 3.5mm，表面浅棕色至棕褐色，平滑，沿边缘有 1 圈沟纹。顶端较尖，有种脐，基部钝圆或较狭。偶有焦斑。气略焦香，味淡。

【质量要求】炒瓜蒌子水分不得过 10.0%，总灰分不得超过 5.0%，按干燥品计算，含 3,29-二苯甲酰基栝楼仁三醇不得少于 0.060%。

【炮制作用】生瓜蒌子润肺化痰，滑肠通便，用于燥咳痰黏，肠燥便秘。炒制后其苦寒之性缓和，适用于脾胃虚寒的患者。

【贮藏】置阴凉干燥处，防霉，防蛀。

紫 苏 子

【药材来源】本品为唇形科植物紫苏 *Perilla frutescens*（L.）Britt. 的干燥成熟果实。

【炮制方法】炒紫苏子 启动自控温炒药机，加热至适宜温度，取净紫苏子适量，置炒药机中，控制温度和时间，炒至表面颜色加深，有香气逸出时取出，放凉。

【饮片性状】炒紫苏子呈卵圆形或类球形，外表黄褐色，具香气。

【质量要求】炒紫苏子水分不得过 2.0%，按干燥品计算，含迷迭香酸不得少于 0.20%。

【炮制作用】紫苏子生品润肠力专，多用于肠燥便秘或气喘而兼便秘者。炒后辛散之性缓和，温肺降气作用较佳，并能提高煎出效果。常用于多种原因引起的气喘咳嗽，如用于治寒痰壅滞，咳嗽气喘，痰气不利和治上盛下虚，头昏、喘咳。

【贮藏】置阴凉干燥处，防蛀。

莱 菔 子

【药材来源】本品为十字花科植物萝卜 *Raphanus sativus* L. 的干燥成熟种子。

【炮制方法】炒莱菔子 启动自控温炒药机，加热至适宜温度，取净莱菔子适量，置炒药机中，控制温度和时间，炒至微鼓起，有密集爆裂声，手捻易碎，有香气逸出时，取出放凉。用时捣碎。

【饮片性状】炒莱菔子呈类卵圆形或椭圆形，稍扁。表面微鼓起，色泽加深。质酥脆，气微香。

【质量要求】炒莱菔子水分不得过 8.0%，总灰分不得过 6.0%，酸不溶性灰分不得过 2.0%，含芥子碱以芥子碱硫氰酸盐计不得少于 0.40%。

【炮制作用】莱菔子味甘、辛、性平。归肺、脾、胃经。具有消食除胀、降气化痰的功能。生品能升能散，长于涌吐风痰。炒莱菔子性降，药性缓和，有香气，可避免生品服后恶心的副作用，并长于消食除胀，降气化痰，用于食积腹胀，气喘咳嗽。

【炮制研究】

（1）化学成分研究 莱菔子主要含挥发油、脂肪油和少量莱菔子素、芥子碱、黄酮类等成分。据报道，莱菔子素的含量，以生品最高，烘制品次之，炒制品最低。莱菔子经清炒或烘制后，其脂肪油的含量、物理常数、化学组分均有不同程度的变化。薄层色谱结果表明，烘制品比生品多一个斑点，清炒品比烘制品又多一个斑点，说明加热后对化学成分有一定影响。另有研究表明，炒后粉碎入药，水溶性浸出物含量明显增高。

（2）炮制工艺研究　以硫代葡萄糖苷相对含量优选炒莱菔子的炮制工艺，以200～250℃炒1～1.5min为宜。

【贮藏】置阴凉干燥处，防蛀。

酸枣仁

【药材来源】本品为鼠李科植物酸枣 Ziziphus jujuba Mill. var. spinosa （Bunge） Huex H. F. Chou 的干燥成熟种子。

【炮制方法】炒酸枣仁　启动自控温炒药机，加热至适宜温度，取净酸枣仁适量，置炒药机中，控制温度和时间，炒至有爆裂声，香气溢出，取出，摊凉。用时捣碎。

【饮片性状】炒酸枣仁呈扁圆形或椭圆形，表面紫红色或紫褐色，表面微鼓起，微具焦斑，略有焦香气，味淡。

【质量要求】炒酸枣仁黄曲霉毒素的总量不得过10μg，水分不得过7.0%，总灰分不得过4.0%，按干燥品计算，含斯皮诺素不得少于0.08%。

【炮制作用】酸枣仁味甘、酸，性平，归肝、胆、心经，具有养心补肝、宁心安神、敛汗、生津的功效。炒酸枣仁种皮开裂，易于粉碎和煎出有效成分；杀酶保苷，保存药效，增强养心安神作用。

【炮制研究】化学成分研究　微炒或炒黄的酸枣仁，水提取物或乙醚提取物含量均高于生品，炒焦和炒黑品均低于生品。炒酸枣仁中的酸枣仁总皂苷（皂苷A和皂苷B之和）含量明显高于生品，酸枣仁皂苷A的含量差别较大，酸枣仁皂苷B的含量差别较小，炒后易于黄酮碳苷的煎提。

【贮藏】置阴凉干燥处，防蛀。

王不留行

【药材来源】本品为石竹科植物麦蓝菜 Vaccaria segetalis （Neck.） Garcke 的干燥成熟种子。

【炮制方法】炒王不留行　启动自控温炒药机，加热至适宜温度，取净王不留行适量，置炒药机中，控制温度和时间，炒至王不留行大部分（85%以上）爆白花，有香气逸出时，取出，摊凉。

【饮片性状】炒王不留行呈类球形爆花状，表面白色，质松脆。

【质量要求】炒王不留行水分不得过10.0%，总灰分不得过4.0%，乙醇浸出物不得少于6.0%，按干燥品计算含王不留行黄酮苷不得少于0.15%。

【炮制作用】王不留行味苦，性平，归肝、胃经，具有活血通经、下乳消肿、利尿通淋的功效。炒王不留行质地松泡，利于有效成分煎出，走散力较强，长于活血通经，下乳，通淋。

【炮制研究】

（1）化学成分研究　王不留行以炒用为主，研究表明，水溶性浸出物的含量增加与爆花程度有关，爆花率越高，水溶性浸出物的含量越高，浸出物含量完全爆花者较生品增加1.1倍，刚爆花者增加0.6倍，未爆花者增加0.2倍。

（2）炮制工艺研究　实验表明，王不留行的爆花率一般要求达到80%以上，炒王不留行的最佳工艺温度为120～130℃，用文武火，炒5～7min。

【贮藏】置阴凉干燥处，防蛀。

苍 耳 子

【药材来源】本品为菊科植物苍耳 *Xanthium sibiricum* Patr. 的干燥成熟带总苞的果实。

【炮制方法】炒苍耳子 启动自控温炒药机，加热至适宜温度，取净苍耳子适量，置炒药机中，控制温度和时间，炒至表面黄褐色，取出，放凉。

【饮片性状】炒苍耳子呈纺锤形或卵圆形，表面黄褐色，有刺痕，微有香气。

【质量要求】炒苍耳子含苍术苷应为 $0.10\%\sim0.30\%$，水分不得过 10.0%，总灰分不得过 5.0%，按干燥品计算，含绿原酸不得少于 0.25%。

【炮制作用】苍耳子味辛、苦，性温，有毒，归肺经，具有散风寒、通鼻窍、祛风湿的功效。

炒苍耳子毒性降低，偏于通鼻窍，祛风湿止痛，常用于鼻渊头痛，风湿痹痛。

【炮制研究】

(1) 化学成分研究 本品含苍耳子苷、树脂、脂肪油、生物碱、维生素 C 及色素等。苍耳子毒蛋白为其毒性成分之一，经水浸泡或加热处理，可降低毒性。研究认为，药用需炒至焦黄，使所含毒蛋白变性，凝固在细胞中不被溶出，而去毒。另有研究认为，苍耳子炒品和炒去刺品水浸出物含量明显高于生品，而脂肪油含量则低于生品。

(2) 炮制工艺研究 经对苍耳子及其炮制品质量进行研究，认为水分一般在 5% 以下，水浸出物不低于 8%，脂肪油不低于 12%。

【贮藏】置阴凉干燥处。

牵 牛 子

【药材来源】本品为旋花科植物裂叶牵牛 *Pharbitis nil*（L.）Choisy 或圆叶牵牛 *Pharbitis purpurea*（L.）Voigt 的干燥成熟种子。

【炮制方法】炒牵牛子 启动自控温炒药机，加热至适宜温度，取净牵牛子适量，置炒药机中，控制温度和时间，炒至牵牛子表面颜色加深，取出，放凉。

【饮片性状】炒牵牛子呈三棱形，形似橘瓣状。表面黑褐色或黄棕色，稍鼓起，微具香气。

【质量要求】炒牵牛子水分不得过 8.0%，总灰分不得过 5.0%，乙醇浸出物不得少于 12.0%。

【炮制作用】牵牛子味苦，性寒，有毒，归肺、肾、大肠经，具有泻水通便、消痰涤饮、杀虫攻积的功效。

炒牵牛子可降低毒性，缓和药性；质地疏松，利于粉碎和煎出有效成分。以消食导滞见长，多用于食积不化，气逆痰壅。

【贮藏】置阴凉干燥处。

槐 花

【药材来源】本品为豆科植物槐 *Sophora japonica* L. 的干燥花及花蕾，前者习称"槐花"，后者习称"槐米"。

【炮制方法】炒槐花 启动自控温炒药机，加热至适宜温度，取净槐花适量，置炒药机中，控制温度和时间，炒至药材表面颜色呈黄棕色，有香气逸出时，取出，放凉。

【饮片性状】炒槐花皱缩而卷曲，花瓣多散落，完整者花萼钟状，外表深黄色。质轻，味微苦涩。

【质量要求】炒槐花水分不得过 11.0%，总灰分不得过 14.0%，酸不溶性灰分不得过 8.0%，醇溶性浸出物不得少于 37.0%。按干燥品计算，含芦丁不得少于 6.0%。

【炮制作用】槐花生品以清肝泻火、清热凉血见长。多用于血热妄行，肝热目赤，头痛眩晕，疮毒肿痛。炒槐花苦寒之性缓和，并因破坏了所含之酶，利于保存有效成分。其清热凉血作用弱于生品，用于脾胃虚弱的出血患者，古方治出血症多用炒槐花。

【炮制研究】化学成分研究　槐花中的主要有效成分为芦丁，炒槐花中的芦丁含量与生品无显著差异，相比于槐花生品，炒槐花总浸出物较高，热水浸出物较高，乙醇浸出物略高，石油醚浸出物较低。

【贮藏】置阴凉干燥处，防霉，防蛀。

10.2.2　炒焦

炒焦是用文武火或中火将药物炒至焦黄或焦褐色的一类操作。有"焦香可以醒脾健胃"之说，故一般健脾胃、消食类的药物多炒焦。药物炒焦时，需要温度较高。为使炮制品内部和外部的色泽变化符合质量标准，先用文火后用武火的火候炒焦为好，如焦山楂等。

（1）炮制作用

① 增强消食健脾作用，"炒者取芳香之性""芳香健脾""熟则芳香，香气入脾，故能归脾"，如麦芽、神曲等。

② 缓和药性，减少刺激性，如槟榔、山楂等。

③ 降低毒性，如川楝子。

（2）操作方法　将饮片倒入经预热好的炒药机内，中火炒至焦黄或焦褐色后，迅速出锅，放凉，除净药屑。焦化程度重的炮制品，出锅前还要喷淋少许清水。

炒至"焦黄或焦褐色"的程度，是指药物炒后表面色泽呈焦黄色、褐色、焦褐色；内部色泽为淡黄色或变色；嗅有焦香气味，需要炒至焦化面比较重的药物还能嗅到稍带焦煳气味。炒焦品含生品、糊片不得超过 3%；炒焦品含药屑、杂质不得超过 2%。

（3）注意事项

① 药物炒前和炒后都要进行净选，使其符合净度标准。

② 以往用"手掌控制火候法"控制火候，使用炒制机械，经试验可控制锅内温度仪表显示值。一般药物炒焦时，先用文火去除药物所含水分；待药物内部受热稍有变色后，再改用武火，使表面很快焦化，内部变为淡黄色。

（4）炒焦实例

山　楂

【药材来源】本品为蔷薇科植物山里红 *Crataegus pinnatifida* Bge. var. *major* N. E. Br. 或山楂 *Crataegus pinnatifida* Bge. 的干燥成熟果实。

【炮制方法】焦山楂　启动自控温炒药机，加热至适宜温度，取净山楂片适量，置炒药机中，控制温度和时间，炒至山楂表面焦褐色，内部黄褐色，有焦香气时，取出，放凉。

【饮片性状】焦山楂圆片状，皱缩不平。表面焦褐色，内部黄褐色，有焦香气。

【质量要求】焦山楂按干燥品计算，含有机酸以枸橼酸计不得少于 4.0%。

【炮制作用】山楂味酸、甘，性微温，归脾、胃、肝经，具有消食健胃、行气散瘀、化浊降脂的功效。焦山楂不仅酸味减弱，且增加苦味，长于消食止泻。用于食积兼脾虚和治疗痢疾。

【炮制研究】化学成分研究　山楂主要含黄酮类、有机酸类、糖分、鞣质、维生素 C、微量元素及磷脂等成分。炮制对化学成分、药理作用均有一定影响。焦山楂中总黄酮类成分、有机酸、总磷脂含量明显下降，随着加热时间的增加，温度的升高，这些成分被破坏增多，其中熊果酸含量在生品与炒制品中无明显差异。

【贮藏】置阴凉干燥处，防蛀。

栀　　子

【药材来源】本品为茜草科植物栀子 *Gardenia jasminoides* Ellis 的干燥成熟果实。

【炮制方法】焦栀子　启动自控温炒药机，加热至适宜温度，取净栀子适量，置炒药机中，控制温度和时间，炒至栀子表面焦黑色时，取出，放凉。

【饮片性状】焦栀子呈不规则碎块状，表面焦褐色或焦黑色。

【质量要求】焦栀子水分不得过 8.5%，总灰分不得过 6.0%，含栀子苷不得少于 1.0%。

【炮制作用】栀子味苦，性寒，归心、肺、三焦经，具有泻火除烦、清热利湿、凉血解毒的功效。焦栀子能凉血止血，用于血热出血、尿血、崩漏等。

【炮制研究】化学成分研究　以栀子中京尼平苷为指标，薄层色谱实验结果表明，栀子中的京尼平苷主要集中在栀子仁中，栀子壳含量低。炒栀子和焦栀子中京尼平苷含量降低，焦栀子比炒栀子降低明显。

【贮藏】置阴凉干燥处，防霉，防蛀。

川　楝　子

【药材来源】本品为楝科植物川楝 *Melia toosendan* Sieb. et Zucc. 的干燥成熟果实。

【炮制方法】焦川楝子　启动自控温炒药机，加热至适宜温度，取净川楝子适量，置炒药机中，控制温度和时间，炒至川楝子表面焦黄色或焦褐色时，取出，放凉。

【饮片性状】焦川楝子为厚片或不规则碎块，表面焦黄色，发泡，有焦气，味苦涩。

【质量要求】焦川楝子水分不得过 10.0%，总灰分不得过 4.0%，水溶性浸出物不得少于 32.0%，按干燥品计算，含川楝素应为 0.040%～0.20%。

【炮制作用】川楝子生品有毒，长于杀虫、疗癣，兼能止痛，用于虫积腹痛，头癣。炒焦后可缓和苦寒之性，降低毒性，减少滑肠之弊，以疏肝理气止痛力盛，用于肋胁疼痛及胃脘疼痛，如治肝郁化热，心腹肋胁诸痛和肝肾阴亏而又肝气横逆所致之胸脘肋胁疼痛、吞酸吐苦。

【贮藏】置阴凉干燥处，防蛀，防霉。

10.2.3　炒炭

将净选或切制后的药物置于预热的炒制容器内，用武火或中火将药物炒至表面焦黑色，内部焦黄色或棕褐色的方法称为炒炭。

（1）操作方法　取净药物，大小分档，置预热的炒制容器内，用武火或中火加热，炒至药物表面呈焦黑色，内部呈焦黄色或焦褐色时，喷淋清水降温，灭掉火星，取出，及时摊开晾凉，散去余热，除去药屑。

（2）炮制目的　炒炭使药物增强或产生止血、止泻作用，如蒲黄炭、地榆炭等。

（3）注意事项

① 炒炭时应大小分档，分别炒制，以利于质量均匀。

② 炒炭时要控制好火候，做到"炒炭存性"。"炒炭存性"是指药物在炒炭时只能外部炭化，内部仍应保留药物的固有气味；花、叶、草等类药物经炒炭后仍可清晰辨别药物原形。

③ 一般药物炒炭用武火，而质地疏松的花、花粉、叶、全草类等药物应用中火。

④ 在炒炭中出现火星，及时喷淋适量清水熄灭，避免发生燃烧。

⑤ 炒至规定程度应立即出锅，摊开晾凉，检查确无余热后再收贮。

（4）炒炭实例

侧　柏　叶

【药材来源】本品为柏科植物侧柏 *Platycladus orientalis*（L.）Franco 的干燥枝梢和叶。

【炮制方法】炒炭　启动自控温炒药机，加热至约 180℃。将净侧柏叶适量置热锅中，180～185℃炒约 20min 至表面焦褐色，内部焦黄色时，喷淋少许清水，灭尽火星，取出，放凉。

【饮片性状】侧柏炭表面黑褐色。质脆，易折断，断面焦黄色。气香，味微苦涩。

【质量要求】侧柏炭乙醇性浸出物不得少于 15.0%。

【炮制作用】侧柏叶味苦涩，性寒，具有止咳祛痰、生发乌发、清热凉血等功效。侧柏叶生品以清热凉血、止咳祛痰力胜。炒炭寒凉之性趋于平和，专于收涩止血。

【贮藏】置阴凉干燥处。

蒲　黄

【药材来源】本品为香蒲科植物水烛香蒲 *Typha angustifolia* L.、东方香蒲 *Typha orientalis* Presl 或同属植物的干燥花粉。

【炮制方法】炒炭　启动自控温炒药机，加热升温至适宜温度。取净蒲黄适量置已预热的炒药机中，控制温度和时间炒至表面棕褐色时，迅速取出，放凉。

【饮片性状】蒲黄炭　表面棕褐色或黑褐色粉末，具焦香气，味微苦、涩。

【质量要求】蒲黄炭乙醇浸出物不得少于 11.0%。

【炮制作用】蒲黄味甘，性平。归肝、心包经。具有行血化瘀、利尿通淋的功能。蒲黄生品性滑，以行血化瘀、利尿通淋力胜。炒炭后性涩，止血作用增强。

【炮制研究】蒲黄主要含甾类、黄酮类、氨基酸类、多糖等化学成分。蒲黄炒炭后黄酮苷含量减少而苷元减少不明显，香蒲新苷、异鼠李素-3-O-新橙皮糖苷、槲皮素、异鼠李素、山奈酚、柚皮素都可缩短血浆凝血原时间和家兔体外血浆凝血酶时间，在凝血酶原酶形成阶段，黄酮苷、黄酮苷元均能抑制显著缩短凝血酶原时间，黄酮苷对凝血活酶时间表现出抑制凝血作用，而其主要苷元却没有显著性影响，这可能是蒲黄炒炭后其活血化瘀作用减弱而止血作用增强的物质基础。

【贮藏】置阴凉干燥处。

白　茅　根

【药材来源】本品为禾本科植物白茅 *Imperata cylindrica* Beauv. var. *major*（Nees）C. E. Hubb 的干燥根茎。

【炮制方法】炒炭　启动自控温炒药机，加热至适宜温度，取净白茅根饮片适量，置炒药机中，控制温度和时间，炒至表面焦褐色，喷淋清水少许，熄灭火星，迅速取出，放凉。

【饮片性状】茅根炭　本品呈圆柱形的段，表面黑褐色至黑色，具纵皱纹，有的可见淡棕色隆起的节。略具焦香气，味苦。

【质量要求】茅根炭　水分不得过 12.0%，总灰分不得过 5.0%，水溶性浸出物不得少于 7.0%。

【炮制作用】白茅根味甘，性寒。归肺、胃、膀胱经。具有凉血止血、清热利尿的功能。白茅根生品长于凉血、清热利尿。炒炭后味涩，寒性减弱。清热凉血作用轻微，止血作用增强。

【贮藏】置阴凉干燥处。

地　　榆

【药材来源】本品为蔷薇科植物地榆 *Sanguisorba officinalis* L. 或长叶地榆 *Sanguisorba officinalis* L. var. *longifolia* （Bert.） Yü et Li 的干燥根。后者习称"绵地榆"。

【炮制方法】炒炭　启动自控温炒药机，加热至适宜温度，取净地榆饮片适量，置炒药机中，控制温度和时间，炒至表面棕褐色、内部棕黄色时，喷淋清水少许，熄灭火星，迅速取出，放凉。

【饮片性状】地榆炭　为不规则的类圆形片或斜切片。表面焦黑色，内部棕褐色。具焦香气，味微苦涩。

【质量要求】地榆炭　乙醇浸出物不得少于 20.0%，鞣质不得少于 2.0%，没食子酸不得少于 0.60%。

【炮制作用】地榆味苦、酸、涩，性微寒。归肝、胃、大肠经。具有凉血止血、解毒敛疮的功能。地榆生品以凉血解毒力胜。炒炭后长于收敛止血，常用于各种出血症及烫火伤。

【炮制研究】地榆主要含鞣质、皂苷类、黄酮类及微量元素等成分。

加工地榆片时，原药材泡洗的温度、泡洗时间、切制厚度等对鞣质影响很大。用药材 4 倍量的水，常温下泡洗 15min 后润透，切 2～3mm 薄片为好，可减少鞣质的损失。用正交实验法考察地榆的炮制工艺，结果最佳炮制条件为 250℃，炒制 7.5min。该法炮制品的鞣质含量及微量元素含量均有所增高，止血作用好。

【贮藏】置阴凉干燥处。

藕　　节

【药材来源】本品为睡莲科植物莲 *Nelumbo nucifera* Gaertn. 的干燥根茎节部。

【炮制方法】炒炭　启动自控温炒药机，加热至适宜温度，取净藕节段适量，置炒药机中，控制温度和时间，炒至表面黑褐色或焦黑色，喷淋清水少许，熄灭火星，放凉，取出。

【饮片性状】藕节炭　本品呈短圆柱形，中部稍膨大，长 2～4cm，直径约 2cm。表面黑褐色或焦黑色，内部黄褐色或棕褐色。断面可见多数类圆形的孔。气微，味微甘、涩。

【质量要求】藕节炭　水分不得超过 10%，酸不溶性灰分不得超多 3%，水溶性浸出物不得超过 20%。

【炮制作用】藕节性味甘、涩，平。归肝、肺、胃经。具有止血、消瘀的功效。藕节生品性平偏凉，长于凉血止血化瘀。炒炭后涩性增强，收涩止血，多用于虚寒的慢性出血，反复不止。

【贮藏】置阴凉干燥处。

干　　姜

【药材来源】本品为姜科植物姜 *Zingiber officinale* Rosc. 的干燥根茎。

【炮制方法】炒炭　启动自控温炒药机，加热至适宜温度，取净干姜饮片适量，置炒药机中，控制温度和时间，炒至表面黑色、内部棕褐色，喷淋清水少许，熄灭火星，迅速取出，放凉。

【饮片性状】姜炭　本品呈不规则纵切片或斜切片，具指状分枝，长 1～6cm，宽 1～2cm，厚 0.2～0.4cm。外皮灰黄色或浅黄棕色，粗糙，具纵皱纹及明显的环节。表面焦黑色，内部棕褐色，体轻，质松脆。味微苦，微辣。

【质量要求】姜炭　水溶性浸出物不得少于 26.0%，按干燥品计算，6-姜辣素不得少于 0.050%。

【炮制作用】干姜性味辛，热。归脾、胃、肾、心、肺经。具有温中散寒、回阳通脉、燥湿消痰的功效。干姜生品性热偏燥，能守能走，用于回阳救逆。炒炭后味苦、涩，性温。归脾、肝经。其辛味消失，守而不走，长于止血温经。

【炮制研究】对化学成分的影响　从生姜、干姜、姜炭中提取精油并测定其含量：生姜 0.50%、干姜 0.89%、姜炭 0.38%。对姜的不同炮制品的醚提取液进行气相质谱分析，结果表明，生姜、干姜、姜炭中各检出 25、22、23 种组分，各组分含量均发生了变化，有些成分还产生了质变。对挥发油和醚提取物的研究表明，生姜与干姜的挥发油和醚提取物色谱图大致相同，与姜炭相比，有较大差异。

【贮藏】置阴凉干燥处。

绵马贯众

【药材来源】本品为鳞毛蕨科植物粗茎鳞毛蕨 *Dryopteris crassirhizoma* Nakai 的干燥根茎和叶柄残基。

【炮制方法】炒炭　启动自控温炒药机，加热至适宜温度，取净地榆饮片适量，置炒药机中，控制温度和时间，炒至表面焦黑色，喷淋清水少许，熄灭火星，迅速取出，放凉。

【饮片性状】绵马贯众炭　本品为不规则的厚片或碎片。表面焦黑色，内部焦褐色。味涩。

【质量要求】绵马贯众炭　总灰分不得超过 6.0%，水分不得超过 11.0%，乙醇浸出物不得少于 15.0%。

【炮制作用】绵马贯众性味苦，微寒；有小毒。归肝、胃经。具有清热解毒、止血、杀虫的功效。绵马贯众生品长于清热解毒、杀虫。炒炭后苦、涩，微寒，有小毒。归肝、胃经。有收敛止血的作用。

【贮藏】置阴凉干燥处。

荆　芥

【药材来源】本品为唇形科植物荆芥 *Schizonepeta tenuifolia* Briq. 的干燥地上部分，亦有取干燥花穗入药，后者称荆芥穗。

【炮制方法】炒炭　启动自控温炒药机，加热至适宜温度，取净荆芥饮片适量，置炒药机中，控制温度和时间，炒至表面焦黑色、内部焦黄色时，喷淋清水少许，熄灭火星，迅速取出，放凉。

【饮片性状】荆芥炭　为不规则段，长 5mm。全体黑褐色。茎方柱形，体轻，质脆，断面焦褐色。叶对生，多已脱落。花冠多脱落，宿萼钟状。略具焦香气，味苦而辛。

【质量要求】荆芥炭　70% 乙醇浸出物不得少于 8.0%。

【炮制作用】荆芥味辛，性微温。归肺、肝经。具有解表散风、透疹、消疮的功能。荆芥生品具有解表散风的功能。炒炭后辛散作用极弱，具有止血的功效。可用于便血、崩漏等证。

【炮制研究】荆芥主要含挥发油、黄酮类等成分。采用正交设计，并以化学分析和药效学实验为综合指标，对荆芥炭、荆芥穗炭的最佳制炭进行研究。结果表明，荆芥炭的最佳炮制条件为 210℃，加热 10min。荆芥炒炭后挥发油含量从 0.43％下降到 0.07％，下降率达到 83.73％，而且挥发油成分也产生了变化。

【贮藏】置阴凉干燥处。

10.3 加辅料炒

将净制或切制后的药物与固体辅料共同拌炒至一定程度的方法称为加辅料炒法。根据所加固体辅料的不同分为麸炒、米炒、土炒、砂炒、蛤粉炒、滑石粉炒等。其中砂炒、蛤粉炒、滑石粉炒，也称为烫法。

加辅料炒的主要目的是增强疗效，降低毒性，缓和药性和矫臭矫味等。加辅料炒法的固体辅料具有中间传热介质和影响药物药性两种作用。

10.3.1 麸炒

将净制或切制后的药物用麦麸熏炒至规定程度的方法，称为麸炒（麦麸炒）。直接用干燥的净麦麸，称为"净麸炒"或"清麸炒"；用经蜂蜜或红糖制过的麦麸，称为"蜜麸炒"或"糖麸炒"。

麦麸味甘淡、性平。能和中补脾，吸附油质。常用于炮制补脾益胃或作用燥烈及有腥味的中药。

（1）操作方法　先用适宜的温度将炒药机（一般为滚筒式炒药机）加热到一定的温度，均匀撒入规定量麦麸，待有浓烟时，随之投入净制或切制过的药物，迅速均匀翻炒至药物表面呈亮黄色或深黄色，麦麸呈焦黑色时取出，及时筛去麦麸，摊凉。

一般每 100kg 药物用麦麸 10～15kg。

（2）炮制目的

① 增强疗效，如苍术、山药、白术等。

② 缓和药性，如枳壳、苍术等。

③ 矫臭矫味，如僵蚕等。

④ 增味赋色，如僵蚕、山药等。

（3）注意事项

① 麦麸用量适当。麦麸用量少则烟气不足，达不到熏炒效果；麦麸用量多，炒制时药物受热时间延长，也会造成浪费。

② 炒制火力适当。麸炒一般用中火，要求火力均匀。锅要预热，取少量麦麸投入预试，以"麸下起烟"为度。

③ 麸撒布要均匀，翻炒要快速，达到火候要迅速出锅。

④ 出锅后要求筛去麦麸并及时干燥。

（4）麸炒实例

苍　术

【药材来源】本品为菊科植物茅苍术 *Atractylodes lancea*（Thunb.）DC. 或北苍术 *Atractylodes chinensis*（DC.）Koidz. 的干燥根茎。

【炮制方法】麸炒苍术　启动鼓式自控温炒药机，加热，取麸皮置炒药机中炒至起烟时，取净苍术片适量置滚筒中，翻炒，控制温度和时间，至苍术饮片表面呈黄色时，取出，用孔径 2mm 筛网筛去麦麸，放凉。

【饮片性状】麸炒苍术　本品形如苍术片，表面深黄色，散有多数棕褐色油室。有焦香气。

【质量要求】麸炒苍术　水分不得过 10.0%，总灰分不得过 5.0%，含苍术素不得少于 0.20%。

【炮制作用】苍术味辛、苦，性温。归脾、胃、肝经。具有燥湿健脾、祛风散寒、明目的功效。苍术生品辛烈而温燥，长于燥湿、祛风、散寒。麸炒后辛散力减弱，燥性缓和，气变芳香，长于健脾和胃。

【炮制研究】苍术含挥发油等成分，其中油中主要成分为苍术醇，还有苍术酮、苍术素、苍术素醇、β-桉叶醇、γ-榄香烯、乙酰苍术素醇、苍术烯内酯Ⅰ等多种成分。麸炒后挥发油总量降低，其中 β-桉叶醇、茅术醇等含量减低，物理常数（密度、比旋度、折射率）有所不同，挥发油的组分无明显改变，非挥发性成分明显减少或消失。

【贮藏】置阴凉干燥处，防霉，防蛀。

枳　　壳

【药材来源】本品为芸香科植物酸橙 *Citrus aurantium* L. 及其栽培变种的干燥未成熟果实。

【炮制方法】麸炒枳壳　启动鼓式自控温炒药机，加热，取麸皮置炒药机中炒至起烟时，取净苍术片适量置滚筒中，翻炒，控制温度和时间，至枳壳饮片表面颜色加深、偶有焦斑时，取出，用孔径 2mm 筛网筛去麦麸，放凉。

【饮片性状】麸炒枳壳　形如枳壳片，表面颜色较深，偶有焦斑。

【质量要求】麸炒枳壳　水分不得过 12.0%，总灰分不得过 7.0%，含柚皮苷不得少于 4.0%，新橙皮苷不得少于 3.0%。

【炮制作用】枳壳味苦、辛、酸，性微寒。归脾、胃经。具有理气宽中、行滞消胀的功效。枳壳生品辛燥作用较强，长于行气宽中除胀。麸炒后可缓和其峻烈之性，长于理气健胃消食。

【炮制研究】枳壳主要含挥发油和黄酮苷类成分，挥发油中含 D-苧烯、芳樟醇、癸醛、香茅醛、柑醛、邻氨基苯甲酸甲酯等成分；黄酮苷中含橙皮苷、柚皮苷、新橙皮苷等成分；此外还含有对羟福林（辛弗林）和 N-甲基酪胺。麸炒后，挥发油含量有所降低，密度、折射率、颜色、成分组成均发生了变化；新橙皮苷、柚皮苷等黄酮苷的含量有所减少。

【贮藏】置阴凉干燥处，防霉，防蛀。

枳　　实

【药材来源】本品为芸香科植物酸橙 *Citrus aurantium* L. 及其栽培变种或甜橙 *Citrus sinensis* Osbeck 的干燥幼果。

【炮制方法】麸炒枳实　启动鼓式自控温炒药机，加热，取麸皮置炒药机中炒至起烟时，取净枳实片适量置滚筒中，翻炒，控制温度和时间，至枳实饮片表面淡黄色时取出，用孔径 2mm 筛网筛去麦麸，放凉。

【饮片性状】麸炒枳实　本品形如枳实片，色较深，有的有焦斑。气焦香，味微苦，微酸。

【质量要求】麸炒枳实　水分不得过 12.0%，总灰分不得过 7.0%，含辛弗林不得少于 0.30%。

【炮制作用】枳实味苦、辛、酸，性微温。归脾、胃经。具有破气消积、化痰散痞的功能。枳实生品性峻烈，以破气化痰为主，但破气作用强烈。麸炒后可缓和其峻烈之性，以免损伤正气，以散结消痞力胜。

【贮藏】置阴凉干燥处，防蛀。

僵 蚕

【药材来源】本品为蚕蛾科昆虫家蚕 *Bombyx mori* Linnaeus 4～5 龄的幼虫感染（或人工接种）白僵菌 *Beauveria bassiana*（Bals.）Vuillant 而致死的干燥体。

【炮制方法】

（1）净选　取僵蚕药材置挑选工作台上，拣去药材中的杂质、异物、非药用部位。

（2）麸炒僵蚕　启动鼓式自控温炒药机，加热，取麸皮置炒药机中炒至起烟时，取适量置滚筒中，翻炒，控制温度和时间，至僵蚕表面呈棕黄色取出，用孔径 2mm 筛网筛去麦麸，放凉。

所需麦麸约为僵蚕用量的 20%。

【饮片性状】麸炒僵蚕　形如僵蚕，表面黄色，偶有焦黄斑，腥气减弱。

【炮制作用】僵蚕味咸、辛，性平。归肝、肺、胃经。具有息风止痉、祛风止痛、化痰散结的功效。僵蚕生品辛散之力较强，药力较猛。麸炒后可矫正不良气味，长于化痰散结。

【炮制研究】僵蚕主要含蛋白质、脂肪、多种氨基酸及铁、锌、铜、锰、铬等微量元素。清炒品的水溶性浸出物含量最高，麸炒品次之，生品最低。比较僵蚕生品和麸炒品的蛋白质区带图谱，分别是 3 条谱带和 1 条谱带，说明麸炒对僵蚕蛋白质有明显影响。炮制后游离氨基酸的总量降低，其中麸炒品降低最多；炮制后草酸铵含量也降低。

【贮藏】置阴凉干燥处，防蛀。

10.3.2　米炒

将净制或切制后的药物与米共同加热，翻炒至一定程度的方法，称为米炒。

米炒法的辅料以糯米为佳，有的地区用"陈仓米"，现通常用大米。米味甘性平，具有补中益气等功效。米炒法常用于补中益气类药物及具有毒性的昆虫类药物。

（1）操作方法

① 米拌炒。将定量的米置预热的炒药机内，用中火翻炒至冒烟时，投入净制或切制后的药物，拌炒至药物表面呈黄色或较原色加深，米呈焦黄或焦褐色时，取出，筛去米，摊凉。

② 米上炒。取用清水浸湿的米置炒制容器内，使其平贴炒制容器内壁，用中火加热至米冒烟时，投入净制或切制后的药物，轻轻翻动药物至较原色加深，米呈焦黄色或焦褐色时，取出，筛去米，晾凉。

每 100kg 药物用米 20kg。

（2）质量控制　要求熏炒至"黄"的程度。但一般是用"糯米检视质量规格法"，即观察贴在锅底上的米已大部分呈现出黄棕色，少数焦褐色或焦黑色时；或拌炒中的米呈黄棕色至黄褐色时，即为程度适中。米炒品含药屑、杂质不得超过 1%。

（3）炮制目的

① 增强疗效，如党参。

② 降低毒性和刺激性，如斑蝥、红娘子。

③ 矫臭矫味，如斑蝥、红娘子。

（4）注意事项　炮制昆虫类药物时，一般以米的色泽观察火候，炒至米变焦黄或焦褐色为度。炮制植物类药物时，观察药物色泽变化，炒至黄色为度。

（5）米炒实例

党 参

【药材来源】本品为桔梗科植物党参 *Codonopsis pilosula*（Franch.）Nannf.、素花党参 *Codonopsis pilosula* Nannf. var. *modesta*（Nannf.）L. T. Shen 或川党参 *Codonopsis tangshen* Oliv. 的干燥根。

【炮制方法】米拌炒　将定量的米置预热的炒药机内，用中火翻炒至冒烟时，投入净制或切制后的药物，拌炒至药物表面呈黄色或较原色加深，米呈焦黄或焦褐色时，取出，用孔径 5mm 筛网筛去米粒，摊凉。

每 100kg 党参片用米 20kg。

【饮片性状】米炒党参　形如党参片，表面深黄色，偶有焦斑。

【质量要求】米炒党参　水分不得过 10.0%，总灰分不得过 5.0%；醇溶性浸出物不得少于 55.0%。

【炮制作用】党参味甘，性平。归脾、肺经。具有健脾益肺、养血生津的功效。党参生品长于益气生津。米炒后气变清香，增强和胃、健脾止泻作用。

【炮制研究】党参主要含甾醇类、生物碱类、三萜类、挥发性物质及糖类成分。党参在米炒后新增 5-羟甲基糠醛成分。在提高小鼠巨噬细胞吞噬能力和抗疲劳方面，蜜炙党参＞生党参＞米炒党参。

【贮藏】置阴凉干燥处，防蛀。

斑 蝥

【药材来源】本品为芫青科昆虫南方大斑蝥 *Mylabris phalerata* Pallas 或黄黑小斑蝥 *Mylabris cichorii* Linnaeus 的干燥体。

【炮制方法】米炒　开启控温炒药机，当锅体达设定温度时，取大米投入炒药机中，适当炒制后，投入净斑蝥，继续炒制规定时间（此时大米为棕黄色），停止炒制，立即出锅，用孔径 5mm 筛网筛去米粒，并妥善处理，将斑蝥晾凉。

每 100kg 斑蝥用米 20kg。

【饮片性状】米炒斑蝥　形如斑蝥，无头、足、翅。微挂火色，显光泽，臭味轻微。

【质量要求】米炒斑蝥　含斑蝥素应为 0.25%～0.65%。

【炮制作用】斑蝥味辛，性热，有大毒。归肝、胃、肾经。具有破血逐瘀、散结消癥、攻毒蚀疮的功效。斑蝥生品毒性较大，多外用，长于攻毒蚀疮。米炒后其毒性降低，气味矫正，可内服，长于通经、破癥散结。炮制后多入丸散用。

【炮制研究】斑蝥含斑蝥素，对肿瘤和多种疑难杂症都具有治疗效果。斑蝥素主要集中在虫体的腹部，头、足、翅总重占全虫重量的 20% 左右。故去头、足、翅后该成分含量相对升高。斑蝥素在 84℃ 开始升华，其升华点为 110℃，米炒时锅温正适合于斑蝥素的升华，又不至于温度太高致使斑蝥焦化，斑蝥与米同炒，受热均匀，毒性和含量均降低。

斑蝥素剧毒，对皮肤、黏膜有强烈的刺激性，能引起充血、发赤和起泡。口服毒性很大，可引起口咽部灼烧感、恶心、呕吐、腹部绞痛、血尿及中毒性肾炎，严重者引起肾功能衰竭或循环衰竭而致死亡。故斑蝥生品不能内服，只能作外用，内服必须经过炮制。

研究表明，斑蝥素对胃癌、肺癌、食管癌、前列腺癌、宫颈癌和喉癌等肿瘤细胞具有较强的杀伤和抑制作用。

【贮藏】置阴凉干燥处，防蛀。

红　娘　子

【药材来源】本品为蝉科昆虫黑翅红娘 *Huechys sanguinea* De Geer 或褐翅红娘子 *H. philaemata* Fabricius 的干燥虫体。

【炮制方法】米炒　开启控温炒药机，当锅体达设定温度时，取大米投入炒药机中，适当炒制待米冒烟时，投入净红娘子，继续炒制规定时间（此时大米呈焦黄色），停止炒制，立即出锅，用孔径 5mm 筛网筛去米粒，并妥善处理，将红娘子晾凉。

每 100kg 红娘子用米 20kg。

【饮片性状】米炒红娘子　本品形如红娘子，表面老黄色，臭气轻微。

【炮制作用】红娘子味苦、辛，性平；有毒。归肝经。具有攻毒、通瘀破积的功能。红娘子生品毒性较大，有腥臭味，多作外用，可解毒蚀疮。米炒后毒性降低，除去了腥臭气味，可供内服，以破瘀通经为主。

【贮藏】置阴凉干燥处，防蛀。

10.3.3　土炒

将净制或切制后的药物与定量灶心土共同加热翻炒至一定程度的方法，称为土炒。

土炒的辅料以灶心土为佳，有的地区用黄土、赤石脂代替。灶心土，也称伏龙肝，味辛性温，具有温中和胃、涩肠止泻、止血、止呕等功效。常用于炮制补脾止泻的中药。

（1）操作方法　将灶心土研成细粉，置炒药机内，用中火加热炒至土呈灵活状态时，投入净药物，继续翻炒至药物均匀挂上一层土粉，并溢出香气时，取出，筛去土粉，放凉。

每 100kg 药物用灶心土粉 25～30kg。

（2）炮制目的

① 增强药物补脾止泻作用，如白术、山药等。

② 缓和药物滑肠致泻作用，如当归等。

（3）注意事项

① 投入药物后，要适当调小火力，防止烫焦。

② 土炒同种药物时，土可反复使用，若土色变深，则应及时更换。

（4）土炒实例

山　药

【药材来源】本品为薯蓣科植物薯蓣 *Dioscorea opposita* Thunb. 的干燥根茎。

【炮制方法】土炒　取灶心土粉置控温炒药机内，加热至适宜温度，炒至灶心土粉呈灵活状态时，将净山药片置锅中迅速翻动，加热炒至山药片表面土黄色，并均匀挂土粉时，取出，用孔径 2mm 筛网筛去灶心土，粉筛去土，晾凉。

每 100kg 山药片用灶心土粉 25kg。

【饮片性状】土炒山药　类圆形厚片。表面土黄色，附有土粉，略具焦香气。

【质量要求】土炒山药　水分不得过 12.0%，总灰分不得过 4.0%，水溶性浸出物不得少于 4.0%。

【炮制作用】山药味甘，性平。归脾、胃、肾经，具有补脾益胃、生津益肺、补肾涩精的功效。山药生品长于补肾生精、益肺阴。土炒后增强补脾止泻作用。

【炮制研究】山药主要含脂肪酸、蛋白质、氨基酸、酯类、多糖类、微量元素等成分。山药经麸炒、清炒后化学成分发生明显变化，炮制品与生品比较，薄层色谱、紫外图谱和高效液相图谱均有明显差异。山药经炮制后，薯蓣皂苷元的溶出量显著提高，土炒、清炒品比生品高约 3 倍，麸炒品比生品高 2 倍多；麸炒品中尿囊素含量较生品增加；水溶性和醇溶性浸出物含量均有所增高，其中土炒品＞麸炒品＝清炒品＞生品。

【贮藏】置阴凉干燥处，防霉，防蛀。

白　术

【药材来源】本品为菊科植物白术 *Atractylodes macrocephala* Koidz. 的干燥根茎。

【炮制方法】土炒　取灶心土粉置控温炒药机内，加热至适宜温度，炒至灶心土粉呈灵活状态时，将净白术片置锅中迅速翻动，加热炒至白术片表面杏黄土色，并均匀挂土粉时，取出，用孔径 2mm 筛网筛去灶心土，粉筛去土，晾凉。

每 100kg 白术片用灶心土粉 25kg。

【饮片性状】土炒白术　不规则厚片。表面杏黄土色，附有细土末，有土香气。

【质量要求】土炒白术水分不得过 15.0%，总灰分不得过 5.0%，二氧化硫残留量不得过 400mg/kg，色度与黄色 10 号标准比色液比较，不得更深。醇溶性浸出物不得少于 35.0%。

【炮制作用】白术味苦、甘，性温。归脾、胃经。具有健脾益气、燥湿利水、止汗、安胎的功效。白术生品长于健脾燥湿、利水消肿。土炒后借土气资助脾土，增强补脾止泻作用。

【炮制研究】白术主要含挥发油、香豆素类和糖类成分，油中主要成分为苍术醇、苍术酮、白术内酯Ⅰ、白术内酯Ⅱ、β-芹油烯等成分。白术炮制过程中苍术酮可转变成白术内酯类成分，不同的炮制程度影响各成分的含量。白术炮制后苍术酮含量降低，白术内酯Ⅰ、白术内酯Ⅲ含量均明显升高，但温度过高时白术内酯Ⅲ的含量有所下降。白术经炮制后白术内酯Ⅱ含量不变，白术内酯Ⅰ、白术内酯Ⅲ含量显著升高，清炒和土炒对白术内酯类成分含量影响无显著差异。

白术炮制后增强健脾作用，是因为在加热炒制过程中苍术酮氧化生成白术内酯，炮制过程中，主要增加的是白术内酯Ⅰ，白术内酯Ⅱ无明显差异。白术内酯具有与白术健脾运脾相一致的功效。白术多糖有明显的免疫增强作用。

【贮藏】置阴凉干燥处，防霉，防蛀。

10.3.4　砂炒

将净制或切制后的药物与热砂共同拌炒的方法，称为砂炒，也称砂烫。

砂炒辅料用中等粒度的河砂。河砂质地坚硬、颗粒均匀、传热速度快，与药物共同翻炒时，接触受热面积大，药物受热均匀，温度较高，因此适于炒制质地坚硬的药物。

（1）操作方法　取已经制备好的砂，置炒制设备内，用武火加热翻炒至滑利状态时，投入净药物，不断用热砂掩埋、闷烫，翻炒至鼓起、质地酥脆、外表呈黄色或较原色加深时，取出，筛去砂，晾凉。或趁热投入醋中浸淬，取出，干燥。

（2）炮制目的

① 增强疗效，便于调剂和制剂，如狗脊等。

② 降低药物毒性，如马钱子等。

③ 便于去毛，如骨碎补等。

④ 矫臭矫味，如鸡内金等。

（3）注意事项

① 河砂可反复使用，但需筛去残留的杂质。炒过毒性药物的河砂不可再炒其他药物。

② 油砂需要每次使用前添加适量油拌炒后再用。

③ 砂炒温度要适中，砂温过高时可通过添加冷砂或减小火力等方法调节。

④ 砂炒温度较高，操作时勤加翻动，迅速出锅，及时筛去热砂。

（4）砂炒实例

马 钱 子

【药材来源】本品为马钱科植物马钱 *Strychnos nux-vomica* L. 的干燥成熟种子。

【炮制方法】

（1）净选 取马钱子药材置挑选工作台上，拣去药材中的杂质、异物、非药用部位。

（2）砂烫 取河砂置炒药机中，加热至设定温度，炒至河砂呈灵活状态时，将净马钱子置炒药机中，迅速翻动，烫至马钱子表面微鼓起并显棕褐色，取出，用孔径 3mm 筛网筛去河砂，晾凉。

河砂用量以能掩埋药物为度。

【饮片性状】制马钱子 纽扣状圆板形，两面均膨胀鼓起，边缘较厚，表面棕褐色或深棕色，微有香气，味极苦。

【质量要求】制马钱子 水分不得过 12.0%，总灰分不得过 2.0%，含士的宁 1.20%～2.20%，马钱子碱不得少于 0.80%。

【炮制作用】马钱子味苦，性温；有大毒。归肝、脾经。具有通络止痛、散结消肿的功效。马钱子生品毒性剧烈，质地坚硬，仅供外用。砂炒后毒性降低，质地酥脆，易于粉碎，可供内服，常制成丸散应用。

【炮制研究】马钱子主要含番木鳖碱（即士的宁）和马钱子碱，另有伪番木鳖碱、伪马钱子碱、异番木鳖碱、异马钱子碱等 16 种生物碱。士的宁和马钱子碱是马钱子中的有效成分和有毒成分。一般成人口服 5～10mg 士的宁会产生中毒现象，口服 30mg 士的宁或 7 粒生马钱子就能致死。士的宁和马钱子碱在砂烫加热过程中醚键断裂开环，含量降低，转变成相应的异型结构和氮氧化物，其氮氧化物毒性仅为原型的 1/10 和 1/15，而活性相似；同时砂烫还增加了异马钱子碱、2-羟基-3-甲氧基士的宁的含量，并显著降低了马钱子苷的含量。马钱子碱氮氧化物的镇痛、化痰和止咳作用优于马钱子碱，且具有药力持久的特点；异马钱子碱及其氮氧化物对心肌细胞有保护作用。对于既是有效成分，又是毒性成分的士的宁和马钱子碱来说，炮制是要尽可能地改变其成分的结构，而不只是通过降低其含量达到减毒的目的。温度在 230～240℃、时间为 3～4min 时，士的宁转化了 10%～15%，马钱子碱转化了 30%～35%，而士的宁和马钱子碱的异型和氮氧化物含量最高。

传统认为马钱子皮毛有毒，须去除皮毛。现研究表明，马钱子皮毛与种仁中的成分种类相同，去毛与不去毛的马钱子两者的毒性无明显的差异，现已不作去毛的法定要求。

【贮藏】置阴凉干燥处。

骨 碎 补

【药材来源】本品为水龙骨科植物槲蕨 *Drynaria fortunei*（Kunze）J. Sm. 的干燥根茎。

【炮制方法】砂烫 取河砂置炒药机中，加热至设定温度，炒至河砂呈灵活状态时，将净骨碎补片置炒药机中，迅速翻动，烫至骨碎补表面扁圆状鼓起，毛微焦时，取出，用孔径 3mm 筛网筛去河砂，晾凉，用撞笼撞击去掉表面鳞片和毛屑。

河砂用量以能掩埋药物为度。

【饮片性状】烫骨碎补　不规则的厚片，体膨大鼓起，质轻、疏松。

【质量要求】烫骨碎补　水分不得过 14.0%，总灰分不得过 7.0%，醇溶性浸出物不得少于 16.0%，含柚皮苷不得少于 0.50%。

【炮制作用】骨碎补味苦，性温。归肾，肝经。具有疗伤止痛、补肾强骨的作用。骨碎补生品密被鳞片，质地坚硬，不利于粉碎和煎出有效成分，故临床一般少用生品。砂炒后质地松脆，易于除去鳞片，便于粉碎和煎出有效成分，长于疗伤止痛，补肾强骨。

【炮制研究】骨碎补中主要含黄酮类、木质素类、黄烷类、三萜类和挥发油类成分。骨碎补经过净制后，可提高总黄酮和柚皮苷的含量，炮制过程为用 6 倍量油砂，210℃加热炮制 3min；经砂烫、砂烫后酒炙、砂烫后盐炙，其总黄酮及柚皮苷含量无明显变化，但总黄酮溶出率显著增高。

【贮藏】置阴凉干燥处。

狗　脊

【药材来源】本品为蚌壳蕨科植物金毛狗脊 Cibotium barometz（L.）J. Sm. 的干燥根茎。

【炮制方法】砂烫　取河砂置炒药机中，加热至设定温度，炒至河砂呈灵活状态时，将净狗脊片置炒药机中，迅速翻动，烫至狗脊鼓起，绒毛微焦时，取出，用孔径 3mm 筛网筛去河砂，晾凉，除去残存绒毛。

河砂用量以能掩埋药物为度。

【饮片性状】烫狗脊　不规则的椭圆形或圆形厚片，表面略鼓起。棕褐色。气微，味淡、微涩。

【质量要求】烫狗脊　水分不得过 13.0%，总灰分不得过 3.0%，醇溶性浸出物均不得少于 20.0%，含原儿茶酸不得少于 0.020%。

【炮制作用】狗脊味苦、甘，性温。归肝、肾经。具有祛风湿、补肝肾、强腰膝的功效。

狗脊生品质地坚硬，边缘覆盖有金黄色绒毛，不易除去。以祛风湿、利关节为主。砂炒后质地松脆，利于粉碎、煎出有效成分和除去残存绒毛。长于补肝肾，强腰膝。

【炮制研究】狗脊中主要含黄酮类、甾酮类、挥发油类成分，如狗脊酸、蜕皮甾酮、牛膝甾酮 A、坡那甾酮 A、坡那甾苷 A、原儿茶醛、金粉蕨亭等。经过加热炮制，可使糖的结构改变，产生 5-羟甲基糠醛和双（5-甲酰基糠基）醚成分，这也与单蒸、酒蒸、盐制者可使饮片变黑有关。另有报道，狗脊砂烫后水溶性浸出物比生品高出 70%。

狗脊生品的正丁醇部位和乙酸乙酯部位有一定的抗炎效果，制后不明显，但是在成骨细胞增殖实验中，制品正丁醇部位有显著促进作用，并且实验进一步表明有效成分极有可能存在于极性较大的部位中。

【贮藏】置阴凉干燥处，防潮。

鸡　内　金

【药材来源】本品为雉科动物家鸡 Gallus gallus domesticus Brisson 的干燥沙囊内壁。杀鸡后，取出鸡肫，立即剥下内壁，洗净，干燥。

【炮制方法】砂烫　取河砂置炒药机中，加热至设定温度，炒至河砂呈灵活状态时，投入大小一致的鸡内金至炒药机中，迅速翻动，炒至鼓起卷曲、酥脆、呈淡黄色时，取出，用孔径 3mm 筛网筛去河砂，晾凉。

河砂用量以能掩埋药物为度。

【饮片性状】砂烫鸡内金　本品灰黄色，鼓起或微鼓起，略有焦斑，质松脆，易碎。

【质量要求】砂烫鸡内金　水分不得过15.0%，总灰分不得过2.0%，醇溶性浸出物不得少于7.5%。

【炮制作用】鸡内金味甘，性平。归脾、胃、小肠、膀胱经。具有健胃消食、涩精止遗、通淋化石的功能。鸡内金生品长于攻积，通淋化石。砂烫后质地酥脆，便于粉碎，矫正不良气味，并能增强健脾消积的作用。

【贮藏】置干燥处，防蛀。

鳖　甲

【药材来源】本品为鳖科动物鳖 *Trionyx sinensis* Wiegmann 的背甲。

【炮制方法】砂烫　取河砂置炒药机中，加热至设定温度，炒至河砂呈灵活状态时，将净鳖甲块置炒药机中，迅速翻动，烫至表面淡黄色时，取出，用孔径3mm筛网筛去河砂，晾凉。或将烫鳖甲趁热投入醋液中稍浸，捞出。将醋鳖甲置网带式干燥机上，设置蒸汽加热温度为70℃，干燥。

河砂用量以能掩埋药物为度。每100kg鳖甲用醋20kg。

【饮片性状】醋鳖甲　呈不规则的块状，呈深黄色，质酥脆，略具醋气。

【质量要求】醋鳖甲　水分不得过12.0%，醇溶性浸出物不得少于5.0%。

【炮制作用】鳖甲味咸，性微寒。归肝、肾经。具有滋阴潜阳、退热除蒸、软坚散结的功效。鳖甲生品质地坚硬，有腥臭气，长于养阴清热、潜阳息风。砂炒醋淬后，质地酥脆，易于粉碎、煎出有效成分并能矫臭矫味，同时醋制还能增强药物入肝消积、软坚散结的作用。

【炮制研究】鳖甲主要含骨胶原、碳酸钙、磷酸钙及钙、磷、钠、镁、钾、锌、铁、锰、钴、铜、砷等微量元素。鳖甲炮制前后化学成分及其含量发生变化，且炮制后会产生一些新的有效成分。醋鳖甲中抗肝纤维化作用和增强免疫等与生理活性相关的功效成分是所含的肽类成分，用双缩脲反应-酶联免疫检测法可得到醋鳖甲总肽含量明显高于生品的结果，醋制法可提高鳖甲的有效成分溶出率。

【贮藏】置干燥处，防蛀。

龟　甲

【药材来源】本品为龟科动物乌龟 *Chinemys reevesii*（Gray）的背甲及腹甲。

【炮制方法】砂烫　取河砂置炒药机中，加热至设定温度，炒至河砂呈灵活状态时，将净龟甲块置炒药机中，迅速翻动，烫至表面颜色加深、质地酥脆时，取出，用孔径3mm筛网筛去河砂，晾凉。或将烫龟甲趁热投入醋液中稍浸，捞出。将醋龟甲置网带式干燥机上，设置蒸汽加热温度为70℃，干燥。

河砂用量以能掩埋药物为度。每100kg龟甲用醋20kg。

【饮片性状】醋龟甲　呈不规则的块状。背甲盾片略成拱状隆起，腹甲盾片呈平板状，大小不一，表面黄色或棕褐色，有的可见深棕褐色斑点，有不规则纹理。内表面棕黄色或棕褐色，边缘有的呈锯齿状。断面不平整，有的有蜂窝状小孔。质松脆，气微腥，味微咸，微有醋香气。

【质量要求】醋龟甲　水溶性热浸出物不得少于8.0%。

【炮制作用】龟甲味咸、甘，性微寒。归肝、肾、心经。具有滋阴潜阳、益肾强骨、养血补心、固经止崩的功效。龟甲生品质地坚硬，微有腥气，长于滋阴潜阳，用于肝风内动、肝阳上亢。醋龟甲砂炒醋淬后，质地酥脆，易于粉碎和煎出有效成分，并能矫臭矫味，长于补肾健骨、滋阴止血。

【炮制研究】龟甲主要含动物胶、角蛋白、脂肪、骨胶原、18 种氨基酸，及钙、磷、锶、锌、铜等多种常量及微量元素。与生品比较，龟甲砂炒品、砂炒醋淬品的煎出量、总氨基酸含量、总含氮量均有增加，为醋淬品＞砂炒品＞生品。龟上下甲砂烫醋淬品均能使 T_3 造成的大鼠甲亢阴虚型模型整体耗氧量降低，心率减慢，痛阈延长，体重增加，肾上腺、甲状腺及胸腺的重量基本恢复正常，具有滋阴作用。龟上下甲砂烫醋淬品之间无显著性差异。

【贮藏】置干燥处，防蛀。

穿　山　甲

【药材来源】本品为鲮鲤科动物穿山甲 *Manis pentadactyla* Linnaeus 的鳞甲。收集鳞甲，洗净，晒干。

【炮制方法】砂烫　取河砂置炒药机中，加热至设定温度，炒至河砂呈灵活状态时，将净穿山甲片置炒药机中，迅速翻动，拌炒至鼓起，呈金黄色时，取出，用孔径 3mm 筛网筛去河砂，晾凉。或将炮甲片趁热投入醋液中稍浸，捞出。将醋炮甲置网带式干燥机上，设置蒸汽加热温度为 70℃，干燥。

河砂用量以能掩埋药物为度。每 100kg 穿山甲用醋 20kg。

【饮片性状】
(1) 炮山甲　全体膨胀呈卷曲状，黄色，质酥脆，易碎。
(2) 醋山甲　本品形同炮山甲，金黄色，有醋香气。

【质量要求】
(1) 炮山甲　杂质不得过 4％，总灰分不得过 3.0％。
(2) 醋山甲　杂质不得过 4％，总灰分不得过 3.0％。

【炮制作用】穿山甲味咸，性微寒。归肝、胃经。具有活血消癥、通经下乳、消肿排脓、搜风通络的功能。穿山甲生品质地坚硬，不易粉碎和煎煮，并有腥臭气，一般不直接入药。炮山甲擅于消肿排脓，搜风通络，用于痈疽肿毒，风湿痹痛。醋山甲通经下乳力强，用于经闭不通，乳汁不下。

【贮藏】置于干燥处。

10.3.5　蛤粉炒

将净制或切制后的药物与蛤粉共同拌炒的方法，称为蛤粉炒，也称蛤粉烫。

蛤粉，味咸、苦，性寒。具有清热、化痰、软坚等功效。与药物拌炒亦可除去药物的腥味。常用于炒制胶类药物。

(1) 操作方法　取净蛤粉，置炒制容器内，用中火加热至蛤粉呈灵活状态时，投入大小分档的药物，不断翻炒至鼓起或成珠、内部疏松、外表呈黄色时，迅速取出，筛去热蛤粉，晾凉。

每 100kg 药物用蛤粉 30～50kg。

(2) 炮制目的
① 使质地酥脆，便于调剂和制剂。
② 降低滋腻之性，矫正不良气味。
③ 增强疗效。

(3) 注意事项

① 胶块烘软后，要切制成块（丁）为宜。

② 蛤粉炒温度要适中。若温度过高，易焦化；温度不及，易"烫僵"。

③ 翻炒要快速而均匀，避免粘连。

④ 蛤粉炒同种药物可反复使用，如果色变灰暗，应及时更换。

（4）蛤粉炒实例

阿　胶

【药材来源】本品为马科动物驴 *Equus asinus* L.的干燥皮或鲜皮经煎煮、浓缩制成的固体胶。

【炮制方法】

（1）净选　取阿胶药材置挑选工作台上，拣去药材中的杂质、异物。

（2）切制　取阿胶块，加热烘软后，切成约5mm小立方块（丁）。

（3）蛤粉炒　取蛤粉置炒药机中，加热至设定温度，炒至蛤粉呈灵活状态时，投入净阿胶丁翻炒至阿胶鼓起呈圆球形，表面黄白色，内无溏心时，迅速取出，用孔径3mm筛网筛去蛤粉，晾凉。

每100kg阿胶丁用蛤粉30～50kg。

【饮片性状】

（1）阿胶　呈黑褐色，具光泽，断面光亮，对光照视呈棕色，半透明，质硬脆，气微腥，味微甘。

（2）蛤粉炒阿胶　呈类球形，表面棕黄色或灰白色，附有白色粉末，体轻质酥易碎，断面中空或多孔状，淡黄色至棕色，气微，味微甜。

【质量要求】

（1）阿胶　水分不得过15.0%，铅不得过百万分之五，镉不得过千万分之三，砷不得过百万分之二，汞不得过千万分之二，铜不得过百万分之二十。水不溶物不得过2.0%，L-羟脯氨酸不得少于8.0%，甘氨酸不得少于18.0%，丙氨酸不得少于7.0%，L-脯氨酸不得少于10.0%。

（2）蛤粉炒阿胶　水分不得过10.0%。总灰分不得过4.0%。按干燥品计算，含L-羟脯氨酸不得少于8.0%，甘氨酸不得少于18.0%，丙氨酸不得少于7.0%，L-脯氨酸不得少于10.0%。

【炮制作用】阿胶味甘，性平。归肺、肝、肾经。具有补血滋阴、润燥、止血的功效。阿胶长于滋阴补血。蛤粉炒阿胶降低了滋腻之性，并可矫味，长于益肺润燥。

【炮制研究】阿胶主要含骨胶原成分，其水解可得明胶、蛋白质及多种氨基酸，其中阿胶的蛋白质类含量为60%～80%，含有18种氨基酸。阿胶通过蛤粉烫后，其氨基酸的种类不变，但氨基酸总量增加，除了因水分降低外，在烫珠时温度可达140℃，肽键易断裂生成氨基酸。

【贮藏】密闭。

鹿　角　胶

【药材来源】本品为鹿科动物马鹿 *Cervus elaphus* Linnaeus 或梅花鹿 *Cervus nippon* Temminck 已骨化的角或锯茸后翌年春季脱落的角基（即鹿角盘）经水煎煮、浓缩制成的固体胶。

【炮制方法】

（1）净选　取鹿角胶药材置挑选工作台上，拣去药材中的杂质、异物。

（2）切制　取鹿角胶块，加热烘软后切成约 5mm 小立方块（丁）。

（3）蛤粉炒　取蛤粉置炒药机中，加热至设定温度，炒至蛤粉呈灵活状态时，投入净鹿角胶丁翻炒至鹿角胶鼓起呈圆球形，表面黄白色，内无溏心时，迅速取出，用孔径 3mm 筛网筛去蛤粉，晾凉。

每 100kg 鹿角胶丁用蛤粉 30～50kg。

【饮片性状】蛤粉炒鹿角胶　呈类圆形，表面黄白色或淡黄色，光滑，附有蛤粉。质松泡而易碎。气微，味微甜。

【质量要求】鹿角胶　水分不得过 15.0%，总灰分不得过 3.0%，砷盐不得过百万分之二，水中不溶物不得过 2.0%，含总氮不得少于 10.0%。

【炮制作用】鹿角胶味甘、咸，性温。归肾、肝经。具有温补肝肾、益精养血的功效。鹿角胶生品用于阳痿滑精、腰膝酸冷等。蛤粉炒后可降低其黏腻之性，矫正其不良气味，便于服用，并使之质地酥脆，利于粉碎，可入丸、散剂。

【贮藏】密闭。

10.3.6　滑石粉炒

将净制或切制后的药物与热滑石粉共同拌炒的方法，称为滑石粉炒，亦称滑石粉烫。滑石粉味甘、淡，性寒。具有利尿、清热、解暑的功效。用滑石粉作为中间传热体拌炒药物，可使药物均匀受热。适用于韧性较大的动物药。

（1）操作方法　取滑石粉，置加热容器内，用中火加热至灵活状态时，投入大小分档的药物，翻炒至鼓起、质地酥脆、表面黄色或色泽加深时，迅速出锅，筛去热滑石粉，晾凉。

每 100kg 药物用滑石粉 40～50kg。

（2）炮制目的

① 质地酥脆，便于粉碎和煎煮。如鱼鳔等。

② 降低毒性，矫正不良气味。如刺猬皮等。

（3）注意事项

① 滑石粉炒要温度适中。若滑石粉的温度过高，易使药物焦化。

② 滑石粉可使用多次，如果颜色加深，应及时更换。

（4）滑石粉炒实例

刺　猬　皮

【药材来源】本品为刺猬科动物刺猬 *Erinaceus europaeus* Linnaeus 或短刺猬 *Hemiechinus dauricus* Sundevall 的干燥外皮。

【炮制方法】滑石粉炒　取滑石粉置炒药机中，加热至设定温度，炒至滑石粉呈灵活状态时，投入净刺猬皮块，翻炒至刺猬皮呈焦黄色、鼓起、皮卷曲、刺尖秃时，迅速取出，用孔径 3mm 筛网筛去滑石粉，晾凉。

每 100kg 刺猬皮块用滑石粉 40～50kg。

【饮片性状】烫刺猬皮　质地发泡，鼓起，黄色，刺尖秃，易折断，边缘皮毛脱落，呈焦黄色，皮部边缘内向卷曲，微有腥臭味。

【炮制作用】刺猬皮性味苦，平。归胃、大肠经。具有止血行瘀、固精缩尿、止痛的功效。

刺猬皮生品腥臭气味较浓，很少使用。滑石粉炒后质地松泡酥脆，便于煎煮和粉碎且能矫臭矫味，临床多用其炮制品。

【炮制研究】刺猬皮主要含蛋白质、肽类、氨基酸成分，此外还含有大量微量元素，其中以钾、钠、钙的含量最高，镁、铁、锌、铜、锰次之。刺猬皮短刺中还含有 17 种氨基酸，尤以谷氨酸含量最高。

【贮藏】置阴凉干燥处，防霉，防蛀。

水　蛭

【药材来源】本品为水蛭科动物蚂蟥 *Whitmania pigra* Whitman、水蛭 *Hirudo nipponica* Whitman 或柳叶蚂蟥 *Whitmania acranulata* Whitman 的干燥全体。

【炮制方法】滑石粉炒　取滑石粉置炒药机中，加热至设定温度，炒至滑石粉呈灵活状态时，投入净水蛭段，翻炒至水蛭鼓起，腥臭味逸出，显黄色时，迅速取出，用孔径 3mm 筛网筛去滑石粉，晾凉。

每 100kg 水蛭段用滑石粉 40～50kg。或所需滑石粉以能掩埋水蛭段为度。

【饮片性状】滑石粉烫水蛭　呈不规则扁块状或扁圆柱形，略鼓起，表面棕黄色至黑褐色，附有少量白色滑石粉。断面松泡，灰白色至焦黄色，气微腥。

【质量要求】滑石粉烫水蛭　水分不得过 14.0%，总灰分不得过 10.0%，酸不溶性灰分不得过 3.0%；酸碱度 pH 值应为 5.0～7.5；重金属及有害元素测定：铅不得过 10mg/kg、镉不得过 1mg/kg、砷不得过 5mg/kg、汞不得过 1mg/kg；每 1000g 含黄曲霉素 B_1 不得过 5μg，黄曲霉素 G_2、黄曲霉素 G_1、黄曲霉素 B_2 和黄曲霉素 B_1 的总量不得过 10μg。同水蛭。

【炮制作用】水蛭性味咸、苦，平，有小毒。归肝经。具有破血通经、逐瘀消癥的功效。水蛭生品有小毒，多入煎剂，长于破血逐瘀。滑石粉炒后能降低毒性，质地酥脆，利于粉碎，多入丸散。

【炮制研究】水蛭中主要含有以水蛭素为代表的多肽及蛋白质类大分子成分，还含有蝶啶类、糖脂类、羧酸酯类和甾体类成分。生水蛭具有显著延长小鼠凝血时间、出血时间和体内抗血栓作用，其抗凝血作用的有效成分为水蛭素；高温烫后水蛭素被破坏，所以烫水蛭对凝血时间、出血时间和体内血栓形成均无明显作用。温浸或冷提的水蛭生粉提取液的抗凝作用十分显著，而煎煮或烫制后的水蛭粉末提取液抗凝作用降低。

在传统水蛭炮制研究的基础上，现代的新工艺用酒、麸等辅料对其进行炮制加工，既增强了其活血作用，又可去腥矫味，并且能缩短加热时间，更好地保存原药材的成分和药效。水蛭中还含有次黄嘌呤，其主要药理作用为平喘、舒张支气管、降压等，炮制后其含量增加。

【贮藏】置干燥处，防蛀。

重点小结

重　点	难　点
1.炒法的分类、炮制方法及注意事项。 2.山楂、马钱子等重点药物的炮制方法及质量要求。	各种炒法的基本操作及注意事项。

复习题

1. 简述炒法的分类及其异同点。
2. 简述炒法的炮制方法及注意事项。
3. 简述山楂炮制操作要点及炮制作用。
4. 了解代表重点药物的现代研究进展。

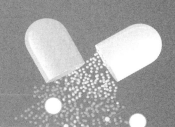

第11章

炙制

学习目标：

1. 掌握炙法的概念、分类、操作方法、炮制目的、辅料用量、注意事项等。

2. 熟悉重点药物的炮制操作要点、炮制作用等。

3. 了解现代研究概况。

炙制是将净选或切制后的药物，加入一定量的液体辅料，拌匀闷润，使辅料逐渐渗入药物组织内部后，置适宜预热容器内，文火加热拌炒至所需程度；或先将净饮片置适宜预热容器内，文火炒热，再喷洒定量液体辅料，继续加热拌炒至所需程度的炮制技术。

炙制与加辅料炒制在操作方法上基本相似，但二者又有区别。加辅料炒制使用固体辅料，掩埋翻炒使药物受热均匀或黏附表面共同入药，炒后需筛去辅料；而炙制则使用液体辅料，拌匀闷润使辅料渗入药物组织内部发挥作用。加辅料炒制的温度较高，一般用中火或武火，在锅内翻炒时间较短，药物表面颜色变黄或加深；炙制所用温度较低，一般用文火，在锅内翻炒时间稍长，以药物炒干为宜。

炙制根据所用辅料不同，可分为酒炙、醋炙、盐炙、姜炙、蜜炙、油炙等。此外，尚有药汁炙、黑豆汁炙、鳖血炙、米泔炙等。

目前用于炙制的设备有炙药锅、鼓式炙药机等。

11.1 炙制方法与设备

11.1.1 炙制方法

炙制包括拌润、药物吸收液体辅料、药物与液体辅料在一定温度下发生反应、加热除去水分等过程。炙制温度较低，一般取炒制中的文火操作。在操作中重要的是掌握好火候，既不能过热炒成焦、炭，又不能不及造成"夹生"。一般炙制成品均要求炒至表面呈黄色，或变色，较炙前色泽加深，甚至允许微带焦斑，同时又能闻到各种辅料与药物混合的特殊气味。出药应及时，勿使过了火候。出料后过筛，除去药屑，放凉，包装，计算成品收率。

大多数药物需要与辅料搅拌均匀闷润至透后再用文火炒干。对质地特殊（致密不易吸收液体辅料，加液体辅料发黏粘锅）的饮片，可先加热炒至一定程度，再喷入辅料，以利于液体辅料渗入药物内部组织。

炙制生产操作流程：

① 清洗。将炒药机洗净，每炮炙一批或一种药材后都要清洗一次，以免影响饮片外观和气味。

② 拌润。按照工艺规程的要求，将辅料与饮片拌匀闷润至规定时间和程度。个别品种可以先炒至一定程度再加辅料。

③ 预热和投料。选择适当火力，加热炒药机至工艺要求温度时即可投料。同种饮片应少量分批炮炙，投药太多受热不均匀。

④ 翻炒。要严密注视药材色泽变化和掌握火力，控制炮炙温度。

⑤ 出料、摊晾。炮炙至规定的要求后要迅速出锅，出锅后的饮片除特殊要求外，要立即摊开晾凉。冷透后用洁净容器盛装，标明品名、规格、批号、数量、工号、日期，并做好记录迅速转入下道工序。

⑥ 包装。按照来源不同分别采用不同材料和不同规格的包装。放入合格证后封口，将小包装装入大包装（纸箱）中。大、小包装外面都注明饮片品名、规格、生产批号、数量、厂名。

11.1.2　炙制设备

产业化生产时，一般多用炒药机或平锅式炒药机，具体内容同第 10 章。

11.2　酒炙

将净选或切制后的药物加入定量的黄酒拌炒至规定程度的方法，称为酒炙法。

酒炙法多用于活血散瘀药、祛风通络药、动物类药物和性味苦寒的药。

（1）操作方法

① 先拌酒后炒药。将净制或切制后的饮片加入定量的黄酒充分搅拌均匀，加盖闷润，待酒被吸尽后，置预热好的炙药机内，控制温度和时间，炒干，取出，放凉。筛去灰屑。适于质地坚实的根及根茎类药物，如黄连、白芍、当归等。

② 先炒药后加酒。将净制或切制后的饮片置预热好的炙药机内，规定温度下炒至一定程度，再边炒边喷洒定量的酒，炒干，取出晾凉。适用于质地疏松和易碎的药物，如五灵脂。

酒炙所用的酒以黄酒为主。用量一般为每 100kg 药物用黄酒 10～20kg。要求炒至药物表面带火色，或微带焦斑，嗅到药物固有气味。酒制品含生片、糊片不得超过 2％；含药屑、杂质不得超过 1％；含水分不得超过 13％。

（2）炮制目的

① 缓和药物苦寒之性，引药效上行，如酒大黄、酒黄连、酒黄柏等。

② 增强活血通络作用，如酒当归、酒川芎、酒牛膝、酒桑枝等。

③ 矫味去腥，如酒乌梢蛇、酒蕲蛇等。

（3）注意事项

① 用酒拌润药物的过程中，容器上应加盖，以免酒挥发。

② 如果酒的用量较少，不易与药物拌匀时，可先将酒加适量水稀释，再与药物拌匀闷润。

③ 药物酒炙时，温度宜低，时间宜短，搅拌宜勤，炒至近干，颜色加深，即可出锅。

（4）酒炙实例

黄　　连

【药材来源】本品为毛茛科植物黄连 *Coptis chinensis* Franch、三角叶黄连 *Coptis deltoidea* C. Y. Cheng et Hsiao 或云连 *Coptis teeta* Wall. 的干燥根茎。以上三种分别称为"味连""雅连""云连"。

【炮制方法】酒炙　取净黄连饮片，均匀喷淋定量黄酒，搅拌均匀，加盖闷润至酒被吸尽。启动自控温鼓式炒药机，加热升温至规定温度。取润好的黄连片置已预热的炒筒内，控制温度和时间，加热炙炒至规定程度，取出，摊凉。

每 100kg 净黄连片用黄酒 12.5kg。

【饮片性状】酒黄连呈不规则薄片，外表色泽加深，略有酒香气。

【质量要求】酒黄连同黄连，水分不得过 12.0%，总灰分不得过 3.5%；醇溶性浸出物不得少于 15.0%；以盐酸小檗碱计，含小檗碱不得少于 5.0%，含表小檗碱、黄连碱和巴马汀的总量不得少于 3.3%。

【炮制作用】黄连味苦，性寒。归心、肝、胃、大肠经，具有泻火解毒、清热燥湿的功效。黄连生用苦寒之性较强，长于泻火解毒，清热燥湿。酒黄连引药上行，缓其寒性，长于清心除烦，善清上焦火热。

【炮制研究】黄连中的主要有效成分小檗碱等易溶于水，在热水中溶解度更高。实验证明，黄连切制时，宜在水温较低时进行，并尽量减少在水中的浸润时间，否则易损失药效。目前黄连生用时多在用前捣碎，以避免在切制过程中成分的流失。

黄连经酒、姜汁、吴茱萸汁炮制后，仍有不同程度的抗菌活性，且均出现了炮制前未有的对绿脓杆菌的抑制作用。黄连经姜汁制后对变形杆菌的抑制作用增强，并优于其他炮制品。黄连酒蒸、酒炙、吴茱萸炙后对糖尿病模型的血脂、血糖有明显降低作用，与生品黄连比较存在显著性差异，可能这 3 种饮片在防治糖尿病方面更有优势。

【贮藏】置阴凉干燥处，防霉，防蛀。

大　黄

【药材来源】本品为蓼科植物掌叶大黄 *Rheum palmatum* L.、唐古特大黄 *Rheum tanguticum* Maxim. ex Balf. 或药用大黄 *Rheum officinale* Baill. 的干燥根和根茎。

【炮制方法】酒炙　取大黄饮片，加定量黄酒拌匀，闷润至黄酒被吸尽。启动自控温鼓式炒药机，加热升温至规定温度。再将上述润好的大黄饮片置热锅中，控制温度和时间，加热炙炒至干，色泽加深，取出，晾凉。

每 100kg 大黄片或块用黄酒 10kg。

【饮片性状】酒大黄呈不规则类圆形厚片或块，大小不等。有纵皱纹及疙瘩状隆起。切面黄棕色至淡红棕色，较平坦，有明显散在或排列成环的星点，有空隙。表面深棕黄色，有的可见焦斑。微有酒香气。

【质量要求】酒大黄干燥失重减失重量不得过 15.0%，总灰分不得过 10.0%；水溶性浸出物不得少于 25.0%；含总蒽醌以芦荟大黄素、大黄酸、大黄素、大黄酚和大黄素甲醚的总量计，不得少于 1.5%；游离蒽醌以芦荟大黄素、大黄酸、大黄素、大黄酚和大黄素甲醚的总量计，不得少于 0.5%。

【炮制作用】大黄性味苦，寒。归脾、胃、大肠、肝、心包经。具有泻下攻积、清热泻火、凉血解毒、逐瘀通经、利胆退黄的功效。生大黄苦寒沉降，气味重浊，走而不守，直达下焦，泻下作用峻烈，长于攻积导滞，泻火解毒。酒炙大黄苦寒泻下作用稍缓，并借酒升提之性，引药上行，善清上焦血分热毒。

【炮制研究】大黄炮制后泻下作用缓和与具有泻下作用的番泻苷和结合型蒽醌成分含量降低有关。研究表明：大黄经酒炒其含量略有降低；大黄经蒸、炖后其含量减少，其中结合型大黄酸显著减少，番泻苷仅余微量。

酒炒大黄泻下效力比生品降低 30%，熟大黄（酒炖）、清宁片降低 95%，大黄炭无泻下作用。胃肠激素和肠神经递质调控作用对比也发现生大黄对正常小鼠和热结便秘模型小鼠均有明显的泻下效应，而熟大黄无泻下作用，两者存在明显差异，这个可能是大黄"生泻熟缓"作用机制之一。炮制对大黄解热作用无明显影响。大黄生品和制品煎剂对金黄色葡萄球菌、铜绿假单胞菌、痢疾杆菌、伤寒杆菌、大肠杆菌等菌种均有一定的抑制作用，酒炒与酒炖大黄对金黄色葡萄球菌、痢疾杆菌、伤寒杆菌等均有较好的抑制作用，为治疗肠伤寒、痢疾等细菌感染疾病提供了科学依据。

【贮藏】置阴凉干燥处，防霉，防蛀。

当　归

【药材来源】本品为伞形科植物当归 *Angelica sinensis*（Oliv.）Diels 的干燥根。

【炮制方法】酒炙　取净当归饮片，均匀喷淋定量黄酒，搅拌均匀，加盖闷润至酒被吸尽。启动自控温鼓式炒药机，加热升温至规定温度。取润好的当归片置已预热的炒筒内，控制温度和时间，加热炙炒至规定程度，取出，摊凉。

每 100kg 当归片用黄酒 10kg。

【饮片性状】酒当归为类圆形、椭圆形或不规则薄片。切面深黄色或浅棕黄色，略有焦斑。香气浓郁，并略有酒香气。

【质量要求】酒当归水分不得过 10.0%，总灰分不得过 7.0%，醇溶性浸出物不得少于 50.0%。

【炮制作用】当归性味甘、辛，温。归肝、心、脾经。具有补血活血、调经止痛、润肠通便的功效。当归生品质润，长于补血活血，调经止痛，润肠通便。

酒炙当归增强活血通经的作用。

【炮制研究】当归及炮制品中的还原糖和水溶性糖的含量依次为：酒炒当归＞生当归＞清炒当归＞土炒当归＞当归炭。水溶性粗多糖含量依次为：酒炒当归＞生当归＞土炒当归＞清炒当归＞当归炭。

当归具有一定的清除氧自由基能力，当归不同炮制品加抗坏血酸后对清除氧自由基有协同作用，炒当归、酒当归的协同作用高于生当归、当归炭、焦当归。与甘露醇合用时，仅有生当归、炒当归与酒当归对羟自由基表现协同作用，焦当归与当归炭协同作用不明显，说明炮制品本身对不同氧自由基的清除敏感性不同。

【贮藏】置阴凉干燥处，防潮，防蛀。

白　芍

【药材来源】本品为毛茛科植物芍药 *Paeonia lactiflora* Pall. 的干燥根。

【炮制方法】酒炙　取净白芍片，加入定量黄酒搅拌均匀，闷润约 3h 待酒被吸尽后，启动自控温炒药机，加热升温至规定程度。将闷润好的白芍饮片置预热锅中，控制温度和时间，炙炒至干，取出，晾凉。

每 100kg 白芍片用黄酒 10kg。

【饮片性状】酒白芍呈类圆形的薄片。表面微黄色或淡棕黄色，有的可见焦斑。微有酒香气。

【质量要求】酒白芍水分不得过 14.0%，总灰分不得过 4.0%，二氧化硫残留量不得过 400mg/kg；水溶性浸出物不得少于 20.50%；含芍药苷不得少于 1.20%。

【炮制作用】白芍性味苦、酸，微寒。归肝、脾经。具有养血调经、敛阴止汗、柔肝止痛、平抑肝阳的功效。酒炙白芍降低酸寒伐肝之性，入血分，善于调经止血，柔肝止痛。

【炮制研究】白芍炮制后，芍药苷、丹皮酚、总氨基酸、苯甲酸含量均有不同程度降低。芍药苷含量依次为：生白芍＞焦白芍＞醋炒白芍＞酒炒白芍＞土炒白芍；苯甲酸含量以酒炒白芍最低，其他炮制品差异不大，且炮制后均较生品低；以醋炒白芍重金属铅、镉含量最低。

采用正交试验以外观形状及芍药苷、水溶性浸出物含量为综合评价指标，优选酒白芍的炮制工艺为黄酒用量 10%，酒炙温度 90℃，酒炙时间 15min。

【贮藏】置阴凉干燥处，防潮，防蛀。

续 断

【药材来源】本品为川续断科植物川续断 *Dipsacus asper* Wall. ex Henry 的干燥根。

【炮制方法】酒炙 取净续断饮片，加定量黄酒拌匀，闷润至黄酒被吸尽。启动自控温鼓式炒药机，加热升温至规定程度。将闷润好的续断置预热好的热滚筒中，控制温度和时间，炙炒至干，表面微带黑色，取出，晾凉。

每 100kg 续断片用黄酒 10kg。

【饮片性状】酒续断呈类圆形或椭圆形的厚片。表面浅黑色或灰褐色，略具酒香气。

【质量要求】酒续断水分不得过 10.0%，总灰分不得过 12.0%，酸不溶性灰分不得过 3.0%；水溶性浸出物不得少于 45.0%；含川续断皂苷 Ⅵ 不得少于 1.5%。

【炮制作用】续断味苦、辛，性微温。归肝、肾经，具有补肝肾、强筋骨、续折伤、止崩漏的功效。酒炙后增强通血脉、续筋骨、止崩漏作用。

【炮制研究】续断经酒炙和盐炙其川续断皂苷 Ⅵ 含量较生品增加，但川续断皂苷 X 的含量呈减少的趋势。续断酒炙后 Fe、Mn 和 Zn 含量增加，尤以 Mn 特别显著，这可能是酒炙品补肝肾的原因之一。续断经酒炙后续断皂苷 Ⅵ 及其乙酰化类似物含量显著上升，而酚酸类成分中的二咖啡酰奎宁酸的含量显著降低，咖啡酸含量显著升高，可能与单咖啡酰奎宁酸类成分和双咖啡酰奎宁酸类成分在加热条件下分别脱去 1 分子或 2 分子的咖啡酸有关。

【贮藏】置阴凉干燥处，防潮，防蛀。

牛 膝

【药材来源】本品为苋科植物牛膝 *Achyranthes bidentata* Bl. 的干燥根。

【炮制方法】酒炙 取净牛膝饮片，加入定量的黄酒，搅拌均匀，闷润至黄酒被吸尽。启动自控温鼓式炒药机，加热升温至规定程度。将闷润后的牛膝饮片置预热好的热滚筒中，控制温度和时间，炙炒至干，有酒香气时，取出，晾凉。

每 100kg 牛膝段用黄酒 10kg。

【饮片性状】酒牛膝呈圆柱形的段。表面色略深，偶见焦斑，微有酒香气。

【质量要求】酒牛膝水分不得过 15.0%，总灰分不得过 9.0%，二氧化硫残留量不得过 400mg/kg；醇溶性浸出物不得少于 4.0%；含 β-蜕皮甾酮不得少于 0.030%。

【炮制作用】牛膝性味苦、甘、酸，平。归肝、肾经。具有逐瘀通经、补肝肾、强筋骨、利尿通淋、引血下行的功效。生品具有补肝肾、强筋骨、逐瘀通经、引血下行的功效。牛膝酒炙后增强补肝肾、强筋骨、祛瘀止痛作用。

【炮制研究】牛膝酒炙或盐炙后酚苷类和甾体皂苷类成分的含量显著上升，而三萜皂苷类成分的含量则显著降低。牛膝酒蒸、酒炙后，锌含量增加，酒炙、盐炙后，铜含量增加，酒蒸、酒炙、盐炙炮制品中锰均较生品有所降低或大体持平。

酒牛膝急性毒性剂量与生品接近，盐牛膝毒性明显增加；牛膝不同炮制品有一定程度的镇痛作用，以酒牛膝镇痛作用强而持久，并且抗炎作用最显著。

【贮藏】置阴凉干燥处，防潮，防蛀。

地　龙

【药材来源】本品为钜蚓科动物参环毛蚓 *Pheretima aspergillum*（E. Perrier）、通俗环毛蚓 *Pheretima vulgaris* Chen、威廉环毛蚓 *Pheretima guillelmi*（Michaelsen）或栉盲环毛蚓 *Pheretima pectinifera* Michaelsen 的干燥体。

【炮制方法】酒炙　取切制好的地龙段，加定量黄酒拌匀，闷润至黄酒被吸尽。启动自控温鼓式炒药机，加热升温至规定温度。再将润好的地龙段置热滚筒内，控制温度和时间，加热炙炒至干，有酒香气，取出，晾凉。

每 100kg 地龙段用黄酒 12.5kg。

【饮片性状】

（1）地龙

① 广地龙为薄片状小段，边缘略卷，具环节，背部棕褐色至紫灰色，腹部浅黄棕色，生殖环较光亮。体轻，略呈革质，质韧不易折断。气腥，味微咸。

② 沪地龙为不规则碎段，棕褐色或黄褐色，多皱缩不平。体轻，质脆易折断，肉薄。

（2）酒地龙　形如地龙段，棕色，偶见焦斑，略具酒气。

【质量要求】地龙每 1000g 含黄曲霉毒素 B_1 不得过 $5\mu g$，黄曲霉毒素 G_2、黄曲霉毒素 G_1、黄曲霉毒素 B_2 和黄曲霉毒素 B_1 的总量不得过 $10\mu g$。

【炮制作用】地龙性味咸，寒。归肝、脾、膀胱经。具有清热定惊、通络、平喘、利尿的功效。地龙生品长于清热定惊、通络、平喘、利尿，但有腥气，多入煎剂。酒炙地龙可缓和咸寒之性，利于粉碎和解腥矫味，便于临床应用，又可增强通经活络作用。

【炮制研究】地龙炮制后琥珀酸含量依次为：生品＞炒品＞酒炙品＞醋炙品。酒地龙能降低大鼠血液黏度，降低大鼠血细胞比容。体外血栓的溶解作用依次为：酒地龙＞广地龙＞沪地龙＞土地龙。

【贮藏】置阴凉干燥处，防霉，防蛀。

蕲　蛇

【药材来源】本品为蝰科动物五步蛇 *Agkistrodon acutus*（Güenther）的干燥体。

【炮制方法】酒炙　取切制好的蕲蛇段，加定量黄酒拌匀，闷润至黄酒被吸尽。启动自控温鼓式炒药机，加热升温至规定温度。再将润好的蕲蛇段置热滚筒内，控制温度和时间，加热炙炒至干，有酒香气，取出，晾凉。

每 100kg 蕲蛇用黄酒 20kg。

【饮片性状】酒蕲蛇呈段状，棕褐色或黑色，略有酒气。

【炮制作用】蕲蛇性味甘、咸，温；有毒。归肝经。具有祛风、通络、止痉的功效。蕲蛇毒腺在头部，除去头、鳞，以除去毒性。生品气腥，不利于服用和粉碎，临床较少应用。酒炙后增强祛风、通络、止痉的作用，并可去腥矫味，便于粉碎和制剂，临床多用酒炙品。

【贮藏】置干燥处，防霉，防蛀。

乌　梢　蛇

【药材来源】本品为游蛇科动物乌梢蛇 *Zaocys dhumnades*（Cantor）的干燥体。

【炮制方法】酒炙　取净乌梢蛇段，用定量黄酒拌匀，闷润，待酒被吸尽后。启动自控温鼓式炒药机，加热升温至一定程度。将闷润好的乌梢蛇段置预热的滚筒中，控制温度和时间，炙炒至外表微黄色，取出，晾凉。

每 100kg 乌梢蛇用黄酒 20kg。

【饮片性状】酒乌梢蛇呈段状，棕褐色或黑色，略有酒气。

【炮制作用】乌梢蛇性味甘，平。归肝经。具有祛风、通络、止痉的功效。乌梢蛇生品长于祛风止痒，但生品气腥，不利于服用和粉碎。酒炙后增强祛风、通络、止痉作用，并能矫臭、防腐，利于服用和贮存。

【炮制研究】乌梢蛇酒炙后可使不溶于水的脂类成分容易煎出，提高其抗惊厥作用，并可防止乌梢蛇霉烂、变质和虫蛀。

【贮藏】置干燥处，防霉，防蛀。

11.3 醋炙

将净选或切制后的药物，加入一定量米醋拌炒的方法称为醋炙法。

醋炙法多用于疏肝解郁、散瘀止痛、攻下逐水的药物。

（1）操作方法

① 先拌醋后炒药。将净中药饮片加入一定量的米醋拌匀，加盖闷润，待醋被吸尽后，置预热好的炙药机内，控制温度和时间，炒干，取出，放凉。筛去碎屑。此方法适用于大多数药物。

② 先炒药后加醋。将净中药饮片，置预热好的炙药机内，规定温度下，加热炒至表面熔化发亮（乳香、没药），或表面颜色改变，有腥气溢出时（五灵脂），再喷洒一定量米醋，再继续炒至微干，取出，摊开晾凉。此法适用于树脂类和动物粪便类药物。

醋炙时用醋量，一般每 100kg 药物用醋 20～30kg，最多不超过 50kg。要求炒至药物表面呈黄色，或变色，或带火色，或微带焦斑。嗅到药物的固有气味。含生片、糊片不得超过 2%；含水分不得超过 13%；含药屑、杂质不得超过 1%。

（2）炮制目的

① 引药入肝，增强疗效，如醋香附、醋乳香、醋青皮、醋延胡索、醋三棱、醋莪术等。

② 降低毒性，缓和药性，如醋芫花、醋甘遂、醋大戟等。

③ 矫臭矫味，如醋乳香、醋没药、醋五灵脂、醋鸡内金等。

（3）注意事项

① 若醋用量较少，不能与药物拌匀时，可先将醋加适量的水稀释，再与药物拌匀闷润。

② 树脂类药物如乳香、没药，先加醋易粘连，动物粪便类药物如五灵脂，先加醋易松散，成碎块，故都应采取先炒药后加醋的方法炮制。

③ 先炒药后加醋的药物，要一边喷醋一边搅拌药物，使之均匀，且出锅要快，防止熔化粘锅。摊凉时要勤加翻动，以免相互黏结成块。

（4）醋炙实例

甘 遂

【药材来源】本品为大戟科植物甘遂 *Euphorbia kansui* T. N. Liou ex T. P. Wang 的干燥块根。

【炮制方法】醋甘遂 取净甘遂置适宜容器中，加定量米醋拌匀，闷透，至醋被吸尽。启动自控温鼓式炒药机，加热升温至规定程度。再取已闷润好的甘遂饮片置预热好的滚筒中，控制温度和时间，炙炒至药物表面焦黄色，近干，取出，放凉。

每 100kg 净甘遂用醋 30kg。

【饮片性状】醋甘遂呈椭圆形、长圆柱形或连珠形，表面黄色至棕黄色，有的可见焦斑。

微有醋香气，味微酸而辣。

【质量要求】醋甘遂水分不得过 12.0%，总灰分不得过 3.0%；醇浸出物不得少于 15.0%；含大戟二烯醇不得少于 0.12%。

【炮制作用】甘遂味苦，性寒；有毒。归肺、肾、大肠经，具有泻水逐饮的功效。生甘遂有毒，药力峻烈，以泻水逐饮、消肿散结为主。甘遂醋炙后可降低毒性，缓和峻泻作用。

【炮制研究】甘遂醋炙后，挥发油中的 2,6,10,14-四甲基十五烷等成分含量降低，正二十七烷等成分消失，油酸乙酯等新成分出现，醇提液中，大戟二烯醇等成分含量下降。甘遂醋炙后还降低大戟二烯醇含量，降低率分别为 13.43%、15.15%、14.79%，对 IEC-6 细胞的 IC_{50} 分别为 $71.41\mu mol/L$、$15.27\mu mol/L$ 和 $14.53\mu mol/L$。表明甘遂醋炙后三萜类成分含量的降低与醋炙减毒有一定的相关性。

生甘遂泻下作用较强，毒性亦较大，醋炙后其泻下作用和毒性均降低。同时观察到，小白鼠口服生甘遂或醋甘遂乙醇提取后的残渣部分无泻下作用，口服制甘遂煎液的泻下作用也不明显。甘遂生品和炮制品都能显著增强胃肠推进功能。

以甘遂主要毒性成分之一的 3-O-(2,4-癸二烯酰基)-20-O-乙酰基巨大戟二萜醇为指标，优选的最佳醋炙工艺为加入甘遂质量 30% 的醋，260℃ 炒制 9min。

【贮藏】置阴凉干燥处，防蛀。

商　陆

【药材来源】本品为商陆科植物商陆 *Phytolacca acinosa* Roxb. 或垂序商陆 *Phytolacca americana* L. 的干燥根。

【炮制方法】醋炙　取商陆饮片，加定量的米醋拌匀，闷润至醋被吸尽。启动炒药机，加热升温至规定程度。再将润好的饮片置预热的锅中，控制温度和时间，炙炒至微干，药物表面黄棕色时，取出，晾凉。

每 100kg 商陆片用醋 30kg。

【饮片性状】

(1) 生商陆为横切或者纵切的不规则厚片，厚薄不等。外表灰黄色或灰棕色。横切片弯曲不平，边缘皱缩，切面浅黄棕色或黄白色，木部隆起，形成数个突起的同心形环轮。纵切片弯曲或卷曲，木部呈平行条状突起。质硬。气微，味稍甜，久嚼麻舌。

(2) 醋商陆表面黄棕色，微有醋香气，味稍甜，久嚼麻舌。

【质量要求】醋商陆酸不溶性灰分不得过 2.0%，水分不得过 13.0%；水溶性浸出物不得少于 15.0%；商陆皂苷甲不得少于 0.20%。

【炮制作用】商陆性味苦，寒；有毒。归肺、脾、肾、大肠经，具有逐水消肿、通利二便、解毒散结的功效。生商陆有毒，长于消肿解毒。商陆醋炙后降低毒性，缓和峻泻作用，以逐水消肿为主。

【炮制研究】商陆醋煮、醋蒸、水煮及清蒸炮制品中，商陆毒素和组织胺的含量均低于生品，其中水煮和清蒸后的商陆毒素含量分别为原药材的 16.29% 和 19.24%。

研究表明，商陆正丁醇部位能够破坏小肠和结肠肠上皮细胞的机械屏障，引起肠道损伤。商陆正丁醇部位经醋制后，肠道水肿、腹泻明显减弱，对肠上皮细胞 IEC-6、HT-29 的增殖抑制作用也显著降低。说明醋制能够缓解商陆正丁醇部位引起的肠道毒性，表明商陆传统的醋制方法科学有效。

生商陆片、醋炙品、醋煮品、醋蒸品、水煮品、清蒸品等饮片与商陆原生药比较，毒性皆降低，其中局部刺激性降低 16.7%～83.3%，LD_{50} 值提高 1.66～10.74 倍，祛痰作用提高 1.10～1.57 倍，但利尿作用降低 16.0%～45.0%。苏木精-伊红染色（HE）和过碘酸雪夫染色（PAS）研究发现，生商陆小鼠肠黏膜见多量淋巴细胞弥漫性浸润，并有淋巴滤泡形成，提示有炎症病变；而醋商陆无此现象。

以商陆皂苷甲含量及小鼠胃肠道刺激性毒性为指标，优选商陆醋炙工艺为：加入 30% 醋拌匀，闷润至醋被吸尽，120℃炒 30min。

【贮藏】置阴凉干燥处，防潮，防蛀。

京 大 戟

【药材来源】本品为大戟科植物大戟 *Euphorbia pekinensis* Rupr. 的干燥根。

【炮制方法】

（1）醋煮 将洗净沥干水的京大戟药材置可倾式蒸煮锅中，再将食醋加水稀释，倒入锅内，使液面与药面相平。启动蒸煮锅，按操作规程进行操作。加热煮至汁液被吸尽，切开内无白心时，出锅。置不锈钢盘内，晒或晾至外干内润。

（2）切制 将醋煮京大戟置剁刀式切药机上，按操作规程进行操作。切成规格为 2～4mm 的厚片。

（3）干燥 将切制后的京大戟片不断加到网带式干燥机的上料段，适当摊开，调节挡板高度，使物料厚度不超过 20mm；设定好蒸汽加热温度不超过 70℃；网带走速调整至适宜速度。启动风机，干燥过程中定期排湿，至全部干燥完毕。注意控制蒸汽压力，温度以不超过 80℃为宜。

每 100kg 净京大戟用醋 30kg。

【饮片性状】

（1）京大戟呈不规则长圆形或圆形厚片，表面棕黄色或类白色，纤维性，周边灰棕色或棕褐色，质坚硬，气微，味微苦涩。

（2）醋京大戟形如京大戟饮片，表面棕褐色，具皱纹。切面淡棕色，纤维性。微有醋气，味酸、微苦涩。

【炮制作用】京大戟性味苦，寒；有毒。归肺、脾、肾经。具有泻水逐饮、消肿散结的功效。生京大戟有毒，泻下力猛，多外用。京大戟醋炙后降低毒性，缓和峻泻作用。

【炮制研究】京大戟醋制后三萜类成分大戟二烯醇、甘遂甾醇含量下降。主要毒性部位为石油醚部位，醋炙后二萜类成分含量下降，其毒性降低可能与石油醚部位所含的二萜类成分含量下降有关。醋炙使京大戟中 3,3′-二甲氧基鞣花酸、鞣花酸和没食子酸含量升高，3,3′-二甲氧基鞣花酸-4′-O-β-D-吡喃木糖苷、（－)-(1S)-15-羟基-18-羧基西柏烯和短叶苏木酚酸含量明显降低，酸性和加热可能会使西柏烯结构遭到破坏，从而降低毒性。

京大戟醋制后肝功能损伤指标明显降低，氧化损伤指标减轻，表明醋制可明显降低京大戟肝毒性。醋制后还可显著降低京大戟生品对肠细胞的增殖抑制作用，表明醋制可降低京大戟对肠细胞的毒性。

以大戟二烯醇含量、醇浸出物、水浸出物、饮片外观、断面性状等指标综合加权评分，优选了京大戟醋煮工艺：每 100g 京大戟药材，加入醋 30g 和水 270g 的醋水混合液，拌匀，闷润，文火煮至醋水被吸尽，取出，晾至六至七成干，切厚片。

【贮藏】置阴凉干燥处，防潮，防蛀。

狼　　毒

【药材来源】本品为大戟科植物月腺大戟 *Euphorbia ebracteolata* Hayata 或狼毒大戟 *Euphorbia fischeriana* Steud. 的干燥根。

【炮制方法】醋炙　取狼毒饮片，加定量的米醋拌匀，闷润至醋被吸尽。启动炒药机，加热升温至规定程度。再将润好的饮片置预热的锅中，控制温度和时间，炙炒至微干，药物表面黄棕色时，取出，晾凉。

每 100kg 狼毒片用醋 30～50kg。

【饮片性状】醋狼毒呈不规则片状，颜色略深，闻之微有醋香气。

【质量要求】醋狼毒水分不得过 13.0%，总灰分不得过 7.0%，酸不溶性灰分不得过 1.0%；醇溶性浸出物不得少于 20.0%。

【炮制作用】生狼毒性味辛，平；有毒。归肺、心经。具有散结、杀虫的功效。生狼毒毒性剧烈，少有内服，多外用杀虫。狼毒醋炙后毒性降低，可供内服。

【炮制研究】狼毒中有效成分狼毒乙素、狼毒丙素的含量随着温度的升高基本呈现先上升后下降的趋势，而毒效成分岩大戟内酯 A 的含量则随着温度的升高呈现不断降低的趋势。

【贮藏】置阴凉干燥处，防潮，防蛀。

三　　棱

【药材来源】本品为黑三棱科植物黑三棱 *Sparganium stoloniferum* Buch.-Ham. 的干燥块茎。

【炮制方法】醋炙　取净三棱片置适宜容器内，加定量米醋拌匀，闷透。启动自控温鼓式炒药机，加热升温至规定程度。再将闷润好的饮片置预热的铁锅中，控制温度和时间，炙炒至干，取出，放凉。

每 100kg 三棱片用醋 15kg。

【饮片性状】醋三棱呈类圆形的薄片。切面灰黄色或淡棕黄色，偶见焦斑，微有醋气。

【质量要求】醋三棱水分不得过 13.0%，总灰分不得过 5.0%；醇溶性浸出物不得少于 7.5%。

【炮制作用】三棱性味辛、苦，平。归肝、脾经。具有破血行气、消积止痛的功效。三棱生品为血中气药，破血行气之力较强，体质虚弱者不宜使用。三棱醋炙后主入血分，破瘀散结、止痛的作用增强。

【炮制研究】三棱醋炙后总黄酮较生品增加 29.79%，麸炒后含量较生品降低 52.25%。醋煮、醋蒸、清蒸三棱中总黄酮含量较生品有不同程度增加。

三棱不同炮制品（生品、清蒸品、醋炒品、醋煮品、麸炒品）均能显著抑制血小板聚集，其中醋炒三棱对兔血小板聚集抑制率最高，对小鼠出血时间的影响同生品的抗凝血作用基本一致，与对照组比较有显著差异，而其他炮制品作用不明显。

【贮藏】置阴凉干燥处，防潮，防蛀。

莪　　术

【药材来源】本品为姜科植物蓬莪术 *Curcuma phaeocaulis* Val.、广西莪术 *Curcuma Kwangsiensis* S. G. Lee et C. F. Liang 或温郁金 *Curcuma wenyujin* Y. H. Chen et C. Ling 的干燥根茎。

【炮制方法】醋炙　取净莪术片置容器中，加米醋适量拌匀，闷透。启动炒药机，加热升温至规定程度。将闷润好的饮片置预热的锅内，控制温度和时间，炙炒至表面微黄色，略有焦斑，近干，取出，放凉。

每 100kg 莪术片用醋 20kg。

【饮片性状】

(1) 莪术表皮灰黄色或灰棕色，有时可见环节或须根痕。切面黄绿色、黄棕色或棕褐色，内皮层环纹明显，散在"筋脉"小点。气微香，味微苦而辛。

(2) 醋莪术呈类圆形或椭圆形的厚片。偶见焦斑，角质样，略有醋香气。

【质量要求】醋莪术吸光度不得低于 0.45，水分不得过 14.0%，总灰分不得过 7.0%，酸不溶性灰分不得过 2.0%；醇溶性浸出物不得少于 7.0%；挥发油不得少于 1.0%（mL/g）。

【炮制作用】莪术性味辛、苦，温。归肝、脾经。具有行气破血、消积止痛的功效。莪术生用行气止痛、破血祛瘀力强，为气中血药。莪术醋炙主入肝经血分，散瘀止痛作用增强。

【炮制研究】莪术及其炮制品挥发油含量依次为：生品＞炒制品＞醋制品＞酒制品。以蓬莪术挥发油含量最高。莪术挥发油在醋制过程中部分组分消失，同时产生两个新的组分。

采用 UPLC-TOF-MS 的代谢组学方法，发现生莪术、醋莪术提取物中 7 种潜在生物标记物对大鼠胆汁代谢有影响，其中 6 种潜在生物标记物在醋品组中显示上调，推测莪术醋制后可能通过调控脂质代谢过程，促进脂肪转化，提高机体抗氧化能力，从而达到增强散瘀止痛的作用。

莪术不同炮制品都有一定程度的镇痛作用，其中以醋炙莪术镇痛作用强而持久。生莪术和不同炮制品均有一定的抗血小板聚集、抗凝血及调节血液流变性的作用，以醋炙品作用较明显。

【贮藏】置阴凉干燥处，防潮，防蛀。

柴　胡

【药材来源】本品为伞形科植物柴胡 *Bupleurum chinense* DC. 或狭叶柴胡 *Bupleurum scorzonerifolium* Willd. 的干燥根。

【炮制方法】醋炙　取净柴胡饮片置适宜容器中，加定量米醋拌匀，闷润至醋被吸收。启动自控温鼓式炒药机，加热升温至规定程度。再将闷润好的柴胡饮片置预热的滚筒中，控制温度和时间，加热至炒干，颜色略加深，取出，放凉。

每 100kg 柴胡片用醋 20kg。

【饮片性状】醋柴胡呈类圆形或不规则片，表面淡棕黄色，微有醋香气，味微苦。

【质量要求】醋柴胡水分不得过 10.0%，总灰分不得过 8.0%，酸不溶性灰分不得过 3.0%；醇溶性浸出物不得少于 12.0%；柴胡皂苷 a 和柴胡皂苷 d 的总量不得少于 0.30%。

【炮制作用】柴胡性味辛、苦，微寒。归肝、胆、肺经。具有疏散退热、疏肝、升阳的功效。柴胡生用，升散作用较强。柴胡醋炙能缓和升散之性，增强疏肝止痛作用。

【炮制研究】柴胡、醋柴胡、酒柴胡的色谱图结果完全一致。不同炮制品之间的醇浸出物含量无明显差异，但水溶性浸出物和挥发油含量存在显著差异。柴胡挥发油是柴胡重要的解热镇痛有效成分，经醋炙后，挥发油含量下降约 20%，这与古人曰"外感生用。……勿令犯火，便少效"的说法相一致。

柴胡酒炙品的抗炎作用优于生品和醋炙品。醋炙柴胡能明显增强胆汁的分泌量。醋炙柴胡和醋拌柴胡能显著降低中毒小鼠的血清 SG-PT，各给药组均有轻度保肝作用，降低肝损伤。柴胡生品、醋炙品、醋拌品均能降低胆碱酯酶活力，其中，醋炙品呈显著性降低，故认为柴胡用来疏肝解郁时以醋炙品为佳。

以柴胡皂苷 b_2 的含量为指标，优选柴胡醋炙的最佳工艺为每 100kg 柴胡加 60kg 米醋，闷润 4h，于 140～150℃炒 6min。

【贮藏】置阴凉干燥处，防潮，防蛀。

延　胡　索

【药材来源】本品为罂粟科植物延胡索 *Corydalis yanhusuo* W. T. Wang 的干燥块茎。

【炮制方法】

（1）醋煮　将洗净沥干水的延胡索药材置可倾式蒸煮锅中，再将食醋加水稀释，倒入锅内，使液面与药面相平。启动蒸煮锅，按操作规程进行操作。加热煮至汁液被吸尽，延胡索切开内无干心时，出锅。置不锈钢盘内，晒或晾至外干内润。

（2）切制　将醋煮延胡索置往复式刨片机中，按操作规程进行操作。切成规格为 2～4mm 的厚片。

（3）干燥　将切制后的延胡索片不断加到网带式干燥机的上料段，适当摊开，调节挡板高度，使物料厚度不超过 20mm；设定好蒸汽加热温度为不超过 70℃；网带走速调整至 0.5m/min。启动风机，干燥过程中定期排湿，排湿风机选择设定时间 5min。从物料投入干燥机后开始计时，22min 后直至物料全部干燥完毕。注意控制蒸汽压力，温度以不超过 80℃为宜。

每 100kg 净延胡索用醋 20kg。

【饮片性状】醋延胡索呈不规则的圆形厚片。表面和切面呈黄褐色，质较硬。微具醋香气。

【质量要求】醋延胡索水分不得过 15.0%，总灰分不得过 4.0%；醇溶性浸出物不得少于 13.0%；延胡索乙素不得少于 0.040%。

【炮制作用】延胡索性味辛、苦，温。归肝、脾经。具有活血、利气、止痛的功效。延胡索生用，止痛有效成分不易溶出，效果欠佳，故多制用。延胡索醋制可增强行气止痛作用。

【炮制研究】延胡索醋煮和醋炙品中延胡索乙素和去氢紫堇碱等药效成分的含量较高。而鲜品水煮后再炮制可使延胡索乙素含量提高，两种方式对原阿片碱含量影响不大。

延胡索经醋炙后其水煎液中总生物碱含量显著增加。其原因是难溶于水的延胡索乙素等游离生物碱与醋酸结合生成易溶于水的生物碱盐，利于生物碱的溶出。酒炙和醋炙均能提高延胡索生物碱和延胡索乙素的煎出量，增强镇痛和镇静作用。

【贮藏】置阴凉干燥处，防潮，防蛀。

香　附

【药材来源】本品为莎草科植物莎草 *Cyperus rotundus* L. 的干燥根茎。

【炮制方法】醋炙　取净香附饮片，加定量的米醋拌匀，闷润至醋被吸尽。启动炒药机，加热升温至规定程度。再将润好的饮片置炒制设备中，控制温度和时间，炙炒至干，取出，晾凉。

每 100kg 香附颗粒或片用醋 20kg。

【饮片性状】醋香附形如香附片（粒），表面黑褐色。微有醋香气，味微苦。

【质量要求】醋香附水分不得过 13.0%，总灰分不得过 4.0%；醇溶性浸出物不得少于 13.0%；挥发油不得少于 0.8%（mL/g）。

【炮制作用】香附性味辛、微苦、微甘，平。归肝、脾、三焦经。具有行气解郁、调经止痛的功效。生香附上行胸膈，外达肌肤，故多入解表剂中，以理气解郁为主。香附醋炙后能引药入肝经，增强疏肝止痛作用，并能消积化滞。

【炮制研究】香附经醋制后，挥发油含量较生品降低约 35%。生香附乙醇提取液中 α-香附酮的含量为 0.174mg/mL，醋炙香附为 0.208mg/mL。香附醋炙品的水溶性浸出物含量亦明显高于生品。说明醋制香附有利于有效成分的溶出而增强疗效。

醋制香附的解痉、镇痛作用明显优于生品，且醋蒸法优于醋炙法。

以 α-香附酮和烯醇浸出物为考察指标，优选的最佳工艺为：加入 20% 米醋拌匀，入锅温度 140~150℃，醋炙样品表面温度 100~110℃，炒制 10min。

【贮藏】置阴凉干燥处，防潮，防蛀。

乳　香

【药材来源】本品为橄榄科植物乳香树 *Boswellia carterii* Birdw. 及同属植物 *Boswellia bhaw-dajiana* Birdw. 树皮渗出的树脂。

【炮制方法】

（1）净选　取乳香，置挑选台上，人工除去树皮等杂质，将大块砸碎（砸碎如黄豆大小）。

（2）醋炙　取乳香放入球形炙药锅内，炒至表面微熔，刺激性浓烟大量逸出时，喷洒定量米醋，继续炒至表面光亮，取出，摊凉。

每 100kg 净乳香用醋 5kg。

【饮片性状】醋乳香表面深黄色，油亮，略有醋气。

【炮制作用】乳香性味辛、苦，温。归心、肝、脾经。具有活血止痛、消肿生肌的功效。乳香生用气味辛烈，对胃的刺激性较强，易引起呕吐，但活血消肿、止痛力强。乳香醋炙可缓和刺激性，利于服用，便于粉碎，增强活血止痛、收敛生肌的功效，并可矫臭矫味。

【炮制研究】乳香炮制后挥发油含量降低，减少率顺序为：灯心草制＞麦麸制＞醋炒＞清炒＞生品。随着炮制时间的延长，α-乳香酸、11-羰基-β-乳香酸和11-羰基-β-乙酰乳香酸的含量升高，而 β-乳香酸和3-乙酰-β-乳香酸的量降低。

乳香树脂具有镇痛作用，且高温使其树脂类成分发生变化，故乳香炮制温度不宜过高。乳香各炮制品抗炎作用强弱依次为清炒品、生品、醋炙品，且清炒品和生品、醋炙品有显著性差异；各乳香炮制品镇痛作用强弱依次为醋炙品、清炒品、生品，且醋炙品和清炒品、生品有显著性差异。

【贮藏】置阴凉干燥处。

没　药

【药材来源】本品为橄榄科植物地丁树 *Commiphora myrrha* Engl. 或哈地丁树 *Commiphora molmol* Engl. 的干燥树脂。

【炮制方法】

（1）净选　取没药，置于挑选台上，人工除去树皮等杂质，将大块砸碎（砸碎如黄豆大小）。

（2）醋炙　取没药放入球形炙药锅内，炒至表面微熔，刺激性浓烟大量逸出时，喷洒定量米醋，继续炒至表面光亮，取出，摊凉。

每 100kg 净没药用醋 5kg。

【饮片性状】醋没药呈不规则小块状或类圆形颗粒状，表面棕褐色或黑褐色，有光泽。具特异香气，略有醋香气，味苦而微辛。

【质量要求】醋没药酸不溶性灰分不得过 8.0%；挥发油不得少于 2.0%（mL/g）。

【炮制作用】没药性味苦、辛，平。归心、肝、脾经。具有散淤定痛、消肿生肌的功效。没药生用气味浓烈，对胃有一定的刺激性，容易引起恶心、呕吐，故生品多外用。没药醋炙后能增强活血止痛、收敛生肌的作用，缓和刺激性，便于服用，易于粉碎，并可矫臭矫味。

【炮制研究】研究表明：生没药和醋没药都具有止痛作用，醋没药作用较生品显著增强。生没药几乎无降低血小板黏附性的作用，而醋制没药具有显著降低血小板黏附性的作用。给小鼠分别灌胃生没药、清炒没药、醋制没药的水煎液、散剂（粉末）混悬液和醇提物混悬液，结果显示，各样品均对外伤引起的足肿胀有显著消除血肿作用，生没药的化瘀消肿作用更强。

【贮藏】置阴凉干燥处。

五 灵 脂

【药材来源】本品为鼯鼠科动物复齿鼯鼠 *Trogopterus xanthipes* Milen-Edwards 的干燥粪便。

【炮制方法】
（1）净选　取五灵脂，置于挑选台上，人工除去树皮、石子等杂质。
（2）醋炙　取净五灵脂放入球形炙药锅内，炒至表面颜色加深有腥气溢出时，喷洒定量米醋，继续炒至微干，取出，摊凉。
每 100kg 净五灵脂用醋 10kg。

【饮片性状】
（1）五灵脂呈长椭圆形颗粒状，黑棕色或灰棕色，质松或有黏性，气腥臭。
（2）醋五灵脂呈黑褐色，表面有光泽，质轻松，略有醋气。

【炮制作用】五灵脂性味咸、甘温，归肝经。具有散瘀止痛的功效。五灵脂生品具腥臭味，不宜内服，多做外用。五灵脂醋炙能引药入肝，增强散瘀止痛作用，并能矫臭矫味，利于内服。

【炮制研究】五灵脂及炮制品中钙、镁、铁含量丰富，钙和镁的含量以五灵脂生品为最高，铁的含量以炮制品为高。五灵脂经炮制后铝含量降低。

【贮藏】置阴凉干燥处。

11.4　盐炙

药物与定量食盐溶液拌炒至规定程度的一类操作，称为盐炙，又称盐水炒。食盐味咸，性寒。有清热凉血、软坚散结、润燥的功效。故一般补肾固精、疗疝、利尿和泻相火的药物多用盐炙。

盐炙用食盐水作辅料，取其引药入肾、引火下行、增强药物疗效等作用。
（1）操作方法
① 先拌盐水后炒药。将食盐加适量清水溶解，与药物拌匀，放置闷润，待盐水被吸尽后，置预热好的炒药机内，控制温度和时间，加热炒至规定程度，取出，晾凉。此方法适用于大多数盐炙的药物。
② 先炒药后加盐水。将药物置预热好的炒药机内，控制温度和时间，加热炒至规定程度，再喷淋盐水，炒干，取出，晾凉。含黏液质较多的药物（如车前子、知母）一般用此法。

食盐用量除另有规定外，每 100kg 药物，用食盐 2kg。将食盐用适量水溶解后，即得盐水。盐炙品含生片、糊片不得超过 2%，含水分不得超过 13%，含药屑、杂质不得超过 1%。

（2）炮制目的

① 引药下行，增强药物疗效，如盐杜仲、盐小茴香、盐益智仁、盐车前子等。

② 增强滋阴降火作用，如盐知母、盐黄柏等。

③ 缓和药物辛燥之性，如盐益智仁、盐补骨脂等。

（3）注意事项

① 溶解食盐时，加水量根据药材吸水情况而定，一般为食盐量的 4～5 倍。

② 含黏液质较多的药物如车前子、知母等，遇水容易发黏，炒时粘锅，故不宜先用盐水拌匀。需将药物先加热炒制，除去部分水分，质地变疏松后，再边炒边喷入盐水，以利于盐水渗入。

③ 盐炙法火力宜小，采用第二种方法更应控制火力，以免火力过大，水分迅速蒸发，食盐析出黏附在锅上，达不到盐炙的目的。

（4）盐炙实例

杜 仲

【药材来源】本品为杜仲科植物杜仲 *Eucommia ulmoides* Oliv. 的干燥树皮。

【炮制方法】盐炙 取净杜仲饮片于容器内，加定量的盐水拌匀，闷透。启动炒药机，加热升温至规定温度。将润好的杜仲饮片置热炒药机中，控制温度和时间，炙炒至药物表面焦黑色，掰开无胶丝相连，取出，放凉。

每 100kg 净杜仲饮片用盐 2kg。

【饮片性状】盐杜仲形如杜仲块或丝，呈小方块或丝状，表面黑褐色，内表面褐色，折断时胶丝弹性较差，味微咸。

【质量要求】盐杜仲水分不得过 13.0%，总灰分不得过 10.0%，醇溶性浸出物不得少于 12.0%，含松脂醇二葡萄糖苷（$C_{32}H_{42}O_{16}$）不得少于 0.10%。

【炮制作用】杜仲味甘，性温。归肝、肾经。具有补肝肾、强筋骨、安胎的功效。杜仲生品较少应用，一般仅用于浸酒。盐炙后引药入肾，直达下焦，温而不燥，增强补肝肾、强筋骨、安胎的作用。

【炮制研究】通过杜仲生品和盐炙品质量控制探究，发现三批杜仲生品和盐炙品水分、总灰分、浸出物含量均符合药典规定，三批杜仲生品中松脂醇二葡萄糖苷含量符合药典规定，但三批杜仲盐炙品中均未检测到松脂醇二葡萄糖苷；指纹图谱比较表明，盐炙后杜仲成分含量发生较大变化。结果表明，杜仲盐炙后松脂醇二葡萄糖苷的含量明显下降，药典中盐杜仲的炮制程度即性状规定和有效成分的含量限定还应进一步完善和统一。

采用 HPLC 法研究杜仲盐炙前后的指纹图谱，色谱柱为 SP-120-5-ODS-AP（150mm×4.60mm，5μm），流动相为乙腈-0.1%磷酸水溶液线性梯度洗脱，流速为 1.0mL/min，检测波长为 230nm，进样量为 5μL，柱温为 25℃。结果：杜仲生品指纹图谱中标出共有指纹峰 15 个，杜仲盐炙品则标示出 16 个共有峰。结论：杜仲经盐炙后 HPLC 指纹图谱指纹峰数有所增加，且大部分峰面积亦有增加趋势，可以认为杜仲盐炙后化学成分发生了一定的质变和量变。

【贮藏】置阴凉干燥处，防霉，防蛀。

知　母

【药材来源】本品为百合科植物知母 *Anemarrhena asphodeloides* Bge. 的干燥根茎。

【炮制方法】盐炙　启动炒药机，按标准操作规程加热至规定温度。取净知母饮片，置预热的锅内，在一定温度下炒至表面颜色加深时，喷淋定量的盐水，控制温度和时间，继续炙炒至干，取出，筛去灰屑，晾凉。

每 100kg 净知母用盐 2kg。

【饮片性状】盐知母呈不规则类圆形的厚片。色黄或微带焦斑，味微咸。

【质量要求】盐知母水分不得过 12.0%，总灰分不得过 9.0%，酸不溶性灰分不得过 2.0%；芒果苷（$C_{19}H_{18}O_{11}$）不得少于 0.40%，知母皂苷 BⅡ（$C_{45}H_{76}O_{19}$）不得少于 2.0%。

【炮制作用】知母味苦、甘，性寒。归肺、胃、肾经。具有清热泻火、滋阴润燥的功效。知母生品苦寒滑利。盐炙后可引药下行，专入肾经，增强滋阴降火的作用，善清虚热。

【炮制研究】对知母盐炙前后水煎液通便作用及化学成分进行比较研究发现，知母盐制品在同等剂量时通便作用明显强于生品，与其盐制后甘味的作用增强有关，是其滋阴降火作用增强的具体体现；糖类化合物可能是其滋阴降火作用的物质基础，也是知母甘味的物质基础。

【贮藏】置阴凉干燥处，防霉，防蛀。

车　前　子

【药材来源】本品为车前科植物车前 *Plantago asiatica* L. 或平车前 *Plantago depressa* Willd. 的干燥成熟种子。

【炮制方法】

（1）净选　取原药材，置风选机内，风选，去除杂质。

（2）盐炙　启动炒药机，按标准操作规程加热至规定温度。取净车前子，投入热炒药机中，在一定温度下炒至颜色加深、有爆裂声时，喷淋定量的盐水，控制温度和时间，继续炙炒至干，取出，晾凉。

每 100kg 净车前子用盐 2kg。

【饮片性状】盐车前子呈椭圆形、不规则长圆形或三角状长圆形，略扁。表面黑褐色。气微香，味微咸。

【质量要求】盐车前子水分不得过 10.0%，总灰分不得过 9.0%，酸不溶性灰分不得过 3.0%，膨胀度应不低于 3.0；京尼平苷酸（$C_{16}H_{22}O_{10}$）不得少于 0.40%，毛蕊花糖苷（$C_{29}H_{36}O_{15}$）不得少于 0.30%。

【炮制作用】车前子味甘，性寒。归肝、肾、肺、小肠经。具有清热利尿通淋、渗湿止泻、明目、祛痰的功效。车前子生品具利水通淋、清肺化痰、清肝明目的功能。盐炙后引药下行入肾，清热利尿而不伤阴，并增强在肝肾的作用。

【炮制研究】实验研究表明，车前子盐炙后京尼平苷酸、毛蕊花糖苷、异毛蕊花糖苷的含量增高。京尼平苷酸和毛蕊花糖苷可作为化学标记物区分生品与盐炙品。

【贮藏】置阴凉干燥处，防霉，防蛀。

黄　柏

【药材来源】本品为芸香科植物黄皮树 *Phellodendron chinense* Schneid. 的干燥树皮。习称"川黄柏"。

【炮制方法】盐炙 取净黄柏片置容器内，加定量的盐水拌匀，闷润至盐水被全部吸收。启动炒药机，加热升温至规定温度。将闷润好的黄柏饮片置预热的锅内，控制温度和时间，炙炒至表面颜色加深，取出，放凉。

每 100kg 净黄柏用盐 2kg。

【饮片性状】盐黄柏 本品呈丝条状。表面深黄色，偶有焦斑，味极苦，微咸。

【质量要求】盐黄柏水分不得过 12.0%，总灰分不得过 8.0%；含小檗碱以盐酸小檗碱（$C_{20}H_{17}NO_4 \cdot HCl$）计，不得少于 3.0%；含黄柏碱以盐酸黄柏碱（$C_{20}H_{23}NO_4 \cdot HCl$）计，不得少于 0.34%。

【炮制作用】黄柏味苦，性寒。归肾、膀胱经。具有清热燥湿、泻火除蒸、解毒疗疮的功效。生黄柏苦燥，性寒而沉，泻火解毒和燥湿功能较强。盐炙后引药入肾，缓和苦燥之性，增强滋肾阴、泻相火、退虚热的作用。

【炮制研究】生黄柏和盐黄柏均能不同程度地改变大鼠宏观体征、物质代谢、能量代谢、甲状腺功能轴、环核苷酸水平等 17 种指标，盐黄柏常较生黄柏作用更加显著，酒黄柏对这 17 种指标的改变作用大多不明显，并通过这些指标变化的寒热药性共性特征分析，来考察黄柏炮制前后寒热药性的变化情况，认为黄柏盐制后寒性增强，酒制后寒性减弱。

【贮藏】置阴凉干燥处，防霉，防蛀。

胡 芦 巴

【药材来源】本品为豆科植物胡芦巴 *Trigonella foenum-graecum* L. 的干燥成熟种子。

【炮制方法】

（1）净选 取原药材，置风选机内，风选，去除杂质。

（2）盐炙 取净胡芦巴置容器内，加定量的盐水拌匀，闷润至盐水被全部吸收。启动炒药机，加热升温至规定温度。将闷润好的胡芦巴置预热的锅内，控制温度和时间，炙炒至色泽加深、鼓起有爆裂声，有香气逸出时，取出，放凉。

每 100kg 净胡芦巴用盐 2kg。

【饮片性状】盐胡芦巴 本品呈斜方形或矩形。表面黄棕色至棕色，偶见焦斑。略具香气，味微咸。

【质量要求】盐胡芦巴水分不得过 11.0%，总灰分不得过 7.5%，酸不溶性灰分不得过 1.0%，醇溶性浸出物不得少于 18.0%；胡芦巴碱（$C_7H_7NO_2$）不得少于 0.45%。

【炮制作用】胡芦巴味苦、性温。归肾经。具有温肾、祛寒、止痛的功效。胡芦巴生品长于散寒逐湿。盐炙后可引药入肾，长于温补肾阳。

【贮藏】置阴凉干燥处，防霉，防蛀。

沙 苑 子

【药材来源】本品为豆科植物扁茎黄芪 *Astragalus complanatus* R. Br. 的干燥成熟种子。

【炮制方法】

（1）净选 取原药材，除去杂质。

（2）盐炙 取净沙苑子置容器内，加定量的盐水拌匀，闷润至盐水被全部吸收。启动炒药机，加热升温至规定温度。将闷润好的沙苑子置预热的锅内，控制温度和时间，炙炒至鼓起、色泽加深时，取出，放凉。

每 100kg 净沙苑子用盐 2kg。

【饮片性状】盐沙苑子 本品略呈肾形而稍扁，表面鼓起，深褐绿色或深灰褐色。气微，味微咸，嚼之有豆腥味。

【质量要求】盐沙苑子水分不得过 10.0%，总灰分不得过 6.0%，酸不溶性灰分不得过 2.0%；沙苑子苷（$C_{28}H_{32}O_{16}$）不得少于 0.050%。

【炮制作用】沙苑子味甘，性温。归肝、肾经。具有益肝肾、明目的功效。沙苑子生品益肝明目力强。

盐炙后药性更为平和，能平补阴阳，并可引药入肾，增强补肾固精、缩尿的作用。

【贮藏】置阴凉干燥处，防霉，防蛀。

菟 丝 子

【药材来源】本品为旋花科植物南方菟丝子 *Cuscuta australis* R. Br. 或菟丝子 *Cuscuta chinensis* Lam. 的干燥成熟种子。

【炮制方法】

（1）净选　取菟丝子原药材，除去杂质。

（2）盐炙　取净菟丝子置容器内，用适量盐水拌匀，闷透。启动炒药机，加热升温至规定温度。将闷润好的菟丝子置预热的锅内，控制温度和时间，炙炒至表面微鼓起，有爆裂声，并有香气逸出时，取出，放凉。

每 100kg 净菟丝子用盐 2kg。

【饮片性状】盐菟丝子呈类球形，表面棕黄色，裂开，略有香气。

【质量要求】盐菟丝子水分不得过 10.0%，总灰分不得过 10.0%，酸不溶性灰分不得过 4.0%；金丝桃苷（$C_{21}H_{20}O_{12}$）不得少于 0.10%。

【炮制作用】菟丝子味甘，性温。归肝、肾经。具有益肾固精、安胎、养肝明目、止泻的功效。菟丝子生品养肝明目力盛。盐炙后不温不寒，平补阴阳，并能引药入肾，增强补肾固精安胎作用。

【炮制研究】菟丝子经清炒和盐炙后，金丝桃苷和槲皮素含量均比生品增高，其中清炒品中金丝桃苷含量增加 2 倍以上，槲皮素含量增加 10 倍以上。菟丝子炮制后多糖含量均有增加，顺序为：酒制品＞盐炙品＞清炒品＞生品。菟丝子炮制前后脂肪油含量均发生变化，顺序依次为：盐炙品＞酒制品＞生品＞清炒品＞水煮品。

【贮藏】置阴凉干燥处，防霉，防蛀。

小 茴 香

【药材来源】本品为伞形科植物茴香 *Foeniculum vulgare* Mill. 的干燥成熟果实。

【炮制方法】盐炙　取净小茴香置容器内，用适量盐水拌匀，闷透。启动炒药机，加热升温至规定温度。将闷润好的小茴香置预热的锅内，控制温度和时间，炙炒至药物表面微黄色，有香气逸出时，取出，放凉。

每 100kg 净小茴香用盐 2kg。

【饮片性状】盐小茴香　本品为双悬果，呈圆柱形，有的稍弯曲。微鼓起，色泽加深，偶有焦斑。味微咸。

【质量要求】盐小茴香总灰分不得过 12.0%；反式茴香脑（$C_{10}H_{12}O$）不得少于 1.3%。

【炮制作用】小茴香味辛，性温。归肝、肾、脾、胃经。具有散寒止痛、理气和胃的功效。小茴香生用辛散理气作用偏强。盐炙后辛散作用稍缓，专行下焦，长于暖肾散寒止痛。

【炮制研究】小茴香及其炮制品均能促进大鼠肠蠕动，但炮制品较生品作用降低，差别不显著；盐炙小茴香与四制小茴香都可使小白鼠有细软便排出，而生品却无此便样。小茴香及其炮制品均有促进小鼠气管增加分泌物的作用，但四制小茴香效果不甚明显。

【贮藏】置阴凉干燥处，防霉，防蛀。

益 智 仁

【药材来源】本品为姜科植物益智 *Alpinia oxyphylla* Miq. 的干燥成熟种子。

【炮制方法】

（1）净选　①去壳：启动自控温炒药机。按标准操作规程加热至规定温度。再取净益智置热锅中，控制温度和时间，炒至药材微鼓起，取出，摊凉。使用挤压式破碎机，将益智仁与益智壳分离。②风选：使用变频卧式风选机吹去益智壳。

（2）过筛　先过 4mm 筛，筛去较大的碎壳，再过 1mm 筛，筛去碎末。

（3）盐炙　取净益智仁置容器内，加盐水适量拌匀，闷润。启动炙药机，加热升温至规定温度。将闷透后的净益智仁置预热的锅内，控制温度和时间，炙炒至颜色加深，近干，取出，放凉。

每 100kg 净益智仁用盐 2kg。

【饮片性状】盐益智仁　本品呈不规则的扁圆形，外表棕褐色至黑褐色，质硬，有特异香气。味辛，微咸。

【质量要求】盐益智仁总灰分不得过 8.5%，酸不溶性灰分不得过 1.5%。

【炮制作用】益智仁味辛，性温。归脾、肾经。具有温脾止泻的功效。益智仁生用辛温而燥，以温脾止泻、摄涎唾力胜。盐炙后辛燥之性减弱，专行下焦，长于温肾、固精、缩尿。

【炮制研究】益智仁对乙酰胆碱引起的膀胱逼尿肌兴奋有显著的拮抗作用，可降低肌条收缩的平均张力，且盐炙品优于生品。益智仁有效部位圆柚酮小肠吸收较好，炮制后圆柚酮吸收增大，可能是盐炙后能增强止尿作用的机理之一。

【贮藏】置阴凉干燥处，防霉，防蛀。

补 骨 脂

【药材来源】本品为豆科植物补骨脂 *Psoralea corylifolia* L. 的干燥成熟果实。

【炮制方法】盐炙　取净补骨脂置容器内，加盐水适量拌匀，闷透。启动炒药机，加热升温至规定温度。将闷透后的净补骨脂置预热的锅内，控制温度和时间，炙炒至微鼓起、迸裂并有香气逸出时，取出，晾凉。

每 100kg 净补骨脂用盐 2kg。

【饮片性状】盐补骨脂　本品呈肾形，略扁。表面黑色或黑褐色，微鼓起。气微香，味微咸。

【质量要求】盐补骨脂水分不得过 7.5%，总灰分不得过 8.5%。酸不溶性灰分不得过 2.0%；补骨脂素和异补骨脂素（$C_{11}H_6O_3$）的总量不得少于 0.70%。

【炮制作用】补骨脂味辛、苦，性温。归肾、脾经。具有温肾壮阳、除湿止痒的功效。补骨脂生品长于补脾肾，止泻痢。盐炙后能缓和温燥之性，并可引药入肾，增强补肾纳气的作用。

【炮制研究】由盐炙补骨脂和煨炙肉豆蔻组方的"二神丸"止泻作用强于生补骨脂的处方组合，可能与改善氨基酸、脂类以及能量代谢，调节肠道菌群等有关，提示其增效可能与调节肠道菌群及机体基础代谢率相关。

【贮藏】置阴凉干燥处，防霉，防蛀。

泽　泻

【药材来源】本品为泽泻科植物泽泻 *Alisma orientale*（Sam.）Juzep. 的干燥块茎。

【炮制方法】盐炙　取净泽泻饮片，置容器内，加定量的盐水拌匀，闷透。启动炒药机，加热升温至规定温度。将闷润好的饮片置预热的锅内，控制温度和时间，炙炒至表面微黄色，取出，放凉。

每 100kg 净泽泻片用盐 2kg。

【饮片性状】盐泽泻　本品呈圆形或椭圆形厚片。表面淡黄棕色或黄褐色，偶见焦斑。味微咸。

【质量要求】盐泽泻水分不得过 13.0%，总灰分不得过 6.0%，醇溶性浸出物不得少于 10.0%；23-乙酰泽泻醇 B（$C_{32}H_{50}O_5$）不得少于 0.040%。

【炮制作用】泽泻味甘、淡，性寒。归肾、膀胱经。具有利水泄热的功效。泽泻生品具有利水渗湿、泄热、化浊降脂的功效。盐炙后引药下行，并增强泄热作用，利尿而不伤阴。

【炮制研究】与生泽泻比较，清炒品中泽泻醇 A、24-乙酰泽泻醇 A、泽泻醇 B 和 23-乙酰泽泻醇 B 等 4 种成分的含量均降低，麸炒品均增加，盐炙品除 23-乙酰泽泻醇 B 外均有所增加。

动物实验表明，泽泻及炮制品均有抗炎作用，其作用程度依次为：盐炙品＞麸炒品＞生品。泽泻及炮制品均能对抗小鼠急性肝损伤，其中以盐炙品最佳。

【贮藏】置阴凉干燥处，防霉，防蛀。

11.5　姜炙

姜炙是药物与定量的姜汁拌炒至规定程度的一类操作，又称姜汁炒。生姜味辛，性温。具有温中止呕、化痰止咳的功效。故一般降逆止呕、化湿祛痰及寒凉性药物多用姜炙。

姜炙用生姜汁，多取其发表、温散、开痰、止呕、缓和药性（如寒性、刺激性等）、解毒等作用。

（1）操作方法

取净中药饮片，用姜汁拌匀，闷润吸收后，置预热好的炒药机内，在一定温度下炒至规定程度，取出，晾凉。或将药物置姜汤中，煮至姜汁被吸尽后，取出，切制，干燥。

生姜用量除另有规定外，每 100kg 药物，用生姜 10kg。先将定量的生姜洗净，捣烂，加适量清水，压榨取汁，姜渣再加适量清水共捣压榨取汁，如此反复 2～3 次，合并汁液；或将净干姜片置适宜容器内，加适量水煎煮，过滤，残渣再加适量水煎煮，过滤，合并两次滤液，适当浓缩，备用。若无生姜，可用干姜煎汁，用量约为生姜的 1/3。

姜炙要求炒至药物表面带火色，或微带焦斑，嗅到药物固有气味。姜制品含生片、糊片不得超过 2%；含药屑、杂质不得超过 1%。姜煮制品未煮透者不得超过 2%；含水分不得超过 13%。

（2）炮制目的

① 降低药物的副作用，增强疗效，如姜厚朴、姜草果仁等。

② 缓和药物寒性，增强和胃止呕作用，如姜竹茹、姜黄连等。

（3）注意事项

制备姜汁时，水的用量不宜过多，一般以最后所得的姜汁与生姜的比为 1∶1 较为适宜。

（4）姜炙实例

黄　　连

【药材来源】本品为毛茛科植物黄连 *Coptis chinensis* Franch、三角叶黄连 *Coptis del-toidea* C. Y. Cheng et Hsiao 或云连 *Coptis teeta* Wall. 的干燥根茎。以上三种分别称为"味连""雅连""云连"。

【炮制方法】姜炙　取净黄连饮片置容器内，加定量姜汁拌匀，闷润至透。启动炒药机，加热升温至规定温度。将润好的黄连置预热的锅内，控制温度和时间，炙炒至干，取出，晾凉。

每 100kg 净黄连片用生姜 10kg。

【饮片性状】姜黄连　本品呈不规则薄片。表面棕黄色，有姜的辛辣味。

【质量要求】姜黄连水分不得过 12.0%，总灰分不得过 3.5%，醇溶性浸出物不得少于 15.0%；以盐酸小檗碱计，含小檗碱（$C_{20}H_{17}NO_4$）不得少于 5.0%，含表小檗碱（$C_{20}H_{17}NO_4$）、黄连碱（$C_{19}H_{13}NO_4$）和巴马汀（$C_{21}H_{21}NO_4$）的总量不得少于 3.3%。

【炮制作用】黄连味苦，性寒。归心、肝、胃、大肠经。具有泻火解毒、清热燥湿的功效。黄连生用苦寒性较强，长于泻火解毒、清热燥湿。姜炙后可缓和其苦寒之性，善于清胃和胃止呕。

【炮制研究】黄连经过姜汁炮制后可增强其保护胃黏膜损伤的作用，作用机制可能与抑制 IL-8、TNF-α 的产生和促进 6-keto-PGF$_{1\alpha}$ 的产生有关，生姜汁的炮制效果较干姜汁好。

【贮藏】置阴凉干燥处，防霉，防蛀。

厚　　朴

【药材来源】本品为木兰科植物厚朴 *Magnolia officinalis* Rehd. et Wils. 或凹叶厚朴 *Magnolia officinalis* Rehd. et Wils. var. *biloba* Rehd. et Wils. 的干燥干皮、根皮及枝皮。

【炮制方法】姜炙　取净厚朴饮片置容器内，加定量姜汁拌匀，润透。启动炒药机，加热升温至规定温度。将闷透的厚朴丝置预热的炒药机中，控制温度和时间，炙炒至干，取出，晾凉。

每 100kg 净厚朴丝用生姜 10kg。

【饮片性状】姜厚朴　本品呈弯曲的丝条状或单、双卷筒状。表面灰褐色，偶见焦斑，略有姜辣气。

【质量要求】姜厚朴水分不得过 10.0%，总灰分不得过 5.0%，酸不溶性灰分不得过 3.0%；厚朴酚（$C_{18}H_{18}O_2$）与和厚朴酚（$C_{18}H_{18}O_2$）总量不得少于 1.6%。

【炮制作用】厚朴味苦、辛，性温。归脾、胃、肺、大肠经。具有燥湿消痰、下气除满的功效。厚朴生品味辛辣，对咽喉有刺激性，故一般内服都不生用。厚朴姜炙后，可消除对咽喉的刺激性，并增强宽中和胃的功效。

【炮制研究】生厚朴煎剂、姜厚朴煎剂均有抗幽门结扎型溃疡、抗应激性溃疡的作用。姜炙厚朴作用较优，表明厚朴姜炙后和胃作用较生品增强。

【贮藏】置阴凉干燥处，防霉，防蛀。

草　　果

【药材来源】本品为姜科植物草果 *Amomum tsao-ko* Crevost et Lemaire 的干燥成熟果实。

【炮制方法】

（1）净选　取原药材，置拣选工作台上，挑出杂质。

（2）去壳　将炒制后的草果捣碎，去壳。

（3）筛选　过筛除去皮壳与灰屑。

（4）姜炙　取净草果饮片置容器内，加定量姜汁拌匀，润透。启动炒药机，加热升温至规定温度。将闷透的草果置预热的炒药机中，控制温度和时间，炙炒至干，表面深黄色，取出，晾凉。

每 100kg 净草果用生姜 10kg。

【饮片性状】姜草果仁　本品呈圆锥状多面体，表面棕褐色，偶见焦斑。有特异香气，味辛辣、微苦。

【质量要求】姜草果仁水分不得过 10.0%，总灰分不得过 6.0%；挥发油不得少于 0.7%（mL/g）。

【炮制作用】草果仁味辛，性温。归脾、胃经，具有燥湿温中、除痰截疟的功效。草果仁生用性味辛温燥烈，长于燥湿温中、除痰截疟。草果姜炙后可缓和燥烈之性，增强温胃止呕作用。

【炮制研究】生草果、炒草果和姜草果均可拮抗肾上腺素（Adr）引起的兔回肠运动抑制和乙酰胆碱引起的回肠痉挛，其中姜草果作用较差。三种草果均可拮抗 HAC（腹腔注射）引起的小鼠腹痛，以姜草果效果最佳。

【贮藏】置阴凉干燥处，防霉，防蛀。

竹　茹

【药材来源】本品为禾本科植物青秆竹 *Bambusa tuldoides* Munro、大头典竹 *Sinocalamus beecheyanus*（Munro）McClure var. *pubescens* P. F. Li 或淡竹 *Phyllostachys nigra*（Lodd.）Munro var. *henonis*（Mitf.）Stapf ex Rendle 的茎秆的干燥中间层。

【炮制方法】姜炙　取净竹茹于容器内，加适量姜汁，拌匀，润透。启动炒药机，加热升温至规定温度。将闷润好的净竹茹置预热的炒药机内，控制温度和时间，炙炒至干，取出，晾凉。

每 100kg 净竹茹用生姜 10kg。

【饮片性状】姜竹茹　本品为卷曲成团的不规则丝条或呈长条形薄片状，宽窄厚薄不等，表面黄色，微有姜香气。

【质量要求】姜竹茹水分不得过 7.0%，水溶性浸出物不得少于 4.0%。

【炮制作用】竹茹味甘，性微寒。归肺、胃、心、胆经。具有清热化痰、除烦止呕的功效。竹茹生品长于清热化痰、除烦。姜炙后增强降逆止呕的作用。

【贮藏】置阴凉干燥处，防霉，防蛀。

11.6　蜜炙

蜜炙是药物与定量的炼蜜拌炒至规定程度的一类操作。蜂蜜味甘，性温。有"入肺""甘缓""增益元阳"的作用。故一般止咳平喘及补脾益气的药物多用蜜炙。

蜜炙用炼蜜，多取其补中益气、润肺止咳、缓和药性、矫味矫臭、解毒等作用。

（1）操作方法

① 先拌蜜水后炒药。取炼蜜，加适量开水稀释，淋入净药物中拌匀，放置闷润，待蜜水被吸收，再置预热的炒药机内，规定温度下炒至颜色加深、不粘手时，取出，摊晾，凉后

及时收贮。此方法适用于大多数蜜炙的药物，如甘草、黄芪、款冬花等。

② 先炒药后加蜜水。先将药物置预热的炒药机内，一定温度下炙炒至颜色加深，质地稍变疏松时，再加入一定量的蜜液，迅速翻动，使蜜汁与药物拌匀，炒至不粘手时，取出，摊晾。此方法适用于质地致密，蜜汁不易被吸收的药物，如百合、皂角等。

炼蜜的用量视药物的性质而定。质地疏松、纤维多的药物用蜜量宜大；质地坚实致密、黏性较强、油分较多的药物用蜜量宜小。通常为每 100kg 药物用炼蜜 25kg。

蜜炙时要求炒至符合水分去尽、松散、不粘手的"手握法"质量检视标准。其操作技巧是：待锅内的药物炒至显黄色时，用手握一把，微觉潮气熏手；撒手后，能松散落下；检视手掌面，基本不粘有饮片及蜜液。此时的炮制品呈黄色，或深黄色，并显油亮光泽。蜜炙品含生片、糊片不得超过 2%；含水分不得超过 15%。

炼蜜的制备：将蜂蜜置锅内，加热至徐徐沸腾后，改用文火，保持微沸，除去泡沫及上浮蜡质，再用纱布或罗筛滤去死蜂、杂质，再倒入锅内，用文火继续熬炼，至颜色稍深、黏度增强时，即得。

（2）炮制目的

① 增强润肺止咳作用，如蜜百合、蜜紫菀、蜜百部、蜜枇杷叶等。

② 增强补脾益气作用，如蜜黄芪、蜜甘草等。

③ 缓和药性，减少副作用，如蜜麻黄、蜜马兜铃、蜜款冬花等。

（3）注意事项

① 蜜炙药物所用的蜂蜜均为炼蜜，且不宜过老过多，否则黏性太强，不易与药物拌匀。

② 炼蜜用水稀释时，应加开水，并要控制水量（一般为炼蜜量的 1/3～1/2），以蜜汁能与药物拌匀而又无剩余蜜液为宜。

③ 蜜炙时，火力要小，以免焦化。炒炙时间可稍长，尽量将水分除去。

④ 蜜炙药物须凉透后方可贮存，以免吸潮发霉或发酵变质；应贮藏在阴凉通风干燥的环境中。

（4）蜜炙实例

甘　草

【药材来源】本品为豆科植物甘草 *Glycyrrhiza uralensis* Fisch.、胀果甘草 *Glycyrrhiza inflata* Bat. 或光果甘草 *Glycyrrhiza glabra* L. 的干燥根和根茎。

【炮制方法】蜜炙　取净甘草片置容器内，加入稀释好的定量炼蜜，拌匀，闷润至透。启动炒药机，加热升温至设定温度。将拌润好的甘草片置预热的炒药机内，控制温度和时间，炙炒至深黄色，偶有焦斑，不黏手时，取出，放凉。

每 100kg 净甘草片用炼蜜 25kg。

【饮片性状】炙甘草呈类圆形或椭圆形厚片。外皮红棕色或灰棕色，微有光泽。切面黄色至深黄色，形成层环明显，射线放射状，略有黏性，具焦香气，味甜。

【质量要求】炙甘草水分不得过 10.0%，总灰分不得过 5.0%；甘草苷（$C_{21}H_{22}O_9$）不得少于 0.50%，甘草酸（$C_{42}H_{62}O_{16}$）不得少于 1.0%。

【炮制作用】甘草味甘，性平。归心、肺、胃经。具有补脾益气、清热解毒、祛痰止咳、缓急止痛、调和诸药的功效。甘草生品味甘偏凉，长于泻火解毒，化痰止咳。甘草蜜炙后性味甘温，以补脾和胃、益气复脉力胜。

【炮制研究】炙甘草能抗多种心律失常，在提高小白鼠巨噬细胞方面，蜜甘草显著强于生甘草，认为蜜炙甘草为临床补气用最佳炮制品。炙甘草止痛作用非常显著，明显优于生甘草加蜜及生甘草。

【贮藏】置阴凉干燥处，防霉，防蛀。

黄 芪

【药材来源】本品为豆科植物蒙古黄芪 *Astragalus membranaceus*（Fisch.）Bge. var. *mongholicus*（Bge.）Hsiao 或膜荚黄芪 *Astragalus membranaceus*（Fisch）Bge. 的干燥根。

【炮制方法】蜜炙 取净黄芪片置容器内，加入稀释好的定量炼蜜，拌匀，闷润至透。启动炒药机，加热升温至设定温度。将拌润好的黄芪片置预热的炒药机内，控制温度和时间，炙炒至深黄色，不黏手时，取出，摊开放凉。

每 100kg 净黄芪片用炼蜜 25kg。

【饮片性状】蜜黄芪呈类圆形或椭圆形厚片。表面深黄色，质较脆，略带黏性，有蜜香气，味甜。

【质量要求】炙黄芪水分不得过 10.0%，总灰分不得过 4.0%；黄芪甲苷（$C_{41}H_{68}O_{14}$）不得少于 0.030%，毛蕊异黄酮葡萄糖苷（$C_{22}H_{22}O_{10}$）不得少于 0.020%。

【炮制作用】黄芪味甘，性温。归肺、脾经。具有补气固表、利尿脱毒、排脓、敛疮生肌的功效。黄芪生用长于益卫固表、托毒生肌、利尿退肿。炙黄芪甘温而偏润，长于益气补中。

【炮制研究】蜜炙黄芪和生黄芪均能提高小白鼠巨噬细胞吞噬能力，蜜炙品强于生品；生制品能恢复受损红细胞变形能力，而蜜黄芪对人体受损的保护作用强于生品。对动物血虚、气虚的药理模型进行研究，表明蜜炙黄芪的补气作用强于生品。

【贮藏】置阴凉干燥处，防霉，防蛀。

麻 黄

【药材来源】本品为麻黄科植物草麻黄 *Ephedra sinica* Stapf、中麻黄 *Ephedra intermedia* Schrenk et C. A. Mey. 或木贼麻黄 *Ephedra equisetina* Bge. 的干燥草质茎。

【炮制方法】蜜炙 取净麻黄段置容器内，加入稀释好的定量炼蜜，拌匀，闷润至透。启动炒药机，加热升温至设定温度。将拌润好的麻黄段置预热的炒药机内，控制温度和时间，炙炒至不黏手时，取出，摊开放凉。

每 100kg 净麻黄段用炼蜜 20kg。

【饮片性状】蜜麻黄呈圆柱形的段。表面深黄色，微有光泽，略具黏性，有蜜香气，味甜。

【质量要求】蜜麻黄水分不得过 9.0%，总灰分不得过 8.0%；盐酸麻黄碱（$C_{10}H_{15}NO \cdot HCl$）和盐酸伪麻黄碱（$C_{10}H_{15}NO \cdot HCl$）的总量不得少于 0.80%。

【炮制作用】麻黄味辛、微苦，性温。归肺、膀胱经。具有发汗散寒、宣肺平喘、利水消肿的功效。生品发汗解表和利水消肿力强。蜜炙后，性温偏润，辛散发汗作用缓和，以宣肺平喘力胜。

【炮制研究】以盐酸麻黄碱含量、豚鼠平喘潜伏期和外观性状为指标，正交设计优选蜜炙麻黄的工艺为：每 100kg 麻黄用炼蜜 20kg，110℃炒制 10min；以麻黄总碱含量为指标，利用均匀设计优选蜜炙麻黄工艺参数为：加炼蜜量 10%，润蜜时间 0.5h，炒制温度（90±5）℃，炒制时间 11min。

【贮藏】置阴凉干燥处，防霉，防蛀。

枇 杷 叶

【药材来源】本品为蔷薇科植物枇杷 *Eriobotrya japonica*（Thunb.）Lindl. 的干燥叶。

【炮制方法】蜜炙　取净枇杷叶丝置容器内，加稀释好的定量炼蜜，拌匀，闷润至蜜液被吸尽。启动炒药机，加热升温至规定温度，将闷润好的饮片置预热的炒药机内，控制温度和时间，炙炒至不粘手，取出，放凉。

每100kg净枇杷叶丝用炼蜜20kg。

【饮片性状】蜜枇杷叶呈丝条状。表面黄棕色或红棕色，微显光泽，略带黏性，具蜜香气，味微甜。

【质量要求】蜜枇杷叶水分不得过10%，总灰分不得过7.0%；醇溶性浸出物不得少于16.0%；齐墩果酸（$C_{30}H_{48}O_3$）和熊果酸（$C_{30}H_{48}O_3$）的总量不得少于0.7%。

【炮制作用】枇杷叶味苦，性微寒。归肺、胃经。具有清肺止咳、降逆止呕的功效。生品长于清肺止咳，降逆止呕。蜜炙后能增强润肺止咳的作用。

【炮制研究】蜜炙枇杷叶水提物能显著延长小鼠和豚鼠的咳嗽潜伏期、减少小鼠咳嗽次数、增加小鼠呼吸道排泌量、延长豚鼠喘息潜伏期，明显减少豚鼠咳嗽次数。蜜炙枇杷叶的止咳化痰平喘总体效果明显优于生枇杷叶，而且水提物优于醇提物。

【贮藏】置阴凉干燥处，防霉，防蛀。

马 兜 铃

【药材来源】本品为马兜铃科植物北马兜铃 *Aristolochia contorta* Bge. 或马兜铃 *Aristolochia debilis* Sieb. et Zucc. 的干燥成熟果实。

【炮制方法】蜜炙　取净马兜铃置容器内，加稀释好的定量炼蜜，拌匀，闷润至蜜液被吸尽。启动炒药机，加热升温至规定温度，将闷润好的饮片置预热的炒药机内，控制温度和时间，炙炒至不粘手，取出，放凉。

每100kg净马兜铃用炼蜜25kg。

【饮片性状】蜜马兜铃为不规则碎片，表面深黄色，种子多黏附在果皮上，略有光泽，带有黏性，味苦而微甜。

【炮制作用】马兜铃味苦，性微寒。归肺、大肠经。具有清肺降气、止咳平喘、清肠消痔的功效。马兜铃生品味劣，易致恶心呕吐。蜜炙后能缓和苦寒之性，增强润肺止咳的功效，并可矫味，减少呕吐的副作用。

【贮藏】置阴凉干燥处，防霉，防蛀。

款 冬 花

【药材来源】本品为菊科植物款冬 *Tussilago farfara* L. 的干燥花蕾。

【炮制方法】蜜炙　取净款冬花置容器内，加稀释好的定量炼蜜，拌匀，闷润至蜜液被吸尽。启动炒药机，加热升温至规定温度，将闷润好的饮片置预热的炒药机内，控制温度和时间，炙炒至不粘手，取出，放凉。

每100kg净款冬花用炼蜜25kg。

【饮片性状】蜜款冬花为短细棒状花蕾，上端较粗，下端渐细或带短梗，外面被有多数鱼鳞状苞片。表面棕黄色或棕褐色，稍带黏性，具蜜香气，味微甜。

【质量要求】蜜款冬花醇溶性浸出物不得少于22.0%；款冬酮（$C_{23}H_{34}O_5$）不得少于0.070%。

【炮制作用】款冬花味辛、微苦，性温。归肺经。具有润肺下气、止咳化痰的功效。生品长于散寒止咳。蜜炙后药性温润，能增强润肺止咳的功效。

【炮制研究】生款冬花和蜜款冬花的药理作用研究结果表明，生品升高血压作用强于蜜炙品，蜜炙品镇咳作用明显；款冬花经炮制后，总生物碱含量发生变化，蜜炙品的总生物碱含量最高，生品次之，甘草炙品最低。

【贮藏】置阴凉干燥处，防霉，防蛀。

旋 覆 花

【药材来源】本品为菊科植物旋覆花 *Inula japonica* Thunb. 或欧亚旋覆花 *Inula britannica* L. 的干燥头状花序。

【炮制方法】蜜炙　取净旋覆花置容器内，加稀释好的定量炼蜜，拌匀，闷润至蜜液被吸尽。启动炒药机，加热升温至规定温度，将闷润好的饮片置预热的炒药机内，控制温度和时间，炙炒至不粘手，取出，放凉。

每 100kg 净旋覆花用炼蜜 25kg。

【饮片性状】蜜旋覆花呈扁球形或类球形，少有破碎。本品形如旋覆花，深黄色，手捻稍粘手。具蜜香气，味甜。

【质量要求】蜜旋覆花醇溶性浸出物不得少于 16.0%。

【炮制作用】旋覆花味苦、辛、咸，性微温。归肺、脾、胃、大肠经。具有降气、消痰、行水、止呕的功效。生品苦辛之味较强，以降气化痰止呕力胜，止咳作用较强。蜜炙后苦辛之性缓和，降逆止呕作用减弱，其性偏润，长于润肺止咳，降气平喘，作用偏重于肺。

【贮藏】置阴凉干燥处，防霉，防蛀。

紫 菀

【药材来源】本品为菊科植物紫菀 *Aster tataricus* L. f. 的干燥根及根茎。

【炮制方法】蜜炙　取净紫菀饮片置容器内，加稀释好的定量炼蜜，拌匀，闷润至蜜液被吸尽。启动炒药机，加热升温至规定温度，将闷润好的饮片置预热的炒药机内，控制温度和时间，炙炒至不粘手，取出，放凉。

每 100kg 净紫菀用炼蜜 25kg。

【饮片性状】蜜紫菀呈不规则的厚片或段。表面棕褐色或紫棕色，有蜜香气，味甜。

【质量要求】蜜紫菀水分不得过 16.0%；紫菀酮（$C_{30}H_{50}O$）不得少于 0.10%。

【炮制作用】紫菀味辛、苦，性温。归肺经。具有润肺下气、消痰止咳的功效。生品以散寒、降气化痰力胜，能泻肺气之壅滞。蜜炙后转泻为润，以润肺止咳力胜。

【贮藏】置阴凉干燥处，防霉，防蛀。

百 部

【药材来源】本品为百部科植物直立百部 *Stemona sessilifolia*（Miq.）Miq.、蔓生百部 *Stemona japonica*（Bl.）Miq. 或对叶百部 *Stemona tuberosa* Lour. 的干燥块根。

【炮制方法】蜜炙　取净百部片置容器内，加稀释好的定量炼蜜，拌匀，闷润至蜜液被吸尽。启动炒药机，加热升温至规定温度，将闷润好的饮片置预热的炒药机内，控制温度和时间，炙炒至不粘手，略见焦斑。取出，放凉。

每 100kg 净百部片用炼蜜 12.5kg。

【饮片性状】蜜百部为不规则的厚片或不规则的条形斜片。表面棕黄色或褐棕色，略带焦斑，稍有黏性，味甜。

【炮制作用】百部味甘、苦，性微温。归肺经。具有润肺下气止咳、杀虫的功能。生品长于止咳化痰，灭虱杀虫。蜜炙后可缓和对胃的刺激性，并增强润肺止咳的功效。

【炮制研究】采用小鼠氨水引咳法和小鼠急性毒性实验，对蔓生百部生品及蜜炙品的止咳作用及毒性进行比较，发现蜜炙百部水煎液及总生物碱止咳效果均强于生品，蜜炙蔓生百部可达到增效减毒的作用。

【贮藏】置阴凉干燥处，防霉，防蛀。

百　　合

【药材来源】本品为百合科植物卷丹 *Lilium lancifolium* Thunb.、百合 *Lilium brownii* F. E. Brown var. *viridulum* Baker 或细叶百合 *Lilium pumilum* DC. 的干燥肉质鳞叶。

【炮制方法】蜜炙　取适量炼蜜加水稀释。启动炒药机，按操作规程设置温度，当锅体温度达到设定温度时，取净百合置热锅中，控制温度和时间，炒至百合饮片表面颜色加深时，喷入稀释好的定量炼蜜，继续炒至不粘手时，取出，摊开放凉。

每100kg净百合用炼蜜 5kg。

【饮片性状】蜜百合呈长椭圆形，顶端稍尖，基部较宽，边缘薄，微向内弯曲。表面黄色，偶见黄焦斑，略带黏性，味甜。

【炮制作用】百合味甘，性寒。归心、肺经。具有养阴润肺、清心安神的功效。生品以清心安神力胜。蜜炙后润肺止咳作用较强。

【贮藏】置阴凉干燥处，防霉，防蛀。

白　　前

【药材来源】为萝藦科植物柳叶白前 *Cynanchum stauntonii*（Decne.）Schltr. ex Lévl. 或芫花叶白前 *Cynanchum glaucescens*（Decne.）Hand.-Mazz. 的干燥根茎及根。

【炮制方法】蜜炙　取净白前饮片置容器内，加稀释好的定量炼蜜，拌匀，闷润至蜜液被吸尽。启动炒药机，加热升温至规定温度。将闷润好的白前饮片置预热的锅内，控制温度和时间，炙炒至表面深黄色，至不粘手时，取出，摊开放凉。

每100kg净白前片用炼蜜 25kg。

【饮片性状】蜜白前呈圆柱形小段。表面深黄色，微有光泽，略有黏性，味甜。

【炮制作用】白前味辛、苦，性微温。归肺经。具有降气、消痰、止咳的功效。白前生用长于解表理肺，降气化痰。蜜炙后可缓和白前对胃的刺激，偏于润肺降气、增强止咳作用。

【贮藏】置阴凉干燥处，防霉，防蛀。

重点小结

重　点	难　点
1.炙法的含义、炮制目的及注意事项。 2.掌握大黄、香附、黄柏、厚朴、麻黄的炮制方法、注意事项、炮制作用。	炙法的操作要点及注意事项。

复习题

1. 简述酒炙法的操作方法和注意事项。
2. 简述大黄的炮制方法和炮制目的。
3. 简述当归的炮制方法和炮制目的。
4. 简述醋炙法的操作方法和注意事项。
5. 简述柴胡的炮制方法和炮制目的。
6. 简述盐炙法的炮制目的与炮制工艺。
7. 简述盐杜仲的炮制方法与炮制作用。
8. 简述厚朴常用的炮制方法与炮制作用。
9. 简述麻黄的炮制方法、炮制作用及相关研究。

第12章

煅制

学习目标：

1.掌握各种煅法的概念、炮制目的、适用药物、操作方法及注意事项。

2.熟悉重点药物的炮制操作要点、炮制作用等。

3.了解各类煅法的特点及现代研究概况。

将药物直接放于无烟炉火中或适当的耐火容器内煅烧的一种方法，称为煅法。有些药物煅红后，还要趁炽热投入规定的液体辅料中淬之，称"煅淬"法。

药物经过高温煅烧，有利于药物质地、药性、功效发生变化，使药物质地疏松，利于粉碎和使有效成分易于溶出，减少或消除副作用，从而提高疗效或产生新的药效。

煅法主要适用于矿物类中药，以及质地坚硬的药物，如贝壳类药物、化石类药物，或某些中成药在制备过程需要综合制炭（如砒枣散）的各类药物。此外，闷煅法多用于制备某些植物类和动物类药物的炭药。

目前用于煅法的设备主要有各种型号的煅药锅或煅药炉，可以自动控制加热温度和时间。

12.1 煅制方法与设备

12.1.1 煅制方法

（1）明煅 此法是将药物不隔绝空气放在炉火中或置于耐火容器内进行煅烧的一类操作。有"煅者去坚性"之说，故一般矿物类、化石类及贝壳类药物多用明煅。明煅炮制工艺主要有：

① 铁锅煅（敞锅煅）。取净药物置锅内，用武火加热至干枯、疏松状（如白矾），或体积膨胀（如硼砂），取出，放凉。

② 直火煅和耐火容器煅。取净药物，置程控煅药炉内，控制温度和时间，武火煅至微红或红透时，取出，放凉，碾碎或碾粉。

（2）煅淬 此法是将药物按明煅法煅至红透，趁热投入液体辅料（米醋、黄酒、清水）中反复浸淬，使之骤然冷却的一类操作。有"不计遍数，手捻碎为度"之要求，故煅淬特别适用于磁石、自然铜、代赭石、紫石英、阳起石、炉甘石等质地坚硬的药物。

炮制工艺：取净生饮片砸成小块，置程控煅药炉内，控制温度和时间，煅制红透立即取出，用定量的淬液淬之，至表面成黑褐色，光泽消失并疏松。

（3）闷煅 此法是药物在密闭、缺氧条件下煅烧至"黑色""存性"的一类操作。闷煅又称扣锅煅、密闭煅、暗煅。闷煅一般适用于炒炭时易于灰化和较难成炭的药物。

炮制工艺：将分档后的净药物置于铁锅内，上扣一较小口径的锅，两锅结合处，先用湿湿的草纸塞紧，后用盐泥封堵，待晾至半干后，再撒上一层细沙。扣锅上放一撮大米或锅底粘贴一白纸条，上压重物，用文武火加热，煅烧至大米或白纸呈焦黄色时，离火，冷后（或放置24h）取出。

12.1.2　煅制设备

由于药物性质与炮制要求不同，煅药温度在200～1000℃之间，根据煅药温度将煅药设备分为中温和高温两种。其中，中温煅药设备的工作温度为600℃以下，高温煅药设备的工作温度为600～1000℃。

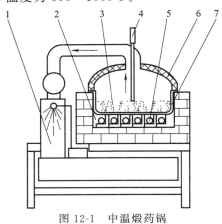

图 12-1　中温煅药锅

1—废弃处理装置；2—炉腔；3—物料；
4—测温元件；5—加热管；6—锅盖；7—锅体

（1）中温煅药锅　图 12-1 为一种中温煅药锅的结构示意图，设备的工作温度为 600℃以下。锅体与锅盖结合处有密封圈，确保煅药时锅内药物与外界空气隔绝，热源采用电加热，用不锈钢制锅体装载药物，避免因锅体氧化、脱落等污染药物。由电加热元件发出的热能通过热辐射和炉腔空气对流传导传递给锅体，再由锅体将热能传递给药物，锅盖具有夹层和保温功能，以缩小垂直温度差。调节测温元件的高度可以测量和控制从锅体底部到药物上面空气的温度。煅药过程中产生的废气经水处理后排出。

煅药锅适合中低温煅药，平底锅设计便于煅透、煅烧，集煅制、废气处理、定时、控温、恒温、温度数显于一体。

（2）反射式高温煅药炉　图 12-2 为一种反射式高温煅药炉的结构示意图，设备的工作温度可达 600～1000℃。该炉主要由耐火砖、保温材料、型钢等材料砌制而成。炉身分为燃烧室和煅药室两部分，两者之间通过反火道组合为一体。燃烧室燃烧燃料产生的热气流经过反火道、煅药室、煅药室炉膛底板从排烟口排出，药物装载于坩埚置于煅药室，热能通过热气流对流传导、炉膛辐射传导给坩埚，再由坩埚传递给药物。由于温度较高，药物吸收的热能主要以炉膛、坩埚等发射的红外线为主，药物易于热透。

煅药炉适合高温煅药，多段 PID 升温控制。

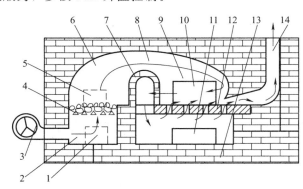

图 12-2　反射式高温煅药炉

1—炉渣门；2—炉膛；3—鼓风机；4—炉箅；5—燃料进口；6—炉火煅；7—逆流火焰墙；
8—反火道；9—装药炉煅；10—装取药进口；11—碎料口；12—炉底板；13—炉底；14—排烟通道

（3）闷煅炉　药物的闷煅处理多用于炒炭时某些药物与空气接触时，在高温下易灰化或难以成炭的情况。闷煅就是造就一个使药物与周围空气隔绝的环境加热，使药物成炭并且"存性"。除了历来各厂采用两铁锅倒扣泥封加热的土办法外，现有以电加热的闷煅炉可供选用。

图 12-3 所示为闷煅炉结构示意图。它由不锈钢闷煅锅、测温计、电炉丝、不锈钢锅盖、耐火砖、隔热材料及机架等组成。锅口与锅盖部分有密封圈，保证煅烧时使锅内物料与外界空气隔绝，机体炉膛里配置有数组加热电炉丝，根据闷煅温度要求可以开一组或数组全开，煅锅内的温度可以从锅盖上插入的热电偶感温器在温度控制显示表上指示，并可调节温控器，使加热温度保持恒定。整个机体、锅盖外包不锈钢板，内充填耐火材料，以隔热保温。锅盖具有较重的重量，用铰链与机身相联，可保证密封性，防止闷煅时被气冲开漏气。

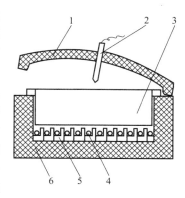

图 12-3　闷煅炉
1—锅盖；2—测温计；3—闷煅锅；
4—电炉丝；5—耐火砖；6—隔热材料

12.2　明煅

药物煅制时，不隔绝空气的方法称明煅法，又称直火煅法，适用于矿物药、贝壳类和化石类药物。

（1）明煅目的

① 使药物质地酥脆，易于粉碎和煎出有效成分，如龙骨、牡蛎等。

② 除去结晶水，增强收敛作用，如白矾、硼砂等。

③ 缓和药性，如石膏、寒水石、花蕊石等。

（2）注意事项

① 药物大小分档，以免煅制时生熟不均。

② 含结晶水矿物药煅制时一次煅透，中途不得停火，不要搅拌，以免出现夹生现象。

③ 控制适当的煅制温度和时间。

④ 煅制时防止爆溅，在容器上加盖（但不密闭），防止事故发生。

（3）明煅实例

白　　矾

【药材来源】本品为硫酸盐类矿物明矾石经加工提炼制成，主含含水硫酸铝钾 $[KAl(SO_4)_2 \cdot 12H_2O]$。

【炮制方法】明煅　取净白矾砸成小块置程控煅药炉内，控制好温度和时间，煅至膨胀松泡呈白色蜂窝状固体，停火，放凉后取出，研成细粉。

【饮片性状】枯矾呈不透明、白色、蜂窝状或海绵状固体块状物或细粉，无结晶样物质。体质松脆，手捻易碎。味酸涩。

【质量要求】白矾重金属含量不得过 20mg/kg；含水硫酸铝钾 $[KAl(SO_4)_2 \cdot 12H_2O]$ 不得少于 99.0%。

【炮制作用】白矾味酸、涩，性寒。归肺、大肠、肝经。外用解毒杀虫，燥湿止痒；内服止血止泻，祛除风痰。白矾生品解毒、清热之力强；煅制后枯矾酸寒之性降低，增强了收涩敛疮、止血化腐作用。

【炮制研究】明矾石为碱性硫酸铝钾，白矾为含水硫酸铝钾。

白矾煅制时 50℃开始失重，120℃开始出现大量吸热过程，大约 260℃脱水基本完成，300℃开始分解，但 300～600℃之间分解缓慢，至 750℃无水硫酸铝钾脱硫过程大量发生，产生硫酸钾、三氧化二铝及三氧化硫，810℃以后持续熔融，成品水溶性差，出现混浊并有沉淀，故煅制温度应控制在 180～260℃之间。白矾经过煅制后不仅失去结晶水，晶型结构也发生变化，生白矾为立方晶型，枯矾为六方晶型。

用铁锅煅制白矾，生成的枯矾紧贴锅底部分是红褐色，因为白矾是强酸弱碱的盐类，显微酸性，在煅制过程中与铁反应，产生红色的三氧化二铁，故以耐火材料的容器煅制为好。

【贮藏】置阴凉干燥处。

石　膏

【药材来源】本品为硫酸盐类矿物硬石膏族石膏，主含含水硫酸钙（$CaSO_4 \cdot 2H_2O$）。除去杂质与泥沙。

【炮制方法】明煅　取净石膏块，置程控煅药炉内，控制温度和时间，煅至红透，取出，凉后碾碎。

【饮片性状】煅石膏为白色粉末或疏松块状物，表面透出微红色的光泽，不透明。体较轻，质软，易碎，捏之成粉。气微，味淡。

【质量要求】煅石膏重金属含量不得过 10mg/kg；硫酸钙（$CaSO_4$）不得少于 92.0%〔1g 硫酸钙（$CaSO_4$）相当于含水硫酸钙（$CaSO_4 \cdot 2H_2O$）1.26g〕。

【炮制作用】石膏味甘、辛，性大寒。归肺、胃经。具有清热泻火、除烦止渴的功效。生石膏清热泻火，除烦止渴力胜。煅石膏大寒之性降低，增加了收涩之性，具有收湿、生肌、敛疮、止血的功效。

【炮制研究】生石膏为含水硫酸钙，加热至 80～90℃开始失水，至 225℃可全部脱水转化成煅石膏。电镜观察结果表明，生石膏的粉末晶体形状结构整体而紧密，而煅石膏的粉末结晶形状结构疏松而无规则。生石膏、煅石膏红外光谱图和元素含量差异明显，生石膏经加热处理后，煅石膏中 H_2O 的吸收峰消失；煅制后石膏 Ca、Mg、Zn、Na 元素的溶出有明显增加，Al、Se 元素的溶出有明显减少。

【贮藏】置阴凉干燥处。

寒　水　石

【药材来源】本品为硫酸盐类矿物红石膏或碳酸盐类矿物方解石，前者多用于北方，主含含水碳酸钙（$CaCO_3 \cdot 2H_2O$），称为北寒水石；后者多用于南方，主含碳酸钙（$CaCO_3$），称为南寒水石。

【炮制方法】明煅　取净寒水石，置程控煅药炉内，控制温度和时间，煅至红透，取出放凉，研碎或研成细粉用。

【饮片性状】煅寒水石呈大小不规则的块状，纹理破坏，光泽消失，黄白色，不透明。质地酥脆，手捻易碎。煅方解石白色或黄白色，不透明。体轻质松，易成粉。

【炮制作用】寒水石味辛、咸，性大寒。归肺、胃、肾经。具有清热泻火的功效。煅寒水石大寒之性降低，避免伤害脾阳，清热泻火作用减弱，收敛固涩作用增强。

【炮制研究】寒水石为方解石时，主要成分为碳酸钙，在加热条件下分解，释放出二氧化碳气体，生成氧化钙，因此方解石煅后主要成分为氧化钙，在临床上具有钙剂的全部活性。南寒水石经不同火候煅制后，其外观性状、煅得率、总钙量、煎液中 Ca^{2+} 溶出量和总成分煎出率等均较炮制前有改变。

【贮藏】置阴凉干燥处。

龙　齿

【药材来源】龙齿为古代哺乳动物如三趾马、犀类、鹿类、牛类、象类、羚羊类等的牙齿化石。

【炮制方法】明煅　取净龙齿，置程控煅药炉内，高温煅至红透，取出，放凉，加工成碎块。

【饮片性状】煅龙齿为不规则碎块，灰白色、白色或浅蓝灰色。无光泽，吸湿性强。质疏松。

【炮制作用】龙齿味甘、涩，性凉。归心、肝经。具有镇惊安神、除烦解热的功效。煅龙齿寒性降低，解热镇惊功效缓和，收敛固涩作用增强，并有较强的安神宁志功效。

【炮制研究】龙齿中主含硫酸钙、碳酸钙等，还含有少量的 Fe、K、Na、SO_4^{2-} 等。

煅龙齿水煎液中钙的煎出率高于生品；且人体必需的微量元素 Mn、Cu、Zn、V、Cr，煅龙齿也高于龙齿。生龙齿酸溶 P_2O_5 远大于碱溶，而煅龙齿碱溶大于酸溶。

在 $35\sim1000℃$ 的程序升温过程中，龙齿热解峰温值为 $88℃$ 和 $694℃$，热解过程的总失重量为 11.1%，说明煅制过程主要是易挥发物质的分解。

【贮藏】置阴凉干燥处。

龙　骨

【药材来源】本品为中生代、新生代哺乳类动物如三趾马、高氏羚羊和犀类、牛类、鹿类等的骨骼化石或象类门齿的化石。前者习称"龙骨"，后习称"五花龙骨"。挖出后除去泥土及杂质。

【炮制方法】明煅　取净龙骨小块，置煅炉或耐火容器中，高温煅至红透，取出，放凉，加工成碎块。

【饮片性状】煅龙骨为不规则的碎块，灰白色或灰绿色，断面有的具有蜂窝状小孔，具有吸湿性，质酥。

【炮制作用】龙骨味甘、涩，性平。归心、肝、肾经。具有镇惊安神、敛汗涩精、生肌敛疮的功效。龙骨煅制后增强固涩、生肌的功效。

【炮制研究】龙骨主要含有碳酸钙、磷酸钙及铁、钾、钠、氯等。

龙骨煅后能使部分钙盐受热转化为钙的氧化物。龙骨火煅醋淬后，其煎液中钙离子含量明显高于火煅不淬的龙骨。煅淬龙骨水煎液中 Mg、Zn、Fe、Mn、Cu 等微量元素含量也明显高于生龙骨。煅龙骨在偏光显微镜下显示原生物结构已碎裂，但其生物组织的环带结构依然保存，只是变得纹理不清晰。

【贮藏】置阴凉干燥处。

牡　蛎

【药材来源】本品为牡蛎科动物长牡蛎 *Ostrea gigas* Thunberg、大连湾牡蛎 *Ostrea talienwhanensis* Crosse 或近江牡蛎 *Ostrea rivularis* Gould 的贝壳。

【炮制方法】明煅　取净牡蛎砸成小块，置程控煅药炉内，控制温度和时间，煅至酥脆时取出，放凉，碾碎。

【饮片性状】煅牡蛎为不规则的碎块或粗粉。灰白色。质酥脆，断面层状。

【质量要求】煅牡蛎含碳酸钙（$CaCO_3$）不得少于 94.0%。

【炮制作用】牡蛎味咸，性微寒。归肝经、胆经、肾经。具有重镇安神、潜阳补阴、软坚散结的功能。生牡蛎偏于镇静安神、潜阳补阴、散结；煅后质地酥脆，便于粉碎和煎出药效，增强了收敛固涩的作用。

【炮制研究】牡蛎煅后醋淬品水煎液中钙离子含量高于煅品和生品。生品水煎液中蛋白质的含量略高于醋淬品和煅品。煅牡蛎中铁、锰、锌元素的煎出量高于生品，其中锌元素煎出量为生品的 7.6 倍。煅牡蛎中重金属砷含量低于生品，为生品的 40.7%～83.7%。

牡蛎煅后醋淬品煎剂对兔正常血压呈现降低作用，生品轻微升压，去钙的煎剂具有明显的升压作用。煅牡蛎能降低胃溃疡大鼠胃液的 pH 值，明显抑制胃蛋白酶活性，具有明显的抗实验性胃溃疡活性。

【贮藏】置干燥处，装瓦罐内，加盖。

石　决　明

【药材来源】本品为鲍科动物杂色鲍 *Haliotis diversicolor* Reeve、皱纹盘鲍 *Haliotis discus hannai* Ino、羊鲍 *Haliotis ovina* Gmelin、澳洲鲍 *Haliotis ruber*（Leach）、耳鲍 *Haliotis asinina* Linnaeus 或白鲍 *Haliotis laevigata*（Donovan）的贝壳。夏、秋二季捕捉，去肉，洗净，干燥。

【炮制方法】明煅　取净石决明碾成小块，置程控煅药炉内，控制温度和时间，煅至灰白色或青白色而易碎时，取出放凉，碾碎。

【饮片性状】煅石决明为不规则的碎块或粗粉。灰白色无光泽，质酥脆。断面呈层状。

【质量要求】煅石决明碳酸钙（$CaCO_3$）含量不得少于 95.0%。

【炮制作用】石决明味咸，性寒。归肝经。具有平肝潜阳、清肝明目的功能。生石决明偏于平肝潜阳。煅石决明降低了咸寒之性，缓和平肝潜阳的功效，增强了固涩收敛、明目的作用，且煅后质地疏松，便于粉碎，有利于有效成分煎出。

【炮制研究】煅石决明原药及水煎液中钙盐含量均高于生品，由于煅后石决明中的有机质被破坏，钙盐含量相对增加。同时煅后质地酥脆，有利于钙盐煎出。

煅石决明微量元素总体含量低于生石决明，微量元素组成比例发生改变。煅制处理对石决明外观性状、质地、成品得率、总钙、水煎出钙含量、成分煎出率及微量元素含量均有影响。综合分析，石决明煅制品质量优于生品。煅制品中明煅制品以 900℃煅制 1h 为佳。

【贮藏】置干燥处。

瓦　楞　子

【药材来源】本品为蚶科动物毛蚶 *Arca subcrenata* Lischke、泥蚶 *Arca granosa* Linnaeus 或魁蚶 *Arca inflata* Reeve 的贝壳。

【炮制方法】明煅　取净瓦楞子，置程控煅药炉内，控制温度和时间，煅至酥脆，放凉，研碎。

【饮片性状】煅瓦楞子呈粉末状。灰白色，光泽消失。质地疏松。

【炮制作用】瓦楞子味咸，性平。归肺、胃、肝经。具有消痰化瘀、软坚散结、制酸止痛的功能。生瓦楞子擅于消痰化瘀，软坚散结；煅后质地酥脆，易于粉碎和煎出药效，增强了制酸止痛作用。

【炮制研究】煅瓦楞子水煎液中重金属元素铅、锰、铁、钙、铜含量远高于生瓦楞子。煅制品原药及其水煎液中钙盐含量也都高于生品，其中煅制品水煎液中钙盐含量是生品的 4.6 倍。

煅瓦楞子有害重金属砷含量低于生瓦楞子，且煅制时间越长，砷含量降低越明显，但煅制时间过长可能会损失有效成分，影响疗效，因此煅制时间应适宜。

【贮藏】置干燥处。

蛤 壳

【药材来源】本品为帘蛤科动物文蛤 *Meretrix meretrix* Linnaeus 或青蛤 *Cyclina sinensis* Gmelin 的贝壳。

【炮制方法】明煅　取净蛤壳，置程控煅药炉内，控制温度和时间，煅至酥脆，取出，放凉，打碎。

【饮片性状】煅蛤壳为不规则碎片或粗粉。灰白色，碎片外面有时可见同心生长纹。质酥脆。断面有层纹。

【质量要求】煅蛤壳碳酸钙（$CaCO_3$）含量不得少于 95.0%。

【炮制作用】蛤壳味苦、咸，性寒。归肺、肾、胃经。具有清热化痰、软坚散结、制酸止痛的功效。生蛤壳偏于软坚散结；煅后质地酥脆，易于粉碎和煎出药效，增强化痰、制酸的作用。

【炮制研究】蛤壳经煅烧后，其主要成分钙盐的含量增加，有害重金属物质减少。X射线分析表明，蛤壳煅制后由文石型碳酸钙转化为方解石型碳酸钙。

【贮藏】置干燥处。

阳 起 石

【药材来源】本品为硅酸盐类矿石透闪石 Actinolite 或阳起石 Actinolitum 的矿石。采挖后，除去泥土、杂石。

【炮制方法】

（1）明煅　取净阳起石小块，置程控煅药炉内，控制温度和时间，煅至红透，取出，放冷，研碎。

（2）酒阳起石　取净阳起石小块，置程控煅药炉内，控制温度和时间，煅至红透，倒入黄酒中淬，如此反复煅淬至药物酥脆、酒尽为度，取出晾干，研碎。

每 100kg 阳起石用黄酒 20kg。

【饮片性状】

（1）煅阳起石　本品煅淬研细后呈青褐色粉末，无光泽。

（2）酒阳起石　本品为粉末状，灰黄色，无光泽，质地酥脆，略具酒气。

【炮制作用】阳起石味咸，性微温。归肾经。具有温肾壮阳、暖下焦、除冷痹的功能。阳起石在临床上均煅用，煅后质地酥脆，易于粉碎，便于煎出有效成分。酒阳起石可进一步使其质地酥脆，利于加工成细粉，并可加强壮阳作用。

【炮制研究】阳起石炮制品水煎液中 Zn、Mn、Cu 的含量高于生品。以阳起石中含量较高的 Ca、Mg、Zn、Fe、Cu、Al 及 Mn 元素在水煎液中的含量作为测定指标，其炮制方法的优劣顺序为：煅赤酒淬 7 次＞煅赤酒淬 3 次＞煅赤酒淬 1 次＞煅赤水淬 3 次＞生品。说明煅淬时以黄酒作液体辅料为好，煅淬次数多，淬液完全吸尽为佳。

【贮藏】置干燥处，装缸内加盖，生者宜专人管。

12.3 煅淬

将药物按明煅法煅烧至红透后，立即投入规定的液体辅料中骤然冷却的操作过程，称为煅淬。煅后趁热投入液体辅料中的操作方法，称为淬；所用的液体辅料，称为淬液。常用的淬液有醋、酒、药汁等，按临床需要而选用。煅淬法适用于质地坚硬、经过高温煅制仍不能酥脆的矿物药，及临床上因特殊需要而必须煅淬的药物。

　　某些矿物药由于质地较均一，膨胀系数相同或相似，受热时晶格间未能形成足以裂解的缝隙，冷却后仍保持原形，相互间引力发生变化小或未发生变化。若在受热后立即投入淬液中迅速冷却，则表面晶格迅速缩小，内部晶格仍处于原状态，从而产生裂隙，淬液浸入裂隙继续冷却，产生新的裂隙，反复煅淬使内外晶格不断胀缩产生差异而导致药物酥脆。

　　（1）炮制目的

　　① 使药物质地酥脆，易于粉碎，利于有效成分的煎出，如赭石、磁石。

　　② 改变药物的理化性质，减少副作用，增强疗效，如自然铜。

　　③ 清除杂质，洁净药物，如炉甘石。

　　（2）注意事项

　　① 质地坚硬的矿物药，煅淬时要反复进行，使淬液全部吸尽、药物完全酥脆为度，避免生熟不均。

　　② 所用的淬液种类和用量，应根据药物的性质和煅淬的目的要求而定。

　　（3）煅淬实例

自 然 铜

　　【药材来源】本品为硫化物类矿物黄铁矿族黄铁矿，主含二硫化铁（FeS_2）。采挖后除去杂质。

　　【炮制方法】煅自然铜　取净自然铜砸成小块，置程控煅药炉内，控制温度和时间，煅制红透立即取出，趁热投入醋液中，反复煅烧醋淬至表面成黑褐色，光泽消失并疏松。

　　每 100kg 自然铜用醋 30kg。

　　【饮片性状】煅自然铜为无定形粉末状，黑褐色或黑色，无金属光泽，质地酥脆，有醋香气。

　　【炮制作用】自然铜味辛，性平。归肝经。具有散瘀、接骨、止痛的作用。临床多煅制用。煅自然铜可增强散瘀止痛的作用。

　　【炮制研究】自然铜经火煅后，二硫化铁分解成硫化铁，经醋淬后表面部分生成醋酸铁，且能使药物质地酥松易碎，并使药物中铁离子溶出增加，易于在体内吸收。X 射线衍射曲线表明，生自然铜为黄铁矿，煅自然铜则显磁黄铁矿特征。

　　煅自然铜水煎液中镁、钙、铬、锰、铁、钴、镍、铜、锌元素的含量高于生品，铅的含量低于生品。其中铁、铜、锌是自然铜接骨续筋功效必不可少的元素，说明自然铜煅淬后，在增强药效的同时也减少其副作用。

　　煅自然铜促进骨折愈合作用显著优于生品，煅自然铜通过促进成骨细胞合成、分泌ALP，增加血磷含量，促进钙盐沉积，增加微量元素的吸收，增大骨密度，从而促进骨折愈合。

　　【贮藏】置阴凉干燥处。

赭 石

　　【药材来源】本品为氧化物类矿物刚玉族赤铁矿，主含三氧化二铁（Fe_2O_3）。采挖后，除去杂石。

　　【炮制方法】煅赭石　取净赭石小块，置程控煅药炉内，控制温度和时间，煅制红透立即取出，醋淬至药材质地酥脆，碾成粗粉。

每 100kg 赭石用醋 30kg。

【饮片性状】煅赭石为无定形粉末状或成团粉末，暗褐色或紫褐色，光泽消失，质地酥脆，略带醋气。

【炮制作用】赭石味苦，性寒。归肝、心、肺、胃经。具有平肝潜阳、重镇降逆、凉血止血的作用。生品偏于平肝、凉血；煅后质地酥脆，易于粉碎和煎出药效，降低苦寒之性，增强平肝止血作用。

【炮制研究】煅赭石中元素 Mn、Fe、Ca、Mg、Si 等成分溶出量高于生赭石，尤其是钙的溶出量大幅增加，而有害成分砷的溶出量煅赭石低于生赭石。不同炮制工艺砷的含量顺序为：生品干研＞煅干研＞煅醋淬干研＞生品水飞＞煅水飞＞煅醋淬水飞。另外，煅赭石比生品亚铁含量高，且与煅淬次数成正比，故合理增加煅淬次数可提高亚铁含量，同时能降低砷的含量。

生赭石、煅赭石均能不同程度地缩短小鼠 BT（出血时间）、CT（凝血时间），增加 PLC（血小板计数），缩短大鼠 PT（凝血原时间）、APTT（活化部分凝血活酶时间）、TT（凝血酶时间），表明赭石既能影响外源性凝血系统，又影响内源性凝血系统而发挥促凝、止血作用，且煅制后作用比较明显。

【贮藏】置阴凉干燥处。

磁　石

【药材来源】本品为氧化物类矿物尖晶石族磁铁矿，主含四氧化三铁（Fe_3O_4）。采挖后，除去杂石。

【炮制方法】煅磁石　取净磁石砸成小块，置程控煅药炉内，控制温度和时间，煅制红透立即取出，醋淬，至药材质地酥脆，碾成粗粉。

每 100kg 磁石用醋 30kg。

【饮片性状】煅磁石为不规则的碎块或颗粒，表面黑色，质硬而酥，无磁性，有醋香气。

【质量要求】煅磁石铁（Fe）不得少于 45.0%。

【炮制作用】磁石味咸，性寒。归肝、心、肾经。具有镇惊安神、平肝潜阳、聪耳明目、纳气平喘的作用。生磁石偏于平肝潜阳、镇惊安神；煅后质地酥脆，易于粉碎和煎出药效，偏于聪耳明目，补肾纳气。

【炮制研究】X 射线衍射分析结果表明，磁石在炮制过程中部分 Fe_3O_4 氧化成 Fe_2O_3。磁石煅淬后主成分铁及大部分微量元素的溶出量都有明显增加，而 As、Pb 的溶出量显著降低。

对不同炮制品的含砷量进行测定，得出含砷量由高到低的顺序为：生品干研＞煅干研＞煅醋淬干研＞生品水飞＞煅水飞＞煅醋淬水飞。其中煅后醋淬水飞含砷量最低。另有报道，磁石经煅淬后比生品亚铁含量增高，且与煅淬次数成正比，合理增加煅淬次数可提高亚铁含量，同时能降低砷的含量。

抑制醋酸诱发小鼠扭体反应、对戊巴比妥钠的协同作用，煅磁石优于生磁石；但拮抗戊四氮致小鼠惊厥作用、降低角叉菜胶引发小鼠足肿胀度及止凝血作用，生磁石优于煅磁石。

【贮藏】置阴凉干燥处。

炉　甘　石

【药材来源】本品为碳酸盐类矿物方解石族菱锌矿，主含碳酸锌（$ZnCO_3$）。采挖后，洗净，晒干，除去杂石。

【炮制方法】煅炉甘石　取净炉甘石小块，置程控煅药炉内，控制温度和时间，煅制红透，取出，立即倒入水中浸淬，搅拌，倾取上层混悬液，残渣继续煅淬 3～4 次，至不能混悬为度，合并混悬液，静置，待澄清后倾去上层清水，分取沉淀。

【饮片性状】煅炉甘石呈白色淡黄色或粉红色粉末，体轻，质松软而细腻光滑，气微，味微涩。

【质量要求】煅炉甘石氧化锌（ZnO）不得少于 56.0%。

【炮制作用】炉甘石味甘，性平。归肝、脾经。具有解毒明目退翳、收湿止痒敛疮的作用。炉甘石一般不生用；煅炉甘石质地纯洁细腻，具有解毒明目退翳、收湿止痒、敛疮的作用。

【炮制研究】X 射线衍射分析结果表明，炉甘石经炮制后物相从单斜晶系的 $Zn_5(CO_3)_2(OH)_6$ 转化成六方晶系的 ZnO，主成分 $ZnCO_3$ 分解产生 ZnO，ZnO 具有抗菌、消炎、防腐、生肌作用。

炉甘石煅制后氧化锌的含量增加，三黄汤拌品及三黄汤淬后水飞品也有增加。三黄汤拌品的小檗碱含量高于三黄汤淬后水飞品，但三黄汤淬后水飞品抑菌作用优于三黄汤拌制品。煅炉甘石和水飞后铅含量大大降低。

【贮藏】置阴凉干燥处。

12.4　闷煅

闷煅是药物在密闭、缺氧条件下烧成炭的方法，称扣锅煅法，又称密闭煅、暗煅、闷煅。适用于煅制质地疏松、炒炭易灰化或有特殊需要及某些中成药在制备过程中需要综合制炭的药物。

（1）闷煅目的

① 改变药物性能，产生或增强止血作用，如血余炭等。

② 降低药物的毒性，如干漆等。

（2）注意事项

① 药物要净选和分档。确保煅制时间和药物炭化程度相一致。

② 煅锅内药料不宜放得过多、过紧，一般为锅容量的 2/3，以免煅制不透，影响煅炭质量。

③ 待两锅封堵的盐泥半干后，再加热。煅烧过程中，由于药物受热炭化，有大量气体及浓烟从锅缝中喷出，应随时用湿泥堵封，以防空气进入，使药物灰化。

④ 判断药物是否煅透的方法，除观察米、纸和烟雾的颜色外，还可用滴水即沸的方法来判断。

⑤ 药材煅透后应放置冷却再开锅，以免药材遇空气后燃烧灰化。

（3）闷煅实例

血　余　炭

【药材来源】本品为人发制成的炭化物。

【炮制方法】闷煅　取净干燥头发，置煅药锅内，控制温度和时间，至符合要求时，取出，摊凉后刹成小块。

【饮片性状】煅血余炭呈不规则块状，乌黑光亮，呈蜂窝状，研之清脆有声。体轻，质脆。有不快的臭气，味苦。

【质量要求】血余炭酸不溶性灰分不得过 10.0％。

【炮制作用】血余炭味苦、涩，性平。归肝、胃、膀胱经。具有止血、化瘀的功效。本品不能生用，入药必须煅制成炭。血余炭具有止血作用。

【炮制研究】血余炭可显著缩短实验动物的出血、凝血时间，而人发的水和乙醇煎出液则无效；从血余炭中提得的粗结晶止血作用更强。进一步研究证实，血余炭的粗结晶具有内源系统止血功能，其止血原理与血浆中的 cAMP 含量降低有关。除去血余炭中的钙、铁离子后，其凝血时间延长，说明血余炭的止血作用可能与其所含的钙、铁离子有关。

【贮藏】置阴凉干燥处。

棕　榈

【药材来源】本品为棕榈科植物棕榈 *Trachycarpus fortunei*（Hook. f.）H. Wendl. 的干燥叶柄。采棕时割取旧叶柄下延部分和鞘片，除去纤维状的棕毛，晒干。

【炮制方法】闷煅　取净干燥棕榈段，置煅药锅内，控制温度和时间，至符合要求时，取出，摊凉。

【饮片性状】棕榈炭呈不规则块状，大小不一。表面黑褐色至黑色，有光泽，有纵直条纹；触之有黑色炭粉。内部焦黄色，纤维性。略具焦香气，味苦涩。

【炮制作用】棕榈炭味苦、涩，性平。归肺、肝、大肠经。具有收涩止血的功能。生棕榈不入药；煅后具有止血作用。

【炮制研究】棕榈经炮制后，总鞣质量有所下降；羟基苯甲酸、Ca^{2+} 的含量较生药有明显的升高，Cu、Ni、Mn、Sn 等元素均有不同程度的下降。

棕榈炭能缩短出血时间和凝血时间。新棕皮或新棕均无止血作用，而陈棕或陈棕皮则有明显的止血作用，尤其是取自多年的破旧陈棕作用更为明显。

【贮藏】置阴凉干燥处。

干　漆

【药材来源】本品为漆树科植物漆树 *Toxicodendron vernicifluum*（Stokes）F. A. Barkl. 的树脂经加工后的干燥品。一般收集盛漆器具底留下的漆渣，干燥。

【炮制方法】闷煅　取净干漆块，置煅药锅内，控制温度和时间，至符合要求时，取出，摊凉后，剁成小块或碾碎。

【饮片性状】煅干漆呈黑色或棕褐色，为大小不一的块状或粒状，有光泽。质酥脆，断面多孔隙，气味淡，嚼之有砂粒感。

【炮制作用】干漆味辛，性温；有毒。归肝、脾经。具有破瘀血、消积、杀虫的功能。生干漆辛温有毒，伤营血，损脾胃，不宜生用；煅后其毒性和刺激性降低，具有破瘀血、消积、杀虫的作用。

【炮制研究】本品含漆酚 50％～60％，最高达 80％，可导致过敏性皮炎。近年发现生漆中尚含一种漆敏内酯，可使人产生过敏性皮炎。漆酚与漆敏内酯为干漆中具有刺激性和毒性的物质。

干漆误服后会出现强烈刺激症状，如空腔炎、溃疡、呕吐、腹泻；严重者可发生中毒性肾病。经炒炭或煅炭后，可使漆酚与漆敏内酯升华、散失、含量下降，缓和其毒性和刺激性。动物实验表明，干漆能缩短出血和凝血时间。

【贮藏】密闭保存，防火。

重点小结

重点	难点
1.煅法的分类及异同点。 2.煅法的操作方法及注意事项。 3.煅法的炮制作用。	1.煅法的操作要点。 2.煅法的注意事项。

 复习题

1.简述煅法的分类及其适用范围。

2.简述明煅法的含义、目的、操作方法以及注意事项。

3.简述枯矾煅制方法、注意事项及炮制作用。

4.简述煅淬法的含义、目的、操作方法以及注意事项。

5.简述煅自然铜的炮制方法以及炮制作用。

6.简述煅炉甘石的炮制方法及炮制作用。

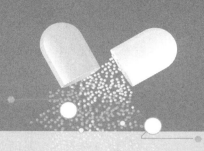

第13章
蒸煮燀制

学习目标：

1.掌握蒸、煮、燀的定义、操作方法、注意事项，何首乌、地黄、黄芩、川乌的操作步骤、炮制作用。

2.熟悉蒸、煮、燀的炮制设备，常用蒸、煮、燀法炮制的中药。

3.了解蒸、煮、燀法炮制中药的临床应用。

蒸、煮、燀炮制既是中药的炮制方法，又是复制、提净、炖等炮制方法的重要步骤。这些方法在炮制过程中既要用水，又要加热，所用设备基本相同，故一并介绍。

13.1 蒸煮燀的炮制方法与设备

13.1.1 炮制方法

蒸法是药物置于蒸具内，于沸水锅上或蒸药箱（罐）直接通蒸汽进行蒸制。

煮法是把药物直接置于清水或辅料中进行加热煮至符合规定要求。在常压下，此时药物、蒸汽和水的温度为100℃。加压蒸煮要注意控制压力和时间。

燀法是将药物放入沸水中，短暂时间内煮至种皮与种仁分离的一类操作。即取净药物，投入多量的沸水中，沸烫至种皮由皱缩至舒展、或种皮松软能搓去时，捞出，放冷水中稍浸，除去种皮，及时干燥。燀法要注意用水量和煮沸时间。出料后摊开晾凉或及时去皮。

13.1.2 炮制设备

（1）蒸药箱　图13-1是一种外部蒸汽和内部蒸汽两用蒸药箱的结构示意图。药物由料筐和小车装载，料筐壁面开有小孔，便于通气，易于蒸透。箱体为侧开门结构，外部的大车用于装载小车和料筐，便于物料进出。在箱体底部有一蒸汽管、水槽及加热管。采用外部蒸汽蒸制药物，蒸汽直接通过蒸汽管注入蒸药箱进行蒸制，此法只能用于清蒸。采用内部蒸汽蒸制药物，由加热元件加热箱体底部水槽内液态水产生的蒸汽进行蒸制，此法可用于清蒸或加辅料蒸制。箱体顶部的出气孔用于排出空气和多余的蒸汽。

① 主要用途。用于中药或其他农产品的蒸（煮）加工。

② 特点。采用蒸汽直接加热由料筐装载的物料，热效率高、易于蒸透。电热或电汽两用蒸药箱配套水位、温度自动控制系统；蒸汽或电汽两用蒸药箱配套减压阀、安全阀、压

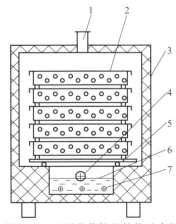

图 13-1　两用蒸药箱的结构示意图

1—出气孔；2—料筐；3—外壳；

4—蒸汽管；5—小车；

6—水槽；7—加热管

力表、温度表，便于控制，避免发生意外。大小车装载物料，从箱体的正面进出，小车不落地，便于操作，符合 GMP 要求。

③ 操作方法。

a.接通电源，打开进水阀，设定蒸制时间、恒温温度（100℃），关闭排污阀和球阀，拨动开机按钮，开始蒸制。

b.待蒸至规定时间，蒸透或至规定程度时关机，关闭进水阀。除木瓜外，其他品种还需闷至规定的时间。

c.冷却后，将蒸制好的中间产品取出。

④ 使用注意与保养。

a.本机的箱体不得承受压力。不能直接用水来浸润药材。

b.蒸药或煮药结束后，均应先把箱体内的热水通过排污阀排掉，等待一定时间后再缓慢打开机门，防止箱体内高温的蒸汽喷出伤害操作人员。

c.严禁电加热管不浸水加热。在一个蒸药过程中，如需从蒸汽方式转换为电加热方式，应开启排污阀门或打开箱体的机门一定时间，以减少密闭箱体内的蒸汽量或降低蒸汽的温度，这样可以避免高温蒸汽遇冷水后冷凝使箱体产生负压的情况。

d.设备外壳必须可靠接地，避免发生意外事故。严格遵守维护和保养制度，机器每年应做一次保养。认真执行安全操作规程、加强安全教育，做好生产安全工作，防止意外发生。

（2）蒸煮锅　图 13-2 是一种蒸煮两用蒸煮锅的结构示意图。药物直接装载于锅体内，蒸煮完毕锅翻转 90°排出药物。蒸制时，开启底部蒸汽阀，蒸汽进入锅体进行蒸制，此法只能用于清蒸。煮制时，将一定量的水注入锅体内，开启底部蒸汽阀或夹套蒸汽阀，或者同时开启底部蒸汽阀和夹套蒸汽阀，以便加温快速、温度均匀。由蒸汽加热水和药物进行煮制，此法可用于清水或加辅料煮制。锅体顶部的出气孔用于排出空气和多余的蒸汽。

① 主要用途。用于中药或其他农产品的蒸、煮加工。

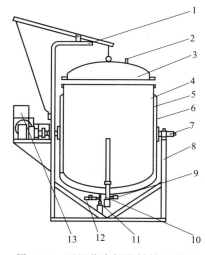

图 13-2　两用蒸煮锅的结构示意图
1—揭盖机构；2—放气阀；3—锅盖；4—内胆；5—夹层外腔；6—外壳；7—夹层进气阀门；8—支架；9—中心进气阀门；10—放药液阀门；11—疏水阀；12—清洗口；13—电控箱

② 特点。具有保温结构和锅体翻转防滑装置，能耗低、操作安全，夹套与蒸汽直接加热兼备。蒸煮锅以一定压力的蒸汽为热源（也可选用电加热），蒸煮锅具有受热面积大、热效率高、加热均匀、液料沸腾时间短、加热温度容易控制等特点。蒸煮锅内层锅体（内锅）采用耐酸耐热的奥氏型不锈钢制造，配有压力表和安全阀，外形美观、安装容易、操作方便、安全可靠。

③ 蒸汽蒸煮锅使用注意事项。

a.使用蒸汽压力，不得长时间超过定额工作压力。

b.进汽时应缓慢开启进汽阀，直到需用压力为止，冷凝水出口处的截止阀如装有疏水器，应始终将阀门打开；如无疏水器，则先将阀门打开直到有蒸汽溢出时再将阀门关小，开启程度保持在有少量水汽溢出为止。

c.对安全阀，可根据用户自己使用蒸汽的压力，自行调整。

d.蒸汽锅在使用过程中，应经常注意蒸汽压力的变化，用进汽阀适时调整。

e.停止进汽后，应将锅底的直嘴旋塞开启，放完余水。

f.可倾式和搅拌式蒸煮锅，每次使用前，应在各转动部位加油；搅拌式蒸煮锅锅体面上的部件建议采用熟菜油；其他各处均采用30♯、40♯机械油。

（3）回转式蒸药机

① 基本结构及工作原理。回转式蒸药机主要由支架、罐体及动力传动机构等部分组成。该机是一种回转式的真空压力容器，中间用心轴穿过，心轴为一中空管，其间可以穿过蒸汽管、液体辅料管等，同时罐体可以绕心轴旋转，利用旋转的动态原理，使物料在罐内受热时不断翻动，达到蒸制药物和烘干药物的目的。

② 操作方法。a.拌料、蒸制：取定量的药物，用加料机（有条件的单位从楼层或操作台加料更好）加入罐中；液体辅料（黄酒等）通过计量后，打开阀门由液体进口流入罐内。然后启动电机，使罐体旋转（转速为2～15r/min），药材、辅料在罐内做相对运动。10min后，药物、辅料即可充分混合，罐停止转动，静置，闷润至辅料液被吸尽，开启夹层套的蒸汽进口，保持温度，并每隔0.5h使罐体旋转一次（每次约5min）。4～6h后，即可达到药物蒸制的要求。

b.干燥、出料：蒸好后的炮制品不必出罐，继续使罐体旋转（开始慢速，根据炮制品干燥的程度逐步加快），同时开启夹层蒸汽进口和真空进口，维持绝对压力16kPa。经5～8h，即可达到炮制品干燥的目的。出料时，开启罐门，物料放入车内（或容器内），转入下道工序。若有出料困难，可开启压缩空气进口，向罐内略施压力（控制在表压5kPa），物料即可放出。

③ 特点。a.功能齐全，一机多用。由于罐体采用了回转式结构原理，物料在罐内处于动态状况下受热，不至于出现"夹生"或"太过"现象。另外在加热方式上，采用了直通蒸汽和夹层蒸汽两种加热方式，可供生产上灵活选用。

b.进料、出料方便，减轻了劳动强度。罐门均采用快开形式，进料用加料机或从楼层投料；出料用料车、移动式容器或其他输送机构等接转，均比较方便。

c.本设备采用变速传动机构。变速范围2～15r/min，可根据不同品种或功能（如拌料、蒸药、干燥、洗罐）上的需要进行选择。

d.适用范围：适用于何首乌、地黄、黄精等药物的蒸制。

（4）中药蒸煮设备 蒸煮（余水）流水线是一款自动化设备。整套设备含物料自动翻转装置、自动温控装置、溢流装置、加热装置、清洗装置、热水贮存装置等；经过蒸煮（余水）可清除物料异味，收紧物料内部组织结构，使物料的香味不易流失。该设备采用变频传动，输送速度稳定，实现了自动连续生产的目的，且可随时调控，加之输送网采用高强度优质不锈钢，结构牢固，承载物料重，极大地提高了生产效率。该设备造型美观、结构合理、操作方便。

（5）卧式热压灭菌柜

① 基本结构。卧式热压灭菌柜为全部用合金钢制成的带有夹套的设备，主要由活动格车、搬运车、蒸汽控制阀、蒸汽旋塞、排气口和夹套回气装置等组成。柜顶部装有压力计两只，一只指示夹层蒸汽的压力，另一只指示柜室的压力。两压力计的中间为蒸汽控制阀。柜底部装有排气口，在排气口上装有温度计及夹套回气装置。

② 操作方法。

a.装料：使用前，将柜室内用刷子刷净。先开启蒸汽旋塞，使蒸汽通入夹套中加热约10min，夹层压力逐渐上升至蒸制时所需压力。在开蒸汽旋塞的同时，将待蒸制的药物置铁丝篮中或不锈钢容器内，排列于格车架上，借搬运车推入柜室，关闭柜门，并将门闩紧。

b.蒸制：待夹层加热完成后，将蒸汽控制阀上的刻度线转至对准"消毒"两字的线上。此后应留意温度计，当温度上升到所需温度时，此时刻线定为蒸药开始的时间，柜室压力计应固定在相应的压力。

c.出料：在到达蒸制时间后，先关闭蒸汽，将蒸汽控制阀的刻线转至对准"排气"线上。此后开始排气，使柜室压力计上的压力降至"0"点。再将蒸汽控制阀的刻线对准至"关闭"线上，柜门即可开启，将蒸制药物取出。

d.干燥：如需干燥，则在排气完毕后，将蒸汽控制阀对准至"干燥"线上，使柜室压力下降至真空范围内，10～15min后，将蒸汽控制阀转至"关闭"线上，开启柜门，即可将干燥的药物取出。

③ 特点。

a.由于采用饱和蒸汽，热效率高，穿透力强，缩短了闷润时间和蒸制时间，避免出现"夹生"情况。

b.进料、出料方便，减轻了劳动强度。由于药物置于容器中或网篮上，并有搬动车，出料、进料均比较方便。

c.容量大，适用于大批量生产。

④ 适用范围。适用于液体辅料和药汁蒸制药物的加压工艺生产。

（6）动态循环浸泡蒸煮设备

① 基本结构。动态循环浸泡蒸煮设备主要由蒸煮浸泡罐、计量罐、循环泵、电动葫芦、吊笼和蒸汽部分等组成。

a.蒸煮浸泡罐：采用 K3000 型 500L 搪玻璃罐，用于毒性中药材的浸泡和蒸煮。

b.计量罐：采用 K200 型 500L 搪玻璃罐，主要用于贮备炮制辅料液。

c.不锈钢泵：采用 40FGB-40 型不锈钢泵，主要用于毒性中药材的动态循环浸泡和蒸煮，以及向计量罐输送辅料炮制液。

d.电动葫芦：采用 SG05 型的电动葫芦，主要用于将吊笼放入浸泡蒸煮罐中或从浸泡罐中提起浸泡和蒸煮的药物。

e.蒸汽部分：使用饱和蒸汽。

② 操作方法。毒性中药动态循环浸泡和蒸煮的炮制工艺，其操作过程分 3 个步骤进行，这 3 个步骤是相互联系的。

a.辅料液的制备：首先将欲炮制的毒性中药辅料（如炮制川乌、草乌和附子等用的辅料甘草和黑豆等）按每批炮制品的需要量进行称量，放入吊笼中，在动态循环浸泡蒸煮罐中加入 10 倍于辅料总量的水。启动电动葫芦，将吊笼慢慢放入浸泡蒸煮罐中。开动蒸汽阀，缓缓加热，使罐内的压力不超过 180kPa，至沸。以后保持微沸，这时罐内压力保持在 20～50kPa。经 2～5h 的蒸煮后，使辅料的物质充分浸出，取样检查，口尝辅料几乎无味时，即关闭蒸汽阀，开动不锈钢循环泵，使辅料炮制液打入计量罐中备用。提起吊笼放掉炮制辅料残渣。

b.炮制品的浸泡：称量毒性中药 100～150kg（根据药物的体积、质地来确定，以吊笼容积的 60% 为宜），放入吊笼中，启动电动葫芦，使吊笼放入浸泡蒸煮罐中。随即开动不锈钢循环泵，进行动态循环浸泡 3～4h。动态循环浸泡时，由于摩擦产生热量，浸泡水的温度不断升高。当罐内温度达到 35℃时，立即停泵，并把浸泡液放掉。接着加同样的水量，继续进行动态循环浸泡，操作同前，如此反复，直到药物内浸泡至无干心，口尝时微有麻辣感为度，放掉最后的浸泡液。动态循环浸泡时间的长短是由毒性中药的品种、质地、部位和块大小等确定的，一般为 24～72h。

c.蒸煮炮制：毒性中药浸泡去毒后，将制备的辅料液由计量罐倒入放置浸泡品的蒸煮罐中。然后启动蒸汽阀，缓缓加热，至沸后，关小蒸汽阀，保持微沸（罐内压力同前）。当炮制品达到质量标准后，即停止加热，并放掉辅料炮制液。用电动葫芦提起吊笼，放出炮制品。凉透后进行加工切制。晒干或烘干，即得成品。

③ 特点。

a.缩短饮片生产周期，提高生产效率。水处理是毒性药物去毒的常用方法之一。传统的浸泡方法去毒泡浸时间长，劳动强度大，生产效率低。应用本工艺则可提高生产效率3～5倍。

b.减少有效成分的流失，提高饮片质量。传统的毒性药物水处理去毒方法，由于长时间浸泡造成有效成分的流失。同时，毒性药物一般多含蛋白质、淀粉、脂肪等营养物质，在水中浸泡过久，则有利于微生物生长繁殖，以致发生腐烂、霉变、染菌及生虫现象。特别是在夏季长时间浸泡，由于气温及水温较高，使药物出现发臭、发黏、变味、变色等变质现象，甚至完全失去药用价值。用动态循环法浸泡毒性药物，由于浸泡的时间短，减少了有效成分的流失，也避免发生霉变现象，从而提高饮片质量和疗效。

c.降低中药材炮制损耗，提高饮片生产成品率。中药材在饮片生产加工过程中，由于药材在加工中的损失，使用动态循环浸泡毒性药材，将中药材置于吊笼中，从而可避免中药材损耗。

④ 适用范围。主要适用于川乌、草乌等毒性中药的煮制加工，也可用于半夏、白附子、天南星等药材的复制法炮制。

（7）多功能提取罐

① 基本结构。多功能提取罐为中药水提、醇提、油提、回收残渣中溶剂的设备。主要由罐体、气压门和搅拌杆等组成。

a.罐体：为夹层钢体，用于药物的浸泡、煎煮。罐体上设有进料口、出料口、进水口、排气口、观察口等。

b.出料口、气压门：气压门位于罐底部，用于控制气压和控制门的开与关。门上有排液管。

c.搅拌杆：位于罐体内，利用气压可使杆上下移动，达到搅拌药物的目的。

② 操作方法。

a.煮、炖法：取适量净药物装入罐内，按各药物炮制项下的规定，加入水或液体辅料（清蒸除外），需拌润时，利用强制循环系统对辅料进行循环。蒸、煮时，关闭罐体上的排空阀，通过调节回流循环中气-液分离器上的排空阀，控制罐内压力及残余气体的排放。利用冷凝、回流装置控制辅料的挥散。炖时，关闭所有排空阀，用夹套进行加热。炮制过程中，可直接向罐内通入蒸汽，以提高药材和辅料的升温速度；需搅拌时，可利用强制循环系统进行循环；需闷时，可关闭所有排空阀进行闷制。炮制达到规定程度后，出料。出料前，可根据需要，通过蒸馏，对炮制品进行初步干燥。如残留余液过多，可通过强制循环，增大受热面积，以利蒸馏。

b.焯法：将药物焯制需要的水量加入罐中，加热至沸，然后迅速加入药物并加热保持微沸。需搅拌时，利用强制循环系统进行循环。达规定程序后，放掉热水，然后按要求或关闭所有排空阀进行闷制，或加入冷水进行冷浸。炮制至规定程度后取出炮制品。

③ 特点。

a.开创了多功能提取罐的新用途，为蒸、煮、炖、焯法的生产提供了设备，提高了此类炮制品生产的机械化程度。

b. 减少炮制过程中辅料的损失，更好地满足药材均匀吸收辅料、润透，以及闷、搅拌、冷浸、隔水加热、迅速升温和迅速离水等工艺要求，避免炮制品质量的"太过"或"不及"。

c. 提高生产能力，降低劳动强度，改善生产环境，提高生产效率。

d. 多功能提取罐并联热水器后，在焯制过程中，可通过放掉先与药材接触而降温的水，来更好地控制温度和时间，保证炮制品质量。

④ 适用范围。适用于中药的蒸、煮、炖和焯制。

（8）蒸汽夹层锅

① 基本结构。该夹层锅为制药工业常用的提取和浓缩设备。由夹层锅和支架等组成。夹层锅为半球形双层钢制锅体，外壁上安装有压力表、温度计、进出蒸汽口和排水阀。内壁上标有容量刻度。

② 操作方法。

a. 蒸法：取净药材与适量黄酒（或其他液体辅料）置不锈钢缸内，拌匀、密闭。每20min 翻一次，待酒液吸尽后，放入夹层锅内由三脚架支起的不锈钢带孔的圆盘上，盖好锅盖。从底部放入适量的清水，打开进汽阀门，并使锅内保持 0.05MPa 的压力。30min 后开锅，观察药材内部的变化情况，若未蒸透，继续加热至成品质量要求。然后关闭进汽阀门，打开出口将水排尽，稍凉后取出炮制品，切厚片，干燥。

b. 煮法：将净药材投放锅内，加入水或其他液体辅料。打开进汽阀门，煮沸，控制锅内气压，待煮至要求程度时，出锅，烘干或晒干。

c. 炖法：将净药材与适量液体辅料混匀，稍闷，倒入干燥的锅内，盖好锅盖，开启进汽阀门，缓缓加热，使锅内保持微沸，上口有少量热气逸出。至液体辅料被吸尽，炮制品外皮不粘手，取出。晾晒至稍干时，切厚片，干燥。

d. 焯法：将锅内加入多量清水，开大进汽阀，待水沸腾后，取体积相当于水量 1/4 的药材，装入宽大的纱布口袋内，投入锅中。将焯至皱缩的种皮舒展，手捻易脱落时，提出口袋，将炮制品倒入凉水盆中。

③ 设备特点。该设备具有操作简单、易于控制温度和保证炮制品质量、工作效率高、经济实用、清洁卫生等特点。

④ 适用范围。广泛应用于中药材的蒸、煮、炖和焯制。也可用于复制和提净法。

13.2 蒸法

蒸法是将净选或切制后的药物加入液体辅料（或不加辅料）装入蒸制容器内隔水加热至一定程度的方法。其中不加辅料蒸者为清蒸，加辅料蒸者为加辅料蒸。直接利用流通蒸汽蒸者称为"直接蒸法"；药物在密闭条件下隔水蒸者称"间接蒸法"，加辅料在密闭条件下隔水蒸制，又称为"炖法"。

（1）操作方法 蒸法根据药物的性质和要求的不同，分为清蒸、加辅料蒸和炖 3 种炮制方法。

① 清蒸法。取净药材，大小分档，置适宜的蒸制容器内，用蒸汽加热蒸至规定程度，放凉，取出，晾至六成干，切片或段，干燥。

② 加辅料蒸法。取净药材，大小分档，加入液体辅料拌匀，润透后，置适宜的蒸制容器内，用蒸汽加热蒸至规定程度，取出，稍晾，拌回蒸液（剩余的液体辅料），再晾至六成干，切片或段，干燥。

③ 炖法。取净药材，大小分档，加入液体辅料拌匀，润透后，置适宜的蒸制容器内，密闭，隔水或用蒸汽加热炖透，或炖至辅料完全被吸收尽，放凉，取出，晾至六成干，切片

或段，干燥。

蒸制的操作工序，一般要求先将净药材分档，加辅料蒸或炖法还要加入辅料与药物拌匀，再隔水或用蒸汽蒸制。质地坚硬的药物，在蒸制前，可先用水浸润1～2h，以改善蒸制效果。蒸制时间一般视药物性质而定。短者1～2h，长者数十小时，有的要求反复蒸制，如九蒸九晒法。

（2）炮制目的

① 改变药物性能，扩大用药范围，如何首乌、地黄等。

② 增强药效，如肉苁蓉、山茱萸等。

③ 缓和药性，如大黄、女贞子等。

④ 减少副作用，如大黄、黄精等。

⑤ 保存药效，利于贮存，如黄芩、桑螵蛸。

⑥ 便于软化切制，如木瓜、天麻等。

（3）注意事项

① 须用液体辅料拌蒸的药物应待辅料被药物吸尽后再蒸制。

② 蒸制时一般先用武火加热，待"圆汽"（即水蒸气充满整个蒸制容器并从锅盖周围大量溢出）后改为文火，保持锅内有足够的蒸汽即可。但在非密闭容器中酒蒸时，从开始到结束要一直用文火蒸制，防止酒很快挥发，达不到酒蒸的目的。

③ 蒸制时要注意火候，若时间太短则达不到蒸制目的；若蒸的太久，则影响药效，有的药物可能"上水"，致使水分过大，难以干燥。

④ 需长时间蒸制的药物，应不断添加开水，以免蒸汽中断，特别注意不要将水蒸煮干，影响药物质量。需日夜连续蒸制者应有专人值班，以保安全。

⑤ 加辅料蒸制完毕后，若容器内有剩余的液体辅料（蒸液），应拌入药物后再进行干燥。

（4）蒸法实例

熟 地 黄

【药材来源】本品为玄参科植物地黄 *Rehmannia glutinosa* Libosch. 的新鲜或干燥块根。

【炮制方法】熟地黄 取净地黄，置蒸药箱内，控制温度和时间，或反复蒸制，蒸至符合要求，闷一夜，出锅。晾晒至八成干。启动切药机，将晾晒后的熟地黄切成规格为3mm的厚片。将切制好的饮片置烘箱内摊平，温度80℃，干燥。

【饮片性状】熟地黄为不规则的块片、碎块，大小、厚薄不一。表面乌黑色，有光泽，黏性大。质柔软而韧性，不易折断，断面乌黑色，有光泽。气微，味甜。

【质量要求】熟地黄 水分不得过15.0%，总灰分不得过8.0%，酸不溶性灰分不得过3.0%；水溶性浸出物不得少于65.0%；按干燥品计算，含毛蕊花糖苷不得少于0.020%。

【炮制作用】熟地黄味甘，性微温。归肝、肾经。具有滋阴补血、益精填髓的功能。生品性味甘，寒。归心、肝、肾经。具有清热凉血、养阴生津的功能。用于热入营血、温毒发斑、吐血衄血、热病伤阴、舌绛烦渴、津伤便秘、阴虚发热、骨蒸劳热、内热消渴。蒸制成熟地黄后，药性由寒转温，味由苦转甜，功能由清转补。清蒸熟地黄质厚味浓、滋腻碍脾，加酒蒸制后性转温，主补阴血，且可借酒力行散，起到行药势、通血脉的作用，使之补而不腻。

【炮制研究】熟地黄主要含有环烯醚萜苷类、糖类、紫罗兰酮类、地黄脑苷类及氨基酸类等。

生地黄经加热蒸制后一部分多糖和低聚糖水解成还原糖，随着蒸制时间的增加，还原糖含量也增加。生地黄制熟后水苏糖、半乳糖有所减少，而葡萄糖、果糖含量明显增加。清蒸22h和反复蒸晒7次或酒炖48h含量最高，随后含量有所降低。在炮制过程中，苷类成分亦有不同程度的分解，以单糖苷分解最多，其次为双糖苷，而三糖苷几乎不分解。

生地黄富含梓醇、水苏糖等有效成分，性寒，在熟地黄炮制过程中梓醇、水苏糖等成分可能降解，同时糖衍生物5-羟甲基糠醛（5-HMF）大量产生，使熟地黄向温性转变。

熟地黄的质量问题多出在炮制环节。而在酒炖法中黄酒的质量最为关键，且地黄的个头大小不一，就需要在清洗过后将大小条分开，分别控制蒸制时间，利于药材蒸透。

【贮藏】置阴凉干燥处，防霉，防蛀。

醋 南 五 味 子

【药材来源】本品为木兰科植物华中五味子 Schisandra sphenanthera Rehd. et Wils. 的干燥成熟果实。

【炮制方法】醋南五味子　将净南五味子置于塑料箱内，加醋拌匀，闷润，置蒸药箱内，控制温度和时间，加热蒸透，闷一夜。将醋五味子取出，干燥，控制温度为50℃。

【饮片性状】醋南五味子　本品呈球形或扁球形，直径4～6mm。表面棕黑色，油润，稍有光泽。微有醋香气。

【质量要求】醋南五味子　杂质不得过1.0%，水分不得过12.0%，总灰分不得过6.0%；按干燥品计算，含五味子酯甲不得少于0.20%。

【炮制作用】南五味子味酸、甘，性温，归肺、心、肾经。具有收敛固涩、益气生津、补肾宁心的功效。生品用于久嗽虚喘、梦遗滑精、遗尿尿频、久泻不止、自汗盗汗、津伤口渴、内热消渴、心悸失眠。醋制后酸涩收敛之性增强，涩精止泻作用更强。用于遗精、泄泻。

【炮制研究】醋南五味子主要含有五味子甲素、五味子酯甲等。

南五味子不同炮制品中五味子酯甲、五味子甲素和五味子乙素含量与生品相比，五味子各炮制品中3种木脂素及总木脂素的含量均有所增加，只是各成分含量增加程度不同。酒炙、醋炙增加幅度较蜜炙明显，其中炮制品五味子醇甲升高的比较明显，而五味子甲素升高的幅度不是很大，五味子乙素的升幅居中。

以南五味子指纹图谱共有色谱峰峰面积的综合评分为指标，采用3因素3水平的Box-Behnken响应面实验设计，考察加醋量、闷润时间、蒸制时间等不同因素对醋蒸南五味子炮制工艺的影响，得出南五味子醋制最佳炮制条件为每100g药材加醋量为28.10g，闷润时间1.95h，蒸制时间3.90h。

【贮藏】密闭，置通风干燥处。

酒 萸 肉

【药材来源】本品为山茱萸科植物山茱萸 Cornus officinalis Sieb. et Zucc. 的干燥成熟果肉。

【炮制方法】酒萸肉　取净山萸肉，置适宜的容器内，加入黄酒均匀拌好，闷润至吸尽，放入蒸药箱内隔水加热炖制，控制温度和时间，蒸至山萸肉呈黑色时取出。将萸肉摊放在干燥箱内干燥，温度70℃。

【饮片性状】酒萸肉　本品呈不规则的片状或囊状，长1～1.5cm，宽0.5～1cm。表面紫黑色或黑色，质滋润柔软，微有酒香气。

【质量要求】酒萸肉　水分不得过 16.0%，总灰分不得过 6.0%；水溶性浸出物不得少于 50.0%；以干燥品计，含莫诺苷和马钱苷的总量不得少于 0.70%。

【炮制作用】山茱萸味酸、涩，性微温，归肝、肾经。具有补益肝肾、涩精固脱的功效。生品敛阴止汗力强，多用于自汗、盗汗、遗精、遗尿。酒蒸后借酒力温通，助药势，并降低其酸性，滋补作用强于清蒸品。

【炮制研究】酒茱萸主要含有挥发性成分、糖苷类、鞣质、有机酸等。

山茱萸总苷为山茱萸水溶液提取物主要成分，山茱萸炮制前后总苷含量比较，酒制品较生品总苷的含量有所下降。且酒制品与生品相比，马钱苷与莫诺苷含量都有所下降。有研究显示，山茱萸各炮制品中熊果酸含量各不同，依次为酒制品＞生品＞醋制品＞盐制品＞蒸制品。综上所述，皆认为酒蒸为合理的选择，故都沿用酒蒸山茱萸为临床用药。

以山茱萸中马钱苷、莫诺苷、熊果酸、齐墩果酸的质量分数为评价指标，采用正交设计法考察加酒量、闷润时间、蒸制时间和蒸制温度对炮制工艺的影响，确定最佳山茱萸加压酒制工艺。结果最佳炮制工艺参数：加酒量为药材量的 25%，闷制时间为 30min，蒸制时间为 60min，蒸制温度为 115℃。山茱萸炮制品外观色泽为紫黑色有光泽，炮制品的质量稳定。

【贮藏】密闭，置通风干燥处。

制　首　乌

【药材来源】本品为蓼科植物何首乌 *Polygonum multiflorum* Thunb. 的干燥块根。

【炮制方法】

（1）黑豆汁制备　取黑豆 10kg，加水适量，煮约 4h，熬汁约 15kg，豆渣再加水煮约 3h，熬汁约 10kg，合并得黑豆汁 25kg。

（2）蒸制　取何首乌饮片，用黑豆汁将何首乌块拌匀，润透。将润透的何首乌置于蒸药箱中，开启蒸药箱，控制温度和时间，炖至汁液吸尽，药物呈棕褐色后，或用清蒸法，或黑豆汁拌匀后蒸，须反复蒸制，至内外均呈棕褐色，取出。

（3）干燥　将蒸制后的何首乌置烘干箱内摊平，控制温度，干燥；或晒至半干，切片，干燥。

【饮片性状】制首乌　呈不规则皱缩状的块片，厚约 1cm。表面黑褐色或棕褐色，凹凸不平。质坚硬，断面角质样，棕褐色或黑色。气微，味微甘而苦涩。

【质量要求】制首乌　水分不得过 12.0%，总灰分不得过 9.0%；乙醇浸出物不得少于 5.0%；按干燥品计算，含 2，3，5，4′-四羟基二苯乙烯-2-O-β-D 葡萄糖苷不得少于 0.70%，含游离蒽醌以大黄素和大黄素甲醚的总量计不得少于 0.10%。

【炮制作用】何首乌味苦、甘、涩，性温。归肝、心、肾经。具有解毒、消痈、截疟、润肠通便的功能。生品用于疮痈瘰疬、风疹瘙痒、久疟体虚、肠燥便秘。经黑豆汁拌蒸后，其味转甘厚而性转温，增强了补肝肾、益精血、乌须发、强筋骨的作用，并消除生首乌滑肠致泻的副作用，使慢性病患者长期服用而不致腹泻。用于血虚萎黄、眩晕耳鸣、须发早白、腰膝酸软、肢体麻木、崩漏带下、久疟体虚。

【炮制研究】制首乌主要含有蒽醌类化合物、芪类化合物等。

研究表明，何首乌炮制后结合蒽醌含量明显降低是制首乌毒性减小的主要原因。何首乌炮制前后的醇提液对小鼠均有一定的毒性，但生首乌醇提液急性毒性大于制首乌醇提液。

研究显示，何首乌经短暂的微波加热后，炮制品呈多孔状，二苯乙烯苷的含量比传统方法所得的炮制品及生品都要高，而且失水率达到 50% 左右。以二苯乙烯苷含量为指标优化微波干燥和炮制新鲜何首乌的最佳工艺条件为火力 60％，加热时间 3min，药材堆积厚度 3cm。在研究不同炮制方法（常压下清蒸、黄酒制、黑豆汁制和高压下清蒸、黄酒制、黑豆汁制）对何首乌有效成分的影响时，选择二苯乙烯苷、结合型和游离型蒽醌、多糖、卵磷脂为主要评价指标。结果表明，黑豆汁制的效果最好，从大气压力和高压力比较来看，高压炮制效果较好，而且最好炮制时间为 4h。

与《中国药典》2010 年版方法制首乌与生首乌毒性作用进行比较，何首乌经过炮制后，每日最大安全用量从 1.08g/kg 提高到 8.64g/kg，证明何首乌通过炮制可以达到减毒的目的，为何首乌的炮制减毒提供科学数据支持。传统中药化学成分和药理活性复杂，药剂量、炮制方式、提取方法等均会对其产生影响。通过化学分析，炮制后的何首乌二苯乙烯苷的量均较生品降低，故推断何首乌毒性与二苯乙烯苷相关。同时前期已有研究推测二苯乙烯苷和大黄素可能为何首乌毒性产生的原因。

【贮藏】置阴凉干燥处，防霉，防蛀。

酒　黄　精

【药材来源】本品为百合科植物滇黄精 *Polygonatum kingianum* Coll. et Hemsl.、黄精 *Polygonatum sibiricum* Red. 或多花黄精 *Polygonatum cyrtonema* Hua 的干燥根茎。

【炮制方法】酒黄精　取净黄精药材，加适量黄酒拌匀，摊置于蒸药箱中，控制温度和时间蒸透，或密闭隔水炖至酒被吸尽，色泽黑润，口尝无麻味取出。将酒蒸后的黄精切厚片，置烘箱内摊平，控制温度和时间，干燥。

【饮片性状】酒黄精　呈不规则厚片。表面棕褐色至黑色，有光泽，中心棕色至浅褐色，可见筋脉小点。质较柔软。味甜，微有酒香气。

【质量要求】酒黄精　水分不得过 15.0％，总灰分不得过 4.0％；醇浸出物不得少于 45.0％；按干燥品计算，含黄精多糖以无水葡萄糖计，不得少于 4.0％。

【炮制作用】黄精味甘，性平，归脾、肺、肾经，具有补气养阴、健脾、润肺、益肾的功效。生品具麻味，刺人咽喉，故多蒸用。蒸后除去麻味，以免刺激咽喉，并可增强补气养阴、补脾、润肺、益肾的作用。用于脾胃气虚，体倦乏力，口干食少，肺虚燥咳，精血不足，内热消渴。酒制能使之滋而不腻，并助其药势，更好地发挥补肾益血的作用。

【炮制研究】黄精主要含有甾体皂苷、黄精多糖 A、黄精多糖 B、黄精多糖 C 和半乳糖醛酸。

黄精蒸制后，水浸出物、醇浸物含量明显增加，总糖比生品略有减少，还原糖则增加 80％以上。通过比较黄精的加压酒蒸、常压酒蒸、加压清蒸 3 种炮制品的 5-羟甲基糠醛、水浸出物、乙醇浸出物、正丁醇浸出物、多糖、总糖含量，综合评判得出黄精加压酒蒸工艺明显优于常压酒蒸和加压清蒸工艺。

以黄精中多糖、醇浸出物和水浸出物为指标优化出最佳酒炖黄精工艺为：20％黄酒、炖 10h、闷润 8h、70℃干燥。结果显示，炖的时间和干燥温度对结果没有显著性影响。高压炮制与常压炮制酒黄精饮片的糖类成分与氨基酸类成分变化较大。

采用 L9（3⁴）正交试验设计，以蒸制时间、闷制时间、蒸制次数、黄酒用量作为因素，优选酒黄精饮片最佳炮制工艺为蒸制 1h，闷制 1h，反复蒸制 4 次。以润制时间、蒸制时间、闷制时间为考察因素，确定最佳工艺为：生黄精药材 25kg，加 20％黄酒润 18h，蒸 8h，闷 8h。取出，晾至八成干，切厚片，干燥。

取《中国药典》收载的 3 种黄精进行自制酒黄精，采用提取分离和 LC-MS 法确定产生的 2 种化学成分为 5-羟甲基麦芽酚（DDMP）和 5-羟甲基糠醛（5-HMF）。通过 HPLC 法分析发现，多花黄精中DDMP的量随着炮制时间的延长逐渐升高，至炮制24h达到最高，随后开始逐渐降低；5-HMF的量随着炮制时间的延长逐渐升高。3个品种黄精炮制后均产生这2种成分。经测定，在15个批次市售酒黄精中，有13个批次中DDMP的量在1.395%～5.265%，14个批次中5-HMF的量在0.079%～0.708%；自制3个品种酒黄精（16h）中2种成分的量均在上述范围内。得出结论：酒黄精中2种成分的量随着炮制时间的变化而变化。研究结果可为酒黄精饮片标准的制定提供依据，并为酒黄精炮制时间终点的确定提供了一定的参考。

【贮藏】密闭，置通风干燥处。防霉、防蛀。

盐 巴 戟 天

【药材来源】本品为茜草科植物巴戟天 *Morinda officinalis* How 的干燥根。

【炮制方法】盐巴戟天　取净巴戟天与适量盐水拌匀，闷30min，装蒸药箱，控制温度和时间。蒸透，取出，趁热除去木心。启动切药机。将巴戟天切成规格为5mm的短段。将巴戟天饮片置于烘箱干燥，温度80℃。

【饮片性状】盐巴戟天　呈扁圆柱形短段或不规则块。表面灰黄色或暗灰色，具纵纹和横裂纹。切面皮部厚，紫色或淡紫色，中空。气微，味甘、咸而微涩。

【质量要求】盐巴戟天　水分不得过15.0%，总灰分不得过6.0%，水溶性浸出物不得少于50.0%；按干燥品计算，含耐斯糖（$C_{24}H_{42}O_{21}$）不得少于2.0%。

【炮制作用】巴戟天味甘、辛，性微温。归肾、肝经。具有补肾阳、强筋骨、祛风湿的功效。生品长于祛风除湿。用于阳痿遗精、宫冷不孕、风湿痹痛、筋骨痿软等肾虚而兼风湿之证。盐炙后引药入肾，温而不燥，补肾助阳作用缓和，多服久服无伤阴之弊。用于阳痿早泄、尿频或失禁、宫冷不孕、月经不调、少腹冷痛。

【炮制研究】巴戟天主要含有蒽醌类、环烯醚萜、还原糖、苷、黄酮、甾体三萜、氨基酸、有机酸等。

巴戟天中糖主要分布在肉的部分，不同巴戟天炮制品中糖的含量存在明显的差异。净巴戟天总糖含量为54.83%，多糖为12.09%；去木心巴戟天总糖含量为59.58%，多糖为13.01%；巴戟天木心总糖含量为23.12%，多糖为5.91%；而炮制后的巴戟肉总糖含量为56.61%，多糖为12.93%，糖的含量比净巴戟天高。巴戟天传统用药要求"去心"使药材得到净化，利于用药准确。

巴戟天不同炮制品及其木心中多糖含量高低依次为：制巴戟天＞巴戟肉＞盐巴戟天＞巴戟天木心。对炮制前后巴戟天中水晶兰苷和总蒽醌含量进行测定，炮制后水晶兰苷降低了7.18%，总蒽醌含量降低了10.54%。采用原子吸收分光光度法分析显示，巴戟肉中各微量元素含量均比生巴戟天高，盐制和甘草制后的巴戟肉微量元素含量比蒸制过的巴戟肉低。

巴戟天通过蒸、煮炮制，将结合类蒽醌水解为游离蒽醌，起到增效作用。以巴戟天中耐斯糖、多糖为指标优选出盐巴戟天最佳工艺为：50g药材加入50mL 2%的盐水拌匀闷润5h，加热蒸制60min，趁热除去木心，切段，干燥。

巴戟天盐炙品的多糖含量低于巴戟肉，巴戟天木心多糖含量最低。且巴戟天在8%食盐水中浸泡20min、蒸20min为最佳炮制工艺，测定其多糖百分含量为28.37%。以巴戟天的多糖含量为评价指标，通过对氯化钠质量浓度、浸渍时间和蒸制时间3个因素进行单因素试验，根据其结果，每个因素选择3个水平进行正交试验，得到巴戟天炮制的最佳工艺为：用4%的氯化钠浸渍50min，加热蒸制95min，趁热除去木心。考察不同加盐量（1%～8%）对盐巴戟天中蒽醌类化学成分的影响，结果发现：甲基异茜草素-1-甲醚及总蒽醌类化学成分随加盐量的增加均呈先上升后下降的趋势，在 3% 时最高，故以 3% 作为盐巴戟天最佳加盐量。

应用 HPLC 检测技术，以甲基异茜草素-1-甲醚及总蒽醌类化学成分为评价指标，分别考察 3 种巴戟天炮制品（巴戟肉、盐巴戟天、制巴戟天）在不同蒸制时间、加盐量及盐蒸时间、甘草量及煎煮时间条件下蒽醌类化学成分的变化。得出甲基异茜草素-1-甲醚在加热和加入辅料盐后均有增溶现象，但随着时间的延长，其含量逐渐下降；在加入辅料甘草后该成分明显下降。而总蒽醌类化学成分在不同炮制过程中随着加热时间的增加和辅料盐、甘草的加入，其变化均为先上升后下降。

【贮藏】置阴凉干燥处，防霉、防蛀。

天　麻

【药材来源】本品为兰科植物天麻 *Gastrodia elata* Bl. 的干燥块茎。

【炮制方法】蒸制　取净天麻，闷 30min，装蒸药箱，控制适宜温度，在常压下蒸制 20min。蒸透，取出。启动切药机。将天麻切成薄片。将净天麻饮片置于烘箱，干燥。

【饮片性状】天麻　呈不规则的薄片。外表皮淡黄色至黄棕色，有时可见点状排成的横环纹。切面黄白色至淡棕色。角质样，半透明。气微，味甘。

【质量要求】水分不得过 12.0%，总灰分不得过 4.5%，二氧化硫残留量不得过 400mg/kg，醇浸出物不得少于 15.0%；按干燥品计算，含天麻素和对羟基苯甲醇不得少于 0.25%。

【炮制作用】天麻味甘，性平。归肝经。具有息风止痉、平抑肝阳、祛风通络的功效。用于小儿惊风、癫痫抽搐、破伤风、头痛眩晕、手足不遂、肢体麻木、风湿痹痛。蒸制主要是为了便于软化切片，同时可破坏酶，保存苷类成分，增强息风止痉、平抑肝阳的作用。

【炮制研究】天麻主要含有天麻苷（天麻素）、天麻醚苷、香草醇、枸橼酸甲酯、琥珀酸、棕榈酸、香荚兰醇、香荚兰醛、多糖等成分。其中天麻素为天麻的主要有效成分。

研究表明，天麻素易溶于水且能被天麻内部的酶分解，而加热可以灭活天麻素的分解酶，保证药材质量。另外，天麻经过硫黄熏蒸降低了天麻素含量。

以天麻素含量为指标优选出天麻饮片最佳炮制工艺为浸泡温度 30℃，浸泡至含水量 65%，蒸制 3min，65℃ 干燥。且真空冷冻干燥处理优于蒸煮烘干、自然晒干处理。

【贮藏】置阴凉干燥处，防蛀。

13.3　煮法

煮法是将净选过的药物加入辅料（或不加辅料）置锅内（固体辅料需先捣碎或切制），加适量清水同煮的一类操作。因加入的辅料不同，一般分为清水煮、药汁煮、豆腐煮等。

（1）清水煮

① 操作方法。取分档后的净药物，用清水浸泡至内无干心，取出，置锅内，加入适量清水，煮至取个大实心者切开检视内无白心、口尝微有麻舌感时（一般煮 4～6h），取出，弃去锅内剩余的大量汁液，晾晒至六成干后，再闷润至柔软适中，切片，干燥，除净药屑。

② 炮制目的。降低毒性，如生草乌、生川乌有大毒，内服宜慎，多外用。制草乌、制川乌毒性降低，可供内服。

（2）药汁煮

① 操作方法。取甘草汁倒入锅内，加入净药物拌匀，文火煮至皮部松软，汁被吸尽时，趁热抽去非药用的木质心，皮部切段，干燥；或煮透至汤吸尽，取出，干燥，除净药屑。

除另有规定外，每 100kg 净药物用甘草 6kg。

② 炮制目的。增强补益作用，利于去除木心，如巴戟天；缓和燥性，如吴茱萸，生用有小毒，制后毒性降低；远志制后可消除对咽喉的刺激性。

（3）豆腐煮

① 操作方法。先将锅底平铺一层豆腐片，上放硫黄碎块，再用豆腐片盖严，加水过豆腐，文火加热，徐徐沸腾，煮至豆腐显黑绿色时，取出，除去豆腐，用水漂净，晾干或阴干。

每100kg硫黄一般用豆腐200kg。

② 炮制目的。降低毒性，如硫黄，生品有毒，只作外用；制硫黄毒性降低，方可内服。

（4）注意事项

① 大小分档。药材大小不同，对煮制时间要求不同，为了保证产品质量均匀一致，在炮制前应先对药材进行分档。

② 加水量适当。加水量多少根据要求而定。如剧毒药清水煮时加水量宜大，要求药透汁不尽，煮后将药捞出，去除母液。加液体辅料煮制时，加水量应控制适宜，要求药透汁尽，加水过多，药透而汁未吸尽，有损药效；加水过少，则药煮不透，影响质量。

③ 火力适当。先用武火煮至沸腾，再改用文火，保持微沸，否则水迅速蒸发，不易向药物组织内部渗透。煮制中途需加水时，应加沸水。

④ 及时干燥或切片。煮好后出锅，应及时晒干或烘干，如需切片，则闷润至内外湿度一致，先切成饮片，再进行干燥，如黄芩。或适当晾晒，再切片，干燥，如乌头。

（5）煮法实例

制 川 乌

【药材来源】本品为毛茛科植物乌头 *Aconitum carmichaelii* Debx. 的干燥母根。

【炮制方法】制川乌 取净川乌，分开大小个，浸泡至内无干心。将软化后泡透的川乌置于蒸煮锅内加适量水煮沸，控制温度和时间。煮至川乌切开无白心，口尝微有麻舌感时取出。晾至六七成干。启动切药机，将晾至六七成干的川乌切成规格为3mm的厚片。80℃干燥。

【饮片性状】制川乌 呈不规则或长三角形的片。表面黑褐色或黄褐色，有灰棕色形成层环纹。体轻，质脆，断面有光泽。气微，微有麻舌感。

【质量要求】制川乌 水分含量不得过11.0%；按干燥品计算，含苯甲酰乌头原碱、苯甲酰次乌头原碱及苯甲酰乌头原碱的总量应为0.070%～0.15%，含双酯型生物碱以乌头碱、次乌头碱及新乌头碱的总量计不得过0.040%。

【炮制作用】川乌味辛、苦，性热，有大毒，归心、肝、肾、脾经，具有祛风除湿，温经止痛的功效。生品有大毒，内服宜慎，孕妇禁用，多外用于风冷牙痛、疥癣、痈肿。制川乌毒性降低，可供内服。用于风寒湿痹、关节疼痛、心腹冷痛、寒疝作痛及麻醉止痛。

【炮制研究】川乌的炮制减毒机理主要为剧毒成分双酯型生物碱经加热水解为毒性较小的单酯型生物碱，再进一步水解为几乎无毒的醇胺型生物碱或生成新的酯碱。通过HPLC-MS法对川乌炮制前后的化学成分变化进行了检测，川乌生物碱在炮制过程中新增成分53个，消失成分46个。

川乌中乌头碱类生物碱的水解途径有双酯型生物碱转化成单酯型生物碱，和单酯型生物碱转化成醇胺型生物碱。

【贮藏】置通风干燥处。生品防蛀，制品防潮、防霉。按毒剧药品管理。

制 草 乌

【药材来源】本品为毛茛科植物北乌头 *Aconitum kusnezoffii* Reichb. 的干燥块根。

【炮制方法】制草乌　取净草乌，分开大小个，用清水浸泡至内无干心。将软化后泡透的草乌置于蒸煮锅内加适量水煮沸，控制温度和时间。煮至草乌切开无白心，口尝微有麻舌感时取出，晾至六七成干。启动切药机，将晾至六七成干的草乌切成规格为 1~2mm 薄片。干燥。

【饮片性状】制草乌　为不规则圆形或近三角形的片。表面黑褐色，有灰白色多角形形成层环和点状维管束，并有空隙，周边皱缩或弯曲。质脆，气微，味微辛辣，稍有麻舌感。

【质量要求】制草乌　水分不得过 12.0%；本品含双酯型生物碱以乌头碱、次乌头碱和新乌头碱的总量计，不得过 0.040%；按干燥品计算，含苯甲酰乌头原碱、苯甲酰次乌头原碱及苯甲酰新乌头原碱总量应为 0.020%~0.070%。

【炮制作用】草乌味辛、苦，性热；有大毒。归心、肝、肾、脾经。具有祛风除湿、温经止痛的功效。生品有大毒，内服宜慎，多作外用，孕妇禁用。以祛寒止痛、消肿为主，用于喉痹、痈疽、疔疮、瘰疬。制草乌毒性降低，可供内服。用于风寒湿痹、关节疼痛、心腹冷痛、跌打疼痛。

【炮制研究】草乌主要含有生物碱、肌醇及鞣质等。

草乌的主要成分和炮制解毒机制与川乌类似，可参看川乌。

目前草乌的炮制工艺大致可分为水处理、干热处理和湿热处理三种类型。药理实验表明，采用蒸法进行炮制草乌毒性降低最多，加压蒸法、黑豆甘草煮次之，煮法降低约一半，干热法毒性降低甚微，与原生药相近。故以蒸、煮等湿热处理方法去"毒"效果较好。

草乌经润湿法处理后，其高压蒸制品双酯型生物碱含量符合中国药典要求，总生物碱的含量高，且操作省时可控，是一种较为理想的炮制工艺。

【贮藏】置通风干燥处。生品防蛀，制品防潮、防霉。按毒药管理。

醋 延 胡 索

【药材来源】本品为罂粟科植物延胡索 *Corydalis yanhusuo* W. T. Wang 的干燥块茎。

【炮制方法】醋煮延胡索　取净延胡索，加醋 30kg 拌匀，置预热好的热锅中，控制适宜温度，加热煮 4h 至煮透，取出，晾凉。将炮制好的延胡索置于烘箱内，干燥温度 75℃。将醋延胡索过孔径 3mm 筛。

【饮片性状】醋延胡索　呈不规则的圆形厚片。表面和切面黄褐色，质较硬。微具醋香气。

【质量要求】醋延胡索　水分含量不得过 15.0%，总灰分不得过 4.0%，稀乙醇浸出物不得少于 13.0%；以干燥品计，含延胡索乙素不得少于 0.040%。

【炮制作用】延胡索味辛、苦，性温，归肝、脾经，具有活血、行气、止痛的功效。生品止痛有效成分不易煎出，效果欠佳，故多用醋制品。仅瘀滞疼痛选用生品。醋炙后增强行气止痛作用。广泛用于身体各部位的多种疼痛证候。

【炮制研究】延胡索含多种生物碱，其中延胡索甲素、延胡索乙素和延胡索丑素具有明显的止痛作用，尤以延胡索乙素的作用最强。但游离生物碱难溶于水，经醋制后，延胡索中的生物碱与醋酸结合成易溶于水的醋酸盐，煎煮时易于溶出。

延胡索经炮制后水提液中生物碱含量均有所提高，醇提液中生物碱含量也有上升的趋势；延胡索鲜品直接经醋炙、醋煮、酒炙处理后，去氢紫堇碱含量较高，延胡索在产地水煮后延胡索乙素含量较高。

【贮藏】密闭，置阴凉干燥处。防蛀。

制 远 志

【药材来源】本品为远志科植物远志 *Polygala tenuifolia* Willd. 或卵叶远志 *Polygala sibirica* L. 的干燥根。

【炮制方法】制远志　将规定量甘草饮片置于锅中加适量水煎煮 2 次，去渣；净远志加入甘草汁拌匀，置于可倾式煮锅中至汤吸尽，取出。干燥。

【饮片性状】制远志　本品呈圆柱形的段。表面黄棕色。味微甜。

【质量要求】制远志　水分不得过 12.0%，总灰分不得过 6.0%，黄曲霉毒素每 1000g 含黄曲霉毒素 B_1 不得过 $5\mu g$，黄曲霉毒素 G_2、黄曲霉毒素 G_1、黄曲霉毒素 B_2 和黄曲霉毒素 B_1 总量不得过 $10\mu g$，酸不溶性灰分不得过 3.0%，70%乙醇浸出物不得少于 30.0%；以干燥品计，含远志𬌗酮Ⅲ不得少于 0.10%，含 3, 6'-二芥子酰基蔗糖不得少于 0.30%，含细叶远志皂苷不得少于 2.0%。

【炮制作用】远志味苦、辛，性温，归心、肾、肺经，具有安神益智、交通心肾、祛痰、消肿的功效。生品有刺激性，"戟人咽喉"，多外用，以解毒消肿为主。用于痈疽肿毒、乳房肿痛。甘草水制后既能缓和其苦燥之性，又能消除刺喉感，以安神益智为主。用于心神不安、惊悸、失眠、健忘。

【炮制研究】远志主要含有皂苷、𬌗酮化合物等。

远志炮制前后微量元素均有变化，实验显示，远志经过炮制后，Fe、Zn、Mg、Mn、Ca 的含量均下降，Cu 含量略微上升。

不同炮制法对远志质量影响不同，实验显示，对于浸出物含量，蜜远志＞酒制远志＞甘草制远志＞生远志＞姜汁炙远志＞炒远志；至于远志酸含量，酒制远志＞甘草制远志＞蜜远志＞生远志＞姜汁炙远志＞炒远志。而乙醇提取液中总皂苷含量，制远志最高，蜜远志最低，即毒性最低。

远志传统加工方法要抽去木心，取根皮入药。但研究表明，远志皮的药理作用、溶血作用与毒性均略强于木心，且两者化学成分种类相同，仅皂苷的含量相差较大，根皮约为木心的 25 倍。抽取木心费工费时，故《中国药典》（2015 年版）对远志的炮制规定为"除去杂质，略洗，润透，切段，干燥"，没有要求抽去木心。但是皂苷为远志的主要有效成分，若考虑除去质次非药用部位，传统"去心"的方法有待进一步研究。

【贮藏】密闭，置通风干燥处。

13.4　燀法

燀法是将药物放入沸水中，短暂时间内煮至种皮与种仁分离的一类操作。

（1）操作方法

取净药物，投入大量的沸水中，沸烫至种皮由皱缩至舒展、或种皮松软易于搓去时，捞出，放冷水中稍浸，除去种皮，及时干燥。用时捣碎。

（2）炮制目的

①提高药效，利于除去非药用部分　如苦杏仁燀后，既利于去皮，又能破坏苦杏仁酶，保存苦杏仁苷。桃仁燀后，利于去皮和有效物质的溶出。

②分离不同药用部分　如白扁豆，可分离出扁豆衣和仁。

（3）注意事项

①用水量以 10 倍为宜。若水量太少温度迅速降低，酶不能很快被灭活，反而使苷被酶解；水量太多容易造成成分流失。

②时间　水沸后 5～10min，煮透即可。时间太久易导致成分损失。

（4）燀法实例

燀 苦 杏 仁

【药材来源】本品为蔷薇科植物山杏 *Prunus armeniaca* L. var. *ansu* Maxim.、西伯利亚杏 *Prunus sibirica* L.、东北杏 *Prunus mandshurica*（Maxim.）Koehne 或杏 *Prunus armeniaca* L. 的干燥成熟种子。

【炮制方法】燀苦杏仁　取净苦杏仁适量，投入沸水中，翻动片刻取出，投入冷水中，稍冷却，搓去种皮。50℃干燥。用时捣碎。

【饮片性状】燀苦杏仁　呈扁心形。表面乳白色或黄白色，一端尖，另一端钝圆，肥厚，左右不对称，富油性。有特异的香气，味苦。

【质量要求】

（1）苦杏仁　过氧化值不得过 0.11；以干燥品计，含苦杏仁苷不得少于 3.0%。

（2）燀苦杏仁　过氧化值不得过 0.11；以干燥品计，含苦杏仁苷不得少于 2.4%。

【炮制作用】苦杏仁味苦，性微温，有小毒。归肺、大肠经。具有降气止咳平喘、润肠通便的功效。生品性微温而质润，有小毒，剂量过大或使用不当易中毒。长于润肺止咳，润肠通便。多用于新病咳喘（常为外感咳喘），肠燥便秘。燀苦杏仁可除去非药用部位，便于有效成分煎出，提高药效；并可使酶灭活，有利于保存苦杏仁苷。苦杏仁燀后还可降低毒性，使用药安全，其功用与生杏仁基本一致。

【炮制研究】苦杏仁主要含有苦杏仁苷、脂肪油、苦杏仁酶、苦杏仁苷酶、樱叶酶、醇腈酶及可溶性蛋白质等。

生杏仁不能有效地抑制杏仁酶的活性，故生杏仁有毒。燀、蒸、烘等加热炮制方法均可在苦杏仁酶破坏完全的同时，最大程度保存苦杏仁苷。目前，苦杏仁的炮制主要采用其中的燀法和蒸制，但炮制工艺目前仍处于经验控制水平，全国各地并未统一规范工艺参数。苦杏仁炒制的过程中不能除去种皮等非药用部分，不利于抑制苦杏仁酶的活性，易使年幼体弱者产生中毒症状。在实际操作中，武火蒸制 5～10min，操作方便，较易掌握时间，虽然蒸制后仍需将种皮去掉，但比炒制更易于保证质量。微波炮制苦杏仁时，100g 药物中火加热4min。还可将净苦杏仁置电热干燥箱中，150℃烘烤 30min。

在苦杏仁炮制杀酶保苷的同时，其有效成分的含量产生了一定的变化。炒制苦杏仁的火候、时间对氢氰酸的含量影响颇大，用武火炒至"外黑内棕"时氢氰酸的含量高于炒至"内外均黑"时氢氰酸的含量；蒸制苦杏仁后氢氰酸的有效成分相对值保存较高；优选后的微波炮制品与传统燀制品均可使苦杏仁苷含量降低，但微波炮制品仅降低 5%，而传统燀制品、燀炒品则分别降低了 20% 和 45%。据研究，巴达木中的苦杏仁苷的最佳提取工艺为 78.5℃条件下，乙醇提取 100min。联合硝酸银滴定法及高效液相色谱法测定苦杏仁生品及各类炮制品中苦杏仁苷的含量，结果为：蒸苦杏仁＞微波法苦杏仁＞蒸汽热压苦杏仁＞生苦杏仁＞燀苦杏仁＞炒苦杏仁＞燀炒苦杏仁。

【贮藏】置阴凉干燥处。防蛀。

燀 桃 仁

【药材来源】本品为蔷薇科植物桃 *Prunus persica* L. Batsch 或山桃 *Prunus davidiana*

（Carr.）Franch. 的干燥成熟种子。

【炮制方法】焯桃仁 取净桃仁适量，投入沸水中，翻动片刻取出，投入冷水中，稍冷却，搓去种皮。50℃干燥。用时捣碎。

【饮片性状】焯桃仁呈扁长卵形或类卵圆形，表面类白色或黄白色，富油性。气微，味微苦。

【质量要求】桃仁 酸值不得过 10.0，羟基值不得过 11.0，本品每 1000g 含黄曲霉毒素 B_1 不得过 $5\mu g$，含黄曲霉毒素 G_2、黄曲霉毒素 G_1、黄曲霉毒素 B_2 和黄曲霉毒素 B_1 的总量不得过 $10\mu g$；按干燥品计算，含苦杏仁苷不得少于 2.0%。

【炮制作用】桃仁味苦、甘，性平，归心、肝、大肠经，具有活血祛瘀、润肠通便、止咳平喘的功效。多用于经闭痛经、癥瘕痞块、肺痈肠痈、跌打损伤、肠燥便秘、咳嗽气喘。

焯制后易去皮，可除去非药用部位，使有效成分易于煎出，提高药效。其功用与生桃仁基本一致。

【炮制研究】桃仁主要含有苦杏仁苷、苦杏仁酶、挥发油、脂肪油。

苦杏仁苷是桃仁的有效成分之一，其本身无毒，但经过桃仁本身或肠道菌群中的苦杏仁酶分解后产生的氢氰酸为剧毒，小剂量可镇静止咳，但大剂量易造成毒副反应，因此口服给药与其他给药途径相比毒性较大。桃仁煎煮时间的长短对苦杏仁苷的含量有很大影响，如在沸水中煎煮 30min 以内桃仁中的苦杏仁苷量基本未变，而 1h 后其量开始明显下降；是否去除种皮对苦杏仁苷的提取率影响不大。因此从杀酶保苷的角度出发，桃仁在煎剂沸腾后的煎煮时间不宜超过 30min，建议后下。桃仁不粉碎时，水溶性浸出物的含量：焯桃仁＞炒桃仁＞带皮桃仁＞生桃仁，说明焯制去皮可显著提高其水溶性成分的溶出。而醇溶性浸出物含量以生品最高，炮制后均有不同程度的降低。

【贮藏】置阴凉干燥处，防霉，防蛀。

重点小结

重点	难点
1.蒸法、煮法与焯法的分类及异同点。	1.蒸法、煮法与焯法的注意事项。
2.蒸法、煮法与焯法的操作方法及注意事项。	2.蒸法、煮法与焯法的操作要点。
3.代表性药物的炮制方法及炮制作用。	3.代表性药物炮制前后的药性变化特点。

复习题

1.简述地黄的炮制规格及其作用特点。

2.简述黄芩湿热软化的依据。

3.简述何首乌的炮制工艺及炮制作用。

4.简述述川乌的炮制工艺及炮制作用。

第14章
其他制法

学习目标:

1. 掌握复制法、制霜法、水飞法的操作要点及注意事项、炮制作用和成品质量。
2. 掌握发酵法和发芽法的制备条件、操作方法及注意事项、炮制作用和成品质量。
3. 熟悉复制法、发酵和发芽法、制霜法和水飞法的含义。
4. 了解各法重点品种的现代研究概况。

本章内容包括复制法、发酵和发芽法、制霜法和水飞法。由于这些炮制方法涉及的药物品种不多却又十分重要,故将这些方法合并为"其他制法"一并介绍。上述各法的操作工艺差异较大,复杂程度不同,所涉及的药物性质各有特点,因此各法的操作过程、生产设备及炮制目的相差甚远。复制法工艺复杂,以降低毒性为主要目的;发酵发芽法为生物制药技术,以制备新药、扩大用途为目的;制霜法包含多种工艺,以降毒、增效或缓性等为主要目的;水飞法工艺较简单,以细腻药物为主要目的,且可降低药物毒性。每种方法的具体内容将在各节中详细介绍。

14.1 复制法

复制法是将净选后的药材用一种或数种辅料,按照所用炮制方法的先后顺序,进行多次炮制的一类操作。多用于毒性药材的炮制,例如天南星、半夏、白附子(禹白附)。炮制常用白矾浸泡或煮制药物,多取其防腐、解毒,防止药物浸漂时腐烂,降低有毒药物的毒性,还能增强炮制品祛风痰、燥痰的作用。

(1)炮制方法

复制法的操作没有统一的操作程序,一般将净选后的药物置一定容器内,加一种或多种辅料,按一定程序,或浸、泡、漂,或蒸、煮,或数法并用,反复炮制。大多药物的操作过程如下。

① 净制。将药材除去杂质,分档。

② 浸漂。将净药材置清水中,有的药物每日换水2~3次,浸漂中如起沫,是药材即将发生腐烂的标志。为预防发生腐烂现象,可在换水后加白矾(每100kg药材加白矾2kg),泡1日后,再换水浸漂。待浸漂至切开药材用口尝微有麻舌感时,取出。如制白附子。有的药物浸泡至没有干心时,取出,如姜半夏。

③ 煮制。加辅料或者不加,煮至透心或一定时间。

④ 切制。有需切制的,晾至半干后切片。

⑤ 干燥。晾晒或烘干。

（2）炮制作用

① 降低或消除药物的毒性。如天南星生品多外用；经白矾、生姜复制后，毒性降低，还可增其燥湿化痰功效。

② 增强疗效。如白附子用白矾、生姜复制后，增强了祛风逐痰的功效。

③ 炮制设备。复制法工艺复杂，以漂洗、浸泡、煮制为主要工艺，浸泡常用不锈钢类容器，煮制设备同第 13 章煮法设备。由于该法没有统一的操作程序，炮制设备难以统一，均可使用其他同类操作工艺设备。

（3）注意事项

① 复制法根据饮片种类不同，炮制方法不同；

② 南星、半夏、白附子等要按照毒剧药的管理规定执行；

③ 复制法操作复杂，时间较长，全过程需注意防止腐烂。

（4）复制法实例

制 白 附 子

【药材来源】本品为天南星科植物独角莲 *Typhonium giganteum* Engl. 的干燥块茎。

【炮制方法】制白附子　取净白附子，大小分档，浸泡，每日换水 2～3 次，数日后起黏沫，换水后加白矾（每 100kg 白附子用白矾 2kg），泡 1 日后再进行换水，至口尝微有麻舌感，取出。将生姜片、白矾粉置蒸煮锅内加适量水，煮沸后，倒入白附子共煮至无白心，捞出，除去生姜片。将煮制后的白附子晾至六七成干。用切药机切成规格为 2～3mm 厚片，80℃干燥。

【饮片性状】制白附子为类圆形或椭圆形厚片，外表皮淡棕色，切面黄色，角质。味淡，微有麻舌感。

【质量要求】制白附子水分不得过 13.0%，总灰分不得过 4.0%；浸出物用稀乙醇作溶剂，不得少于 15.0%。

【炮制作用】白附子味辛，性温，有毒，归胃、肝经。具有祛风痰、定惊搐、解毒散结、止痛的功效。

生白附子一般外用。用于口眼㖞斜、破伤风、瘰疬痰咳、毒蛇咬伤。

制白附子可降低毒性，消除麻辣味，增强祛风痰的作用。多用于偏头痛、痰湿头痛、咳嗽痰多。

【炮制研究】白附子含有皂苷、黏液质、草酸钙针晶、胆碱、尿嘧啶、肌醇、β-谷甾醇、β-谷甾醇-D-葡萄糖苷、脂肪酸、氨基酸、生物碱、肉桂酸等多种成分。

以水溶性浸出物含量、铝离子残留量、刺激性毒性物质草酸钙含量为指标，优选出最佳炮制方法和工艺为：每 100kg 鲜白附子，加白矾 6kg、生姜 6kg，加热至沸腾 30min 后继续泡润 48h，再以 120℃加压蒸煮 30h，切片后干燥。优选的白附子趁鲜加工炮制方法和工艺在降低刺激性和毒性成分含量、保留有效成分的同时，减少了加工与炮制工艺的重复，节省了人力物力。以浸出物含量结合药理实验为指标，确定炮制工艺为 6% 白矾浸泡、115℃加压煎煮 30min。该工艺稳定，可缩短炮制时间。

白附子的不同加压炮制品中都检测出 5-羟甲基糠醛，其含量在一定范围内随加压温度升高而降低，随加热时间延长而升高，随白矾用量的增加先升高后降低。并且白附子中双(5-甲酰基糠基)醚含量顺序是：生品＜加压法制品＜药典法制品。

【贮藏】置阴凉干燥处，防霉，防蛀。

制 天 南 星

【药材来源】本品为天南星科植物天南星 Arisaema erubescens （Wall.） Schott、异叶天南星 Arisaema heterophyllum Bl. 或东北天南星 Arisaema amurense Maxim. 的干燥块茎。

【炮制方法】制天南星　将净天南星用清水浸泡至起白泡时，换水加入白矾，浸泡时间 48h。将生姜片和白矾置可倾式蒸煮锅加适量水煮沸后，倒入天南星煮 4～6h 取出，除去姜片，晾至四至六成干。用切药机将天南星切成规格为 1～2mm 薄片，80℃干燥。

每 100kg 天南星，用生姜、白矾各 12.5kg。

【饮片性状】制天南星呈类圆形或不规则形的薄片。黄色或淡棕色，质脆易碎，断面角质状。气微，味涩，微麻。

【质量要求】制天南星水分不得过 12.0%，总灰分不得过 4.0%；含白矾以含水硫酸铝钾计不得过 12.0%；总黄酮以芹菜素计不得少于 0.050%。

【炮制作用】天南星性味苦，辛，性温，有毒，归肺、肝、脾经。具有燥湿化痰、祛风止痉、散结消肿的功效。

生天南星辛温燥烈，有毒，研末多外用。也有内服者，以祛风止痉为主，多用于破伤风。

制天南星降低毒性，增强燥湿化痰的作用。多用于顽痰咳嗽。

【炮制研究】天南星含有生物碱、苷类、氨基酸、脂肪酸、D-甘露醇、β-谷甾醇、黄酮、吡喃衍生物及植物凝集素等。

生南星有毒，制南星和胆南星功效侧重不同，制南星多用于顽痰咳嗽，燥湿作用强；胆南星多用于热痰咳嗽，具清热作用。因此在基层临床工作中，应"辨证施治，审证用药"。天南星的 4 种毒性中药毒针晶糖类成分中分别检测出阿拉伯糖、葡萄糖、甘露糖、半乳糖。4 种毒性中药毒针晶糖类成分中的单糖组成种类相同，但相对含量不同。这 4 种有毒中药的针晶可以产生严重的毒性反应，LD_{50} 依次为禹白附针晶＞天南星针晶＞半夏针晶＞虎掌南星针晶，而其相应生品的 LD_{50} 从半夏到禹白附均在 3300mg/kg 以上，针晶的毒性是相应生品毒性的 200 倍。

【贮藏】置阴凉干燥处，防霉，防蛀。

姜 半 夏

【药材来源】本品为天南星科植物半夏 Pinellia ternata （Thunb.） Breit. 的干燥块茎。

【炮制方法】姜半夏　取净半夏用清水浸泡至起白泡时，换水加入白矾，浸泡时间 48h 左右，至内无干心（每 100kg 半夏用白矾 2kg）。将生姜片和白矾置可倾式蒸煮锅加适量水煮沸后，倒入半夏煮 4～6h，至透心，取出，除去姜片。将半夏日晒或温度 50℃干燥至七八成干，用切药机将姜半夏切成规格为 1～2mm 薄片，80℃干燥。

每 100kg 半夏，用生姜 25kg、白矾 12.5kg。

【饮片性状】姜半夏呈片状、不规则颗粒状或类球形。表面棕色至棕褐色。质硬脆，断面淡黄棕色，常具角质样光泽。气微香，味淡，微有麻舌感，嚼之略粘牙。

【质量要求】姜半夏水分不得过 14.0%，灰分不得过 7.5%；含白矾以硫酸铝钾计不得过 8.5%，水溶性浸出物不得少于 10.0%。

【炮制作用】半夏味辛，性温；有毒。归脾、胃、肺经。具有燥湿化痰、降逆止呕、消痞散结的功效。

半夏生品有毒，对局部有强烈的刺激性，生食能使人呕吐，舌、咽、口腔产生麻木、肿痛、张口困难等。一般不作内服，多作外用，但可随方入煎剂使用，而不宜入丸散剂使用。生半夏以化痰止咳、消肿散结为主。姜半夏善于止呕，以温中化痰、降逆止呕为主，用于痰饮呕吐、胃脘痞满、喉痹、瘰疬等证。

【炮制研究】生半夏具有强烈的刺激性，刺激咽喉而导致失音，各种制半夏均无失音和刺激的副作用。刺激性成分目前认为是尿黑酸（2,5-二羟基苯乙酸）及其葡萄糖苷、3,4-二羟基苯甲醛及其苷、草酸钙针晶三类成分。家兔眼结膜及小鼠腹腔刺激性实验均表明，生半夏刺激性最强，炮制后可不同程度地降低其刺激强度，刺激性程度依次为：生半夏＞清半夏＞姜半夏＞法半夏。8%明矾水或pH＞12的碱水炮制可以使生半夏药材中具有强刺激性成分草酸钙针晶的针形晶体破坏，含量降低，刺激性毒性降低。

有关炮制工艺和技术研究表明，115℃、80kPa压力下加热2h，可消除半夏的麻辣味。将半夏浸透后，经115℃、10min蒸制后，口服无刺激感。生半夏在120℃焙2h，可去除催吐作用而不损害其镇吐作用。姜半夏新工艺：每100kg半夏浸泡至透后加15kg姜汁、8kg白矾，煮2～3h，汁被吸尽。在临床上使用的京半夏是半夏与栀子、生姜、甘草炮制后的制品，有止呕、镇咳之功，用于治疗热病心烦、咳嗽痰黄等证。

【贮藏】置阴凉干燥处，防霉，防蛀。

【备注】尚有清半夏、法半夏、半夏曲等炮制品。

（1）清半夏 取净半夏，加8%白矾水溶液浸泡至内无干心，口尝微有麻舌感为度，取出，用清水洗净，切厚片，干燥。清半夏长于化痰，以燥湿化痰为主，用于湿痰咳嗽、痰热内结、风痰吐逆、痰涎凝聚、咯吐不出。

（2）法半夏 取净半夏，加清水浸泡至内无干心，取出；加甘草、石灰液浸泡（取甘草适量，加水煎煮二次，合并煎液，倒入用适量石灰水配制的石灰液中，每100kg半夏用甘草15kg、生石灰10kg），每日搅拌1～2次，并保持浸液pH＞12，至剖面黄色均匀，口尝微有麻舌感为度，取出，洗净，阴干或烘干。法半夏偏于祛寒痰，同时具有调和脾胃的作用，用于寒痰、湿痰、胃有寒痰不得卧等证。亦多用于中药成方制剂中。

淡 附 片

【药材来源】本品为毛茛科植物乌头 *Aconitum carmichaeli* Debx. 的子根"泥附子"的加工品"盐附子"。

【炮制方法】淡附片 取净盐附子，清水浸漂，每日换水2～3次，至盐分漂尽。加入甘草、黑豆加水共煮至透心，切开后口尝无麻舌感时，取出，除去甘草、黑豆。用切药机将处理好的附子切成规格为1～2mm薄片，80℃干燥。

每100kg盐附子用甘草5kg、黑豆10kg。

【饮片性状】淡附片为不规则薄片，表面灰白色或灰褐色，味淡，口尝无麻舌感。

【质量要求】淡附片水分不得过15.0%，含双酯型生物碱以新乌头碱、次乌头碱和乌头碱的总量计不得过0.010%，含苯甲酰基新乌头原碱、苯甲酰基乌头原碱、苯甲酰基次乌头原碱的总量不得少于0.010%。

【炮制作用】附子味辛、甘，性大热，有毒。归心、肾、脾经。具有回阳救逆、补火助阳、散寒止痛的功效。

生附子有毒，极少内服，多外用。加工炮制后毒性降低，便于内服。产地加工成盐附子的目的是防止中药腐烂，利于贮存。

淡附片以回阳救逆、散寒止痛为主。用于亡阳虚脱、肢冷脉微、寒湿痹痛、心腹冷痛、阳虚水肿、阳虚感冒等证。

【炮制研究】附子中所含的乌头碱等二萜双酯类生物碱既是毒性成分，也是有效成分。经过洗、漂、煮等炮制过程后，毒性降低，减毒机制亦与川乌类同。炮制品中总生物碱含量降低。对附子及其制品乙醚提取物进行比较，结果发现，制品中双酯型生物碱含量降低，而单酯型生物碱含量增加。用 HPLC 法从加工附子中测得 8 种吡咯型生物碱，证明是生附子中所不含的，可能是在加工过程中生成的。

炮附子的炮制新方法：将盐附子或胆附子削皮或切片后，投入 50% 老水浸泡 10～15h，再换清水浸漂 20～24h，如此反复 2～4 次的水处理制成淡附子。再经蒸制 10～20min，晾干或烘干后，选用 2450MHz 或 915MHz 的微波机进行辐照干燥，制得含水量为 10% 以下的炮附子。生产效率高，易控制火候，成本低，制得的炮附子毒性低，药效好。附子中所含的乌头碱等有毒成分在 120℃ 高压蒸制 70min，即可达到口尝无麻舌感的五项解毒规定。用 100℃ 烘干 5h 也能完全解毒。

【贮藏】置阴凉干燥处，防霉，防蛀。

【备注】尚有黑顺片、白附片、炮附片用于临床。

（1）黑顺片　将净制、分档后的泥附子浸入食用胆巴的水溶液中，放置数日，再连同浸液煮至透心，捞出，水漂，纵切成厚约 0.5cm 的片，再用水浸漂，用调色液使附片染成浓茶色，取出，蒸至表面出现油面、光泽后，烘至半干，再晒干或继续烘干。

（2）白附片　将净制、分档后的泥附子浸入食用胆巴的水溶液中，放置数日，再连同浸液煮至透心，捞出，剥去外皮，纵切成厚约 0.3cm 的片，用水浸漂，取出，蒸透，晒干。

（3）炮附片　将河砂置炒制容器内，用武火炒至滑利状态，投入净制分档后的附片，拌炒至鼓起并微变色，取出，筛去砂，放凉。炮附片温肾暖脾，补命门之火力胜，用于心腹冷痛、虚寒吐泻。

14.2　发酵和发芽法

发酵法和发芽法同属于传统中药炮制技术与现代生物技术相结合的重要研究领域，是产生新成分、新饮片、创制新药的重要方式。

发酵法和发芽法均系借助微生物和酶的作用，通过微生物的分解代谢与合成代谢，产生新的化学成分，进而改变中药的性能，增强或产生新的功效，能够扩大用药品种，以适应临床用药和制药工业的需要。二者的不同点在于发酵法是借助环境中的微生物和酶来实现的，属于第一代生物技术；而发芽法是借助多种酶的激活，使种子发生活跃的生物化学反应，既有大分子物质的分解代谢，又有新物质的合成转化，如淀粉被 α-淀粉酶、β-淀粉酶、α-1,6-糖苷键的脱氢酶分解为糊精、麦芽糖和葡萄糖，也可以被淀粉磷酸化酶降解成葡萄糖-1-磷酸。脂肪在脂肪酶的作用下，可被水解生成甘油和脂肪酸。蛋白质在蛋白酶的作用下，可被分解成大小不等的多肽或氨基酸，多肽能够在肽酶作用下继续分解成氨基酸。在发酵和发芽的过程中均能产生新化合物，产生新的疗效，扩大用药品种，为筛选高效新药提供重要的途径。

14.2.1　炮制方法

（1）发酵法　依据药物不同，采用不同的方法按发酵前的工序处理好后，置适宜的温度和湿度环境中，一般室内温度 30～37℃、相对湿度 70%～80% 为宜。上盖药渣，进行发酵，待符合发酵质量要求后，取出，干燥。

发酵后气味芳香，无霉臭气，外观曲块表面布满黄白色霉衣（菌丝）、内部有斑点为佳，显微观察具菌丝及未成熟的孢子。如果黄衣变黑，则影响制品质量。

现代中药发酵制药技术是在继承传统的中药炮制发酵法的基础上，结合现代生物工程的发酵技术，将优选的一种或几种微生物菌株作为发酵菌株加入已灭菌的中药原料中，再按照现代发酵工艺制成一种含有中药活性成分、微生物菌体及其代谢产物的全组分发酵的新型中药发酵制剂。

（2）发芽法　选成熟饱满的果实或种子，用清水浸泡至形体膨胀、胚根萌动时，取出，置能排水的容器内，放避光处，以免芽变青绿色。上盖湿布，每日淋水 2～3 次，保持湿润，待芽长至 0.5～1cm 时，取出，先晾至半干，再晒至全干，以免种皮脱落。除净药屑。

一般芽长 0.5～1cm。出芽率不得少于 85%。发芽制品含水分不得超过 13%，含杂质不得超过 1%。现代发芽技术主要是自动控制温湿度，激活种子内的酶来发挥作用，因此，如何引入现代生物技术和设备，对传统的发酵法和发芽法进行菌种筛选、活性研究和设备创新，是中药炮制研究的重要内容之一。

14.2.2　炮制设备

14.2.2.1　发酵设备

（1）基本结构及工作原理　发酵罐是一种对物料进行机械搅拌与发酵的设备。发酵罐的组成部件包括：罐体，主要用来培养发酵各种菌体，密封性要好（防止菌体被污染），罐体当中有搅拌浆，用于发酵过程当中不停地搅拌；底部有通气的分布器，用来通入菌体生长所需要的空气或氧气；罐体的顶盘上有控制传感器，最常用的有 pH 电极和 DO 电极，用来监测发酵过程中发酵液 pH 和 DO 的变化；控制器用来显示和控制发酵条件。根据发酵罐的设备分为机械搅拌通风发酵罐和非机械搅拌通风发酵罐；根据微生物的生长代谢需要分为好气型发酵罐和厌气型发酵灌。

（2）操作过程

① 使用前准备。使用设备之前，仔细查看空气源、蒸汽源、水源、电源的供应是否正常，各电器元件、空压机、蒸汽发生器及各仪表阀门是否能正常工作。启动空压机，用 0.15MPa 压力检查发酵罐、过滤器、管路阀门等的密封性能是否良好、有无泄漏现象。排净夹套、罐内和管路中的余水。

② 空消。在投料前，气路、料路、发酵罐必须用蒸汽进行灭菌，消除所有死角的杂菌，确保系统处于无菌状态。包括空气管路及空气除菌过滤器、发酵罐或种子罐的空消等。

③ 实消。实消是当罐内加入培养基后，对培养基进行消毒灭菌的过程。实消时首先打开夹套蒸汽阀，使蒸汽先进入夹套内预热，当罐内温度升到 90℃ 左右时，关闭夹套蒸汽阀，缓慢开启进罐蒸汽阀，由进气口和出料口两路同时进蒸汽，并开启罐顶排气阀，排掉罐顶的冷空气，控制罐压。当罐压升至 0.12MPa、温度升到 121～123℃ 时，控制罐内蒸汽阀门开启度，保持此罐压和温度灭菌 20～30min 后，打开夹套进水口、出水口处的阀门，向夹套内通自来水进行冷却，同时开启空气进气阀和排气阀，保持罐压为 0.03～0.06MPa，直到罐温降至接种温度。冷却的整个过程中，搅拌电机应启动运转并控制在较低转速以迅速冷却。

④ 接种或移种。待温度稳定，各项参数都正确后，将预摇好的种子接入，开始发酵计时，并开始记录各种参数。

⑤ 清洗。本设备的出料是利用罐压将发酵液从出料管道排出，根据发酵液的浓度，罐压可控制在 0.05～0.1MPa。出料后取出溶氧、pH 电极，进行清洗保养。出料结束后，应立即放水清洗发酵罐及料路管道阀门，并开动空压机，向发酵罐供气搅拌，将管路中的发酵液冲洗干净。

14.2.2.2　发芽设备

（1）基本结构及工作原理　该装置主要由泡药罐、摊料车和发芽槽三大部分组成。

① 泡药罐：主要用于原药材的浸泡。罐体上设有视孔、溢流口（兼作排放漂浮物出口）、放料口和蒸汽进口、空气进口等。罐内设置加热盘管，供罐内加热使用。

② 摊料车：主要由车架、绞龙、绞龙电机、行车电机和传动机构及喷淋器等组成。主要作用是不断翻动物料（增加物料与空气的接触机会）和向发芽槽内喷洒（补充）水分。

③ 发芽槽：发芽槽是谷芽、麦芽发芽的床体。槽上两边设有摊料车行走轨道。槽底设有活动孔眼板（孔径2mm）假底，做排水及新风分布使用（假底下部有排水口和新风进口）。槽的一端为活动挡板，出料时打开。

（2）操作过程　开启自来水进口，将水加入泡药罐内，至约占罐容积的1/3时，关闭水口。打开蒸汽进口，蒸汽通过盘管换热。待罐内水温升至25～35℃时（根据不同品种确定），停止加热。将净选后的谷或麦投入泡药罐内，并补充水至罐内水位淹没药物至溢流口处。开启空气进口，使物料、水在罐内强制对流，打开溢流口放净漂浮物（同时补充水），进行静置浸泡，并间歇开启蒸汽进口，维持罐内水温25～35℃，经4～6h，待物料种仁外膜可以刮掉即可，打开放料口，物料连同水流入发芽槽内。

开启摊料车摊平物料（保持物料厚度约30cm），并同时打开喷淋器洒水（水温最好是25～35℃）1～2次。关闭摊料车和喷淋器，在室内25～35℃、湿度80%的条件下，放置过夜。次日，每隔3～4h喷水翻动一次（夜间可不喷水或翻动），并间歇开启送风口，向发芽槽底部输送湿空气（湿度80%），以补充交换氧气，防止"烧坏""闷死"情况的发生。以后每日开启绞龙翻动1～2次，并随时喷水和送风。经3～4次反复操作，预计谷或麦的芽能长到0.5～1cm（由于各地炮制要求不一，发芽长度根据具体要求掌握），至达到要求时，停止喷水，开动绞龙翻动几次，至芽和根无"紧咬"现象为止。同时向发芽槽底部送符合药品生产要求的新风，以减少芽的含水量，利于干燥处理。出料时打开发芽槽的活动挡板，将物料装入容器，送烘干工序。

（3）谷发芽、麦发芽对操作环境的要求　厂房要求通风良好，门窗可启可闭；室内装饰材料要具有保温、保湿及防腐的特点。发芽槽最好布置在车间的阴面，尽量避免阳光直射。由于在发芽操作过程中室内湿度较大，发芽槽应与泡药罐隔成两室，且发芽槽室内最好隔出单独的操作控制室；在不影响操作的前提下，发芽槽室内空间应尽量减小，以节约能源。

发芽设备见图14-1。

14.2.3　发酵法

发酵是将净制或粉碎过的中药，加水或药汁拌匀后，制成一定形状，在温湿度适宜的环境下，利用微生物和酶的催化分解作用，使其发泡、生衣，产生新成分、新功效的一类炮制技术。

中药发酵是固态发酵，菌种是发酵的重要因素。发酵过程实质是微生物以曲料作为营养，进行分解代谢与合成代谢，产生新成分的新陈代谢过程，因此，该过程要保证微生物生长繁殖进行新陈代谢的条件。根据不同品种，发酵采取不同的工艺流程。

（1）操作方法

① 菌种的确定。中药发酵一般是利用环境中的微生物自然发酵，也就是杂菌发酵，常常因菌种不纯或不稳定而影响产品质量，因此需要对杂菌发酵进行改革。首先要筛选确定发酵菌种。固态发酵理想的微生物应具备以下特征：a.能够利用多糖的混合物；b.有完整的酶

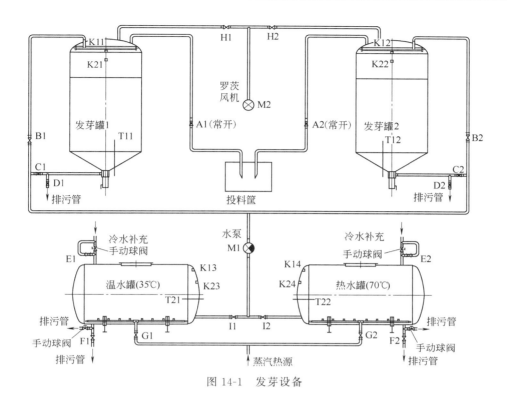

图 14-1 发芽设备

系，可以迅速从对某一种多糖的代谢转化为对另一种多糖的代谢；c.能够深入到料层中，也能穿过基质细胞内；d.在发酵过程中以菌丝形式生长，而不易孢子化；e.生长迅速，染菌概率小；f.可以在含水量低的基质中生长；g.能够耐受高浓度的营养盐；h.可以耐受基质预处理过程中产生的苯类等有毒物质。

② 提供基质。基质即曲料，基本结构为大分子，为发酵菌株的生长代谢提供碳源、氮源和能源。主要为含氮物质、含碳物质等。如六神曲发酵原料中的面粉为菌种提供了碳源，赤小豆为菌种提供了氮源。基质在使用时要进行粉碎过对比重筛，颗粒的结构、大小、形状、颗粒的多孔性、均匀性及硬度，基质的异质性都会影响发酵的质量。

③ 保持温度。最适温度要根据具体菌种而定。若温度太高造成菌种老化、死亡，不能发酵；温度过低，则菌种生长繁殖慢，不利于发酵。随着发酵的进行，发酵过程产生代谢热。由于底物热传导性差，产生热量很难及时扩散，造成温度梯度，难以控制发酵的温度，影响发酵的质量。因此要定时进行搅拌，保持发酵过程的温度基本稳定。

④ 保持湿度。基质的含水量以及发酵环境的相对湿度是影响产出的重要因素。水在固态发酵中不仅为微生物生长提供营养充足的水环境，而且还会影响微生物对氧的利用。微生物能否在底物上生长取决于该基质的水分活度值 A_w，A_w 与底物的含水量 W 有关。含水量和水分活度值是两个直接相关的量，定义为：

$$W = \frac{物料湿重 - 物料干重}{物料湿重} \times 100\%$$

$$A_w = \frac{p}{p_a}$$

式中，A_w 为基质的水分活度值；p 为湿料的饱和蒸气压；p_a 为同样温度下纯水的饱和蒸气压。底物的性质、最终产物的类型及微生物的需求共同决定底物含水量的水平，微生物不同，所需的水分活度值也不同。一般而言，细菌的 A_w 在 $0.90\sim0.99$，大多数酵母菌的 A_w 在 $0.80\sim0.90$，真菌及少数酵母菌 A_w 在 $0.60\sim0.70$。因此，固态发酵常用真菌就是因为其对水活度要求低，可以排除其他杂菌的污染。水分活度值是影响水和溶质穿越细胞膜的一个重要参数，通过 A_w 的调整，可以用于调节微生物代谢物的产生。在发酵过程中，由于蒸发及温度上升，导致 A_w 下降，可以通过向底物中加无菌水、加湿空气、安装喷湿器等办法来提高 A_w。固态底物中水活度可以用空气的相对湿度（RH）来调节，相对湿度应控制在 $70\%\sim85\%$。若湿度太大，则药料发黏，且易生虫霉烂，造成曲剂发暗；若湿度太低，即曲料过分干燥，则曲剂易散不能成形。对曲料的含水量的把握可凭经验，以"握之成团，指间可见水迹，放下轻击则碎"为宜。

⑤ 控制 pH。发酵过程中 pH 一般控制在 $4.0\sim7.6$，为避免发酵过程中湿物料 pH 的变化，通常采用具有缓冲能力的物质作底物以消除 pH 变化所带来的不利影响。在敞开式发酵中，经常喷洒一定浓度碱/酸水溶液来调节 pH。另外也可采用含氮无机盐（如脲）作为氮源，以抵消发酵过程中生成的酸带来的负面影响。

⑥ 通气。在好氧微生物的固态发酵过程中，氧的传递往往是限制微生物生长和产物形成的重要因素之一，底物含水量如果太高，空隙中充满游离水，空气被排出，造成厌氧环境，微生物的生长会受到抑制。搅拌和通气可为微生物提供充分的氧气。一般情况下采用颗粒状多孔或纤维状物质作底物，减小底物的厚度，增大底物间空隙，使用多孔浅盘发酵，使用转鼓反应器等措施能改善通气状况，有利于发酵进行。

（2）炮制目的

① 改变原有性能，产生新的功效，扩大用药品种。如六神曲、淡豆豉等。

② 增强疗效。如半夏曲等。

（3）注意事项

① 为防止曲块出现黑色霉味及酸败味，原料在发酵前应进行杀菌处理，以免杂菌感染，影响发酵质量。

② 发酵过程须连续进行，一次完成。

③ 温度和湿度对发酵的速度影响很大，若湿度过低或过分干燥，发酵速度慢甚至不能发酵，而温度过高则能杀死菌种，不能发酵。

（4）发酵实例

红　曲

【药材来源】本品为曲霉科红曲霉属真菌红曲霉 *Monascus purpureus* Went. 的菌丝及孢子，经人工培养，使菌丝在粳米内部生长，使整个米粒变为红曲米。

【炮制方法】

（1）净选　将稻米（粳稻、糯米）用水充分洗净。

（2）浸泡　加水浸泡后，沥干水。

（3）蒸煮　将浸泡后的米蒸煮至熟，饭粒捏成团后自行松散，打散，喷雾着水，将饭粒水分调到 40% 左右，冷却到 $45℃$ 以下。

（4）接种　将紫红曲霉菌种扩大培养与饭粒充分拌匀。

（5）发酵　将温度控制在 $45℃$，发酵 10 天，至米粒呈红色，取出。

（6）干燥　晒干或低温干燥（温度控制在 $60℃$ 左右），干燥至红曲米粒水分 $\leqslant12.0\%$，即可。

【饮片性状】红曲呈米粒状，多碎断，表面紫红色或棕红色，断面粉红色；质脆，手捻之易粉碎，染指；微有酸酵气，味淡。红曲炭，形似红曲，外皮呈黑色，内部呈老黄色，有焦香味。

【质量要求】红曲呈长卵形、类圆柱形或不规则形，略扁。表面紫红色或棕红色，凹凸不平，有的具浅纵、横纹理。质脆，易沿横纹理断开，断面齐平，边缘红色至暗红色，中部略凹，白色至浅红色。气特异，味淡、微甘。

【炮制作用】红曲味甘，性温。归肝、大肠经。具有活血化瘀、健脾消食的功能。用于产后恶露不净、瘀滞腹痛、食积饱胀、赤白下痢，外用治跌打损伤。

【炮制研究】大米发酵成红曲后，经分析含有莫纳可林K（洛伐他汀）、麦角固醇（维生素 D 前体）、γ-氨基丁酸（γ-GABA）、天然植物激素。

近年来对红曲的生产工艺进行改进，系用优质籼米为原料，采取变温培养，麦芽汁斜面直接接种，大米作氮源，蛋白胨作附加氮源，0.2％的甘油、5％的蛋白胨，起始含水量50％，并保持在46％～52％为宜。发酵时间15天，即32～35℃培养7天后降至23～25℃培养到15天即可。

传统制法选择红色土壤，挖一深坑，在坑底及四周铺以篾席，将粳米倒入其中，盖以篾席，压以石块，使其发酵而变为红色，经3～4天后，米粒外皮紫红色，内心亦变为红色。

【贮藏】置阴凉干燥处，防潮、防虫蛀。

神　曲

【药材来源】本品为苦杏仁、赤小豆、鲜青蒿、鲜辣蓼、鲜苍耳草等药加入面粉（或麦麸）混合后经发酵而成的曲剂。

【炮制方法】

（1）净选　取苦杏仁、赤小豆、鲜青蒿、鲜辣蓼、鲜苍耳草（或其干品），置挑选工作台上，人工除去变质药材及非药用部位。

（2）配料　每100kg面粉，用杏仁、赤小豆各4kg，将鲜青蒿、鲜辣蓼、鲜苍耳草各7kg或其干品煎煮制成药汁，备用（青蒿、辣蓼、苍耳亦可用干品，并可粉碎后直接拌曲，可用一定比例的麦麸代替面粉）。

（3）混合　取苦杏仁、赤小豆碾成粉末，与面粉混匀，加入鲜青蒿、鲜辣蓼、鲜苍耳草药汁，揉搓成"握之成团、掷之即散"的粗颗粒状软材。

（4）成型　置模具中压制成扁平方块（33cm×20cm×6.6cm），用鲜苘麻叶包严，放入箱内，按品字形堆放，上面覆盖鲜青蒿。

（5）发酵　置30～37℃，经4～6天即能发酵，发酵时间以7天为佳。待表面生出黄白色霉衣时取出。

（6）干燥　除去苘麻叶，切成2.5cm³的小块，干燥。

【饮片性状】本品呈方形或长方形的块状，宽约3cm，厚约1cm，外表土黄色，粗糙。质硬脆，易断，断面不平整，类白色，可见未被粉碎的褐色残渣及发酵后的空隙。具陈腐气，味苦。以身干、陈久、无虫蛀、杂质少者为佳。

【炮制作用】神曲味甘、辛，性温。归脾、胃经。神曲健脾开胃，并有发散作用。

【炮制研究】神曲含有酵母菌、乳酸杆菌、麦角固醇、挥发油、苷类、蛋白酶、淀粉酶、乳酸、维生素、微量元素等有效成分，对人体有一定的生理调节作用。

神曲的生产周期较长，采用新的方法对制曲工艺进行改革，以蛋白酶、淀粉酶活力、薄层色谱为考察指标，对神曲的原料、发酵时间等进行研究，原料中青蒿、苍耳、辣蓼用鲜品或干品未见显著差异；不同面粉、麦麸配比的样品淀粉酶活力有差异，蛋白酶活力、薄层色谱未见显著差异；发酵时间对各酶活力有显著影响。

【贮藏】置阴凉干燥处，防潮、防虫蛀。

半 夏 曲

【药材来源】本品为清半夏、白矾、神曲、生姜汁与面粉经加工发酵炮制而成的曲剂。

【炮制方法】

（1）净选　取清半夏、白矾、神曲、生姜，置挑选工作台上，人工除去变质药材及非药用部位。

（2）配料　清半夏160g，白矾10g，六神曲5g，生姜汁20g，面粉32g。

（3）粉碎　将清半夏、白矾、神曲三味粉碎，过筛得细粉。

（4）混合　生姜汁加水适量，与面粉及上述细粉搅匀，制成粗粒或软硬适宜的小块或颗粒。

（5）发酵　将上述软材置适宜的温度和湿度条件下自然发酵。

（6）干燥　控制温度和时间，烘干。

【饮片性状】小立方块，表面淡黄色，质疏松，有细蜂窝眼。麸炒半夏曲形如半夏曲，表面米黄色，具焦香气。

【炮制作用】半夏曲味甘、微辛，性温。归脾、胃经。半夏经发酵制成曲剂后，可增强降逆止呕、止咳化痰的功能。用于恶心呕吐、食欲不振、咳嗽痰壅、胸脘痞满、饮食不消、苔腻呕恶。

【贮藏】置阴凉干燥处，防潮、防虫蛀。

淡 豆 豉

【药材来源】本品为豆科植物大豆 *Glycine max*（L.）Merr. 的成熟种子的发酵加工品。

【炮制方法】

（1）净选　取桑叶、青蒿、大豆，置挑选工作台上，人工除去变质药材及非药用部位。

（2）蒸制　取桑叶、青蒿加水煎煮，滤过，将煎汁拌入净大豆中，待汤液被吸尽后，置蒸制容器内蒸透，取出，稍晾。

（3）发酵　将蒸好的大豆置容器内，用煎过的桑叶、青蒿渣覆盖，闷使发酵至黄衣上遍时，取出，除去药渣，洗净，置容器内，再闷15～20天，至充分发酵，有香气逸出时，取出，略蒸。每100kg黑大豆，用桑叶、青蒿各7～10kg。

（4）干燥　控制温度和时间，烘干。

【饮片性状】椭圆形，略扁，长0.6～1cm，直径0.5～0.7cm。表面黑色，皱缩不平，上有黄灰色膜状物。外皮多松泡，有的已脱落，露出棕色种仁。质柔软，断面棕黑色。气香，味微甘。

【炮制作用】淡豆豉味苦、辛，凉。归肺、胃经。具有解表、除烦的功能。用于伤风感冒、发热恶寒、头痛，或胸中烦闷，虚烦不眠。

【炮制研究】淡豆豉含有大豆中的12种异黄酮，分为游离型的苷元和结合型的糖苷两类，经发酵后苷转变为苷元，两种含量较高的苷元成分为染料木素和大豆素。

采用黑曲霉纯种培养新工艺，在温度（28±2）℃、相对湿度95%发酵培养15～20天，改进后的工艺避免了杂菌感染，产品质量符合标准。用HPLC法测定淡豆豉中游离染料木素含量为（230.64±9.14）μg/g、大豆黄素含量为（264.26±4.22）μg/g，用盐酸水解处理后样品中染料木素总含量为（276.00±7.81）μg/g、大豆黄素总含量为（287.65±5.70）

μg/g。建立的方法准确、简便，可用于控制和评价淡豆豉的品质。

【贮藏】置阴凉干燥处，防潮、防虫蛀。

14.2.4 发芽法

发芽法是将新鲜成熟的种子经净制、浸泡后，在温湿度适宜的条件下，促使幼芽萌发，从而产生新功效的一类炮制技术。

（1）炮制目的 发芽法能够使种子内淀粉被分解为糊精、葡萄糖及果糖，蛋白质被分解成氨基酸，脂肪被分解成甘油和脂肪酸，并产生各种消化酶、维生素，使其具有新的功效，扩大用药品种。其实质是制备新的饮片。如麦芽、谷芽（稻芽）、大豆黄卷等。

（2）操作方法

① 选种。选择新鲜、粒大、饱满、无病虫害、色泽鲜艳的种子或果实。进行发芽率的测定：即在规定的条件和时间内，生出的正常幼苗数占供检种子数的百分率。

② 吸水。发芽时，浸渍后的含水量以控制在 42%～45% 为宜。种子的浸泡时间应依气候、环境而定，一般春、秋季宜浸泡 4～6h，夏季 4h，冬季 8h。每日喷淋清水 2～3 次，保持湿润。

吸水是种子萌发的第一步。水可使种皮膨胀软化，氧气容易透过种皮，增加胚的呼吸，也使胚易于突破种皮；另外，水分使凝胶状态的细胞质转变为溶胶状态，使代谢加强，并在一系列酶的作用下，使胚乳的贮藏物质逐渐转化为可溶性物质，供幼小器官生长之用。

③ 充足的氧气。种子萌发是一个非常活跃的过程，旺盛的物质代谢和活跃的物质运输需要氧的参与。选择有充足氧气、通风良好的场地或容器进行发芽。一般置于能透气漏水的容器中，或已垫好竹席的地面上，用湿物盖严。

种子在浸种催芽过程中，有两种呼吸作用，即有氧呼吸和无氧呼吸。有氧呼吸释放的能量高于无氧呼吸。在缺氧的情况下，种子具有一定的耐缺氧能力，可以进行无氧呼吸。如果无氧呼吸时间过长，则会消耗较多的有机物，释放较少的能量，还积累过多酒精，使种子受毒。因此，种子发芽过程中要保持适宜的温度、湿度和充足的氧气。

④ 适宜的温度。种子萌发也是一个生理生化变化的过程，是在一系列酶的参与下进行的，所以需要适宜的温度条件。温度一般以 18～25℃为宜。

⑤ 干燥。经 2～3 天即可萌发幼芽，待幼芽长出 0.2～1cm 时，取出，立即干燥。

（3）注意事项

① 要根据具体种子确定发芽温度，浸渍后含水量控制在 42%～45% 为宜。

② 种子的浸泡时间应依气候、环境而定，一般春、秋季宜浸泡 4～6h，夏季 4h，冬季 8h。

③ 选用新鲜成熟的种子或果实，在发芽前应先测定发芽率，要求发芽率在 85% 以上。

④ 适当避光并选择有充足氧气、通风良好的场地或容器进行发芽。

⑤ 种子发芽时先长须根后生芽，注意须根与芽的区别。以芽长至 0.2～1cm 为标准，芽过长则影响药效。

⑥ 在发芽过程中，要勤加检查、淋水，以保持所需湿度，并防止发热霉烂。

⑦ 发芽法注意过程中避免带入油腻，以防烂芽。一般芽长不超过 1cm。

（4）发芽法实例

麦　芽

【药材来源】本品为禾本科植物大麦 *Hordeum vulgare* L. 的成熟果实经发芽干燥的炮制加工品。

【炮制方法】

（1）选种　选择新鲜、粒大、饱满、无病虫害、色泽鲜艳的大麦。

（2）浸泡　清水浸泡至六七成透，捞出。

（3）保温保湿　置能排水的容器内，盖好，每日淋水 2～3 次，保持湿润，保持温度 18～25℃。

（4）发芽　待芽长至 0.5cm 时，取出。

（5）干燥　晒干。

【饮片性状】麦芽呈梭形，长 8～12mm，直径 3～4mm。表面淡黄色，背面为外稃包围，具 5 脉；腹面为内稃包围。除去内外稃后，腹面有 1 条纵沟；基部胚根处生出幼芽和须根，幼芽长披针状条形，长约 5mm。须根数条，纤细而弯曲。质硬，断面白色，粉性。气微，味微甘。

【质量要求】水分含量不得过 13.0%。总灰分不得过 5.0%，出芽率不得少于 85%。

【炮制作用】麦芽味甘，性平。归脾、胃经。具有行气消食、健脾开胃、退乳消胀的功能。生麦芽健脾和胃，疏肝行气。用于脾虚食少、乳汁郁积，如与谷芽、山楂、白术、陈皮等配伍，治一般消化不良，对米、面积滞或果积有化积开胃作用。对食积化热者尤宜生用。

【炮制研究】麦芽含有黄酮、淀粉酶、转化糖酶、维生素 B、麦芽糖、葡萄糖、糊精、脂肪等。大麦发芽过程中，酶活性因发芽程度不同而有显著差异。长出胚芽者酶的活性为 (1:7)～(1:10)，而无胚芽者酶的活性为 (1:3)～(1:5)。而乳酸含量前者为 0.8%～1.0%，后者为 0.5%～0.75%。芽亦不能太长，太长则其他成分消耗多，纤维素含量高，药效降低。

以淀粉酶为指标，对麦芽发芽工艺及质量标准进行研究。研究认为，最佳发芽长度应为麦粒本身长度的 0.7～0.85 倍，发芽要均匀，发芽率在 95% 以上，长度 0.5～1cm 者应占 80% 以上，露头芽在 5% 以下，淀粉酶在 300 个糖化力单位以上。

地板堆垅法适合工业生产。

（1）浸渍　①浸渍时间：与麦粒厚度及水温有关，与大麦原含水量关系不大。浸渍至含水量 42%～45%。浸渍不足的大麦发芽情况后期不如正常的好；浸渍过度甚至能完全失去发芽能力。因此，宁可浸渍不足（不足时可随时喷水），不可过头。②浸渍度的检查：大拇指和食指压紧麦尖不再感到刺手，麦粒切面只在中心一点还呈现白色，其余部分都被水浸透而变微黄色，测定含水量在 42%～45%。③浸渍水：井水最好，冬暖夏凉。用 8 倍稀释的石灰饱和液浸 4～6h，可大大提高发芽率，并能去污垢和臭气，消毒，用这种水浸渍发芽的麦芽蒙有一层灰色。

（2）发芽（地板式）①堆垅：可保持温度在 18～25℃，垅越高温度越高，但不得超过 45℃。②翻垅：可除去二氧化碳，避免闷死，并可降温冷却，提供充足的空气。③洒水：保湿，并可控制温度，待芽长至 0.5cm 时，取出干燥即得。

【贮藏】置阴凉干燥处，防潮、防虫蛀。

谷　芽

【药材来源】本品为禾本科植物粟 *Setaria italica* (L.) Beauv. 的成熟果实经发芽干燥的炮制加工品。

【炮制方法】

（1）选种　选择新鲜、粒大、饱满、无病虫害、色泽鲜艳的果实。

（2）浸泡　清水浸泡至六七成透（含水量 42%～45%），捞出。

（3）保温保湿　置能排水的容器内，盖好，每日淋水1～2次，保持湿润，保持温度18～25℃。

（4）芽　待芽长至6mm时，取出。

（5）干燥　晒干。

【饮片性状】谷芽呈类圆球形，直径约2mm，顶端钝圆，基部略尖。外壳为革质的稃片，淡黄色，具点状皱纹，下端有初生的细须根，长3～6mm，剥去稃片，内含淡黄色或黄白色颖果（小米）1粒。气微，味微甘。

【质量要求】水分含量不得过13.0%，总灰分不得过4.0%，酸不溶性灰分不得过2.0%；出芽率不得少于85%。

【炮制作用】谷芽味甘，性温。归脾、胃经。具有消食和中、健脾开胃的功能。用于食积不消、腹胀口臭、脾胃虚弱、不饥食少。

【贮藏】置阴凉干燥处，防潮、防虫蛀。

<h3 style="text-align:center">大　豆　黄　卷</h3>

【药材来源】本品为豆科植物大豆 *Glycine max*（L.）Merr. 的成熟种子经发芽干燥的炮制加工品。

【炮制方法】

（1）选种　选择新鲜、粒大、饱满、无病虫害、色泽鲜艳的种子。

（2）浸泡　清水浸泡至表面起皱，捞出。

（3）保温保湿　置能排水的容器内，盖好，每日淋水2～3次，保持湿润，保持温度18～25℃。

（4）发芽　待芽长至0.5～1cm时，取出。

（5）干燥　晒干。

【饮片性状】大豆黄卷略呈肾形，长约8mm，宽约6mm。表面黄色或黄棕色，微皱缩，一侧有明显的脐点；一端有1弯曲胚根。外皮质脆，多破裂或脱落。子叶2，黄色。气微，味淡，嚼之有豆腥味。

【质量要求】水分含量不得过11.0%，总灰分不得过7.0%；以干燥品计含大豆苷（$C_{21}H_{20}O_9$）和染料木苷（$C_{21}H_{20}O_{10}$）的总量不得少于0.080%。

【炮制作用】大豆黄卷味甘，性平。归脾、胃经。具有清利湿热、清解表邪的功能。用于夏月感冒、暑湿、湿温，小儿撮口和发噤（《圣惠方》），亦用于湿痹、水肿胀满。

【炮制研究】制大豆黄卷炮制工艺改进：取灯心草、淡竹叶，置锅内加水煎汤，去渣，放凉，加入净大豆，待汤被吸尽时，置容器内，每日淋水2～3次，保持湿润。待芽长至0.5～1cm时，取出干燥，即得。每100kg净大豆，用灯心草1kg、淡竹叶2kg。优点：简化工艺，缩短工时；发芽率在95%以上，并可避免药材受热损伤，成品颗粒饱满，外观质量较好。

【贮藏】置阴凉干燥处，防潮、防虫蛀。

14.3　制霜法

制霜是中药经过加工处理，成为松散粉末、细小结晶或煎熬成粉渣的一类炮制技术。制霜法属于中药传统制药技术，是制备新饮片的方法之一。

14.3.1　方法与设备

根据操作方法的不同，可分为去油制霜、渗析制霜、升华制霜、煎煮制霜等。

14.3.1.1　去油制霜生产操作

（1）准备

① 检查。操作工按进出一般生产区规程更鞋、更衣、洗手。检查操作间、所用设备、容器、器具的清洁情况和灵敏度、准确度。

② 准备。将所用容器、器具按洁净生产区容器、器具清洁规程进行清洁。按"生产指令"向仓库领取所需原药材，并按物料进入洁净生产区清洁规程去掉药材的外包装，按大小分档并净制。

（2）生产过程

① 前处理。取药材除净杂质。去油制霜的果实、种子类药材按要求去果皮和种皮。

② 制霜。当预热温度达到设定温度时，将炒好的原料注入榨腔之中，装料完毕，启动控制面板开关，开始压榨，以药物呈松散粉末、不再黏结成饼为度。

③ 包装。按照来源不同可选用普通包装和真空包装。放入合格证后封口，将小包装装入大包装（纸箱）中。大、小包装外面都注明饮片品名、规格、生产批号、数量、厂名。

（3）清场

① 清洁。使用后的容器、器具、设备按清洁规程进行清洁。

② 废物处理。按规定处理废水；将废物收集入贮器内按生产中废弃物处理规程进行处理，并对废物贮器进行清洁。毒剧药物如巴豆油等要特别处理。

③ 记录。清场结束后详细填写清场记录。

14.3.1.2　去油制霜设备

目前专门用于中药制霜的设备不多，多借用食品设备。目前有制霜机用于去油制霜的生产。

（1）用途与特点　具有体积小、重量轻、占地小、易移动、出油率高、低消耗的特点。适用于去油制霜的药物。

（2）结构和工作原理　由料筒、液压泵、加热器、柱塞、电机等部件组成（图14-2）。物料加热后，通过液压系统进行压榨，达到压榨去油的目的。

（3）操作步骤

① 开机。接通电源220V（注意电机转向要与所标注箭头方向一致），打开电源开关。

② 预热。在温控仪上设定预热温度，打开加热器开关。

③ 注料。当预热温度到达设定温度时，打开上板，放入棉垫，将炒好的、温度在120℃左右的油料注入榨腔之中（一次可注入1kg），然后再放入棉垫及铁板。

注意：如果压榨的物料温度较低或物料比较细小，则将物料装入布袋后放入榨腔。注料时不要将金属、石子等坚硬物体投入榨腔以避免损坏榨腔。

④ 去油。装料完毕后，把上板转回正上方，不能转动为止。设定压榨压力（不超过

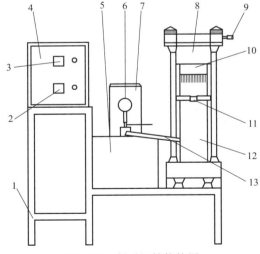

图 14-2　制霜机结构简图

1—机架；2—压力控制器；3—温度测控仪；
4—控制面板；5—液压装置；6—压力表；
7—电机；8—加热套；9—压力手柄；10—榨腔；
11—出油口；12—液压缸；13—油管

30MPa），将卸压杠杆抬至最高位，再启动控制面板开关，此时液压系统工作，油缸柱塞上升，开始挤压油料，被榨出的油经导流盘流入接油台里。压力表指示的压力值达到设定压力值时，液压系统停止工作，当系统压力减弱（即小于设定值）时，工作电机会自动启动，以保持要求的压力不变。压榨完毕，关闭电机，向下压动卸压杠杆，油缸柱塞向下移动。打开上压板，抬高卸压杠杆，启动液压系统，油缸柱塞上升，将油渣从榨膛上口顶出，取出油渣，关闭电机。

⑤ 关机。关闭工作电机和加热器，榨出的油过滤结束后，关闭所有电源。

14.3.2 去油制霜

去油制霜是将富含油脂的果实、种子类药物，去除部分油脂，制成松散粉末的炮制方法。如巴豆、千金子、大风子、木鳖子、柏子仁、瓜蒌仁等可采用去油制霜法炮制。

（1）炮制目的

① 降低毒性，缓和药性。如巴豆去油制霜后可以降低毒性，缓和泻下作用。

② 消除副作用。通过去油制霜可以减少滑肠、致呕等副作用，如柏子仁等。

（2）操作方法　取净药材，除去果皮及种皮，取种仁，将种仁碾碎，用吸油纸或布包裹，加热并压榨去油，反复多次，至药物呈松散粉末，不再黏结为度。

（3）注意事项

① 按照毒性中药炮制生产规范操作；

② 操作中保持一定的温度，尽快除去油脂。

③ 加工中注意生产工人的劳动保护，避免中毒。

（4）去油制霜实例

巴 豆 霜

【药材来源】本品为大戟科植物巴豆 *Croton tiglium* L. 的干燥成熟果实的炮制加工品。

【炮制方法】

（1）净制　取生巴豆原药材，洗净，干燥，去除种皮，得净巴豆仁。

（2）制霜　取净巴豆仁，碾碎如泥，经微热后，压榨除去大部分油脂，取残渣研成松散粉末。

【饮片性状】巴豆种仁黄白色，油质。气微，味辛辣。巴豆霜为粒度均匀、疏松的淡黄色粉末，显油性。

【质量要求】巴豆霜水分不得过 12.0%，总灰分不得过 7.0%；以干燥品计，脂肪油含量为 18.0%～20.0%，巴豆苷不得少于 0.80%。

【炮制作用】巴豆味辛，性热，有大毒。归胃、大肠经。具有峻下积滞、逐水消肿、豁痰利咽、蚀疮等功效。

巴豆生品毒性强烈，仅供外用。用于疥癣、恶疮等。巴豆去油制霜后，能降低毒性，缓和泻下作用，用于寒积便秘、乳食停滞、腹水臌胀、喉风、喉痹等证。

【炮制研究】巴豆种仁含多种化学成分，如二萜类及其内酯、鞣质、三萜以及生物碱和黄酮类。含脂肪油 40%～60%。此外尚含蛋白质，其中巴豆毒素为一种毒性球蛋白。

传统制霜法含油量不易控制，稀释法制霜则未经加热处理，毒性较大。改为在稀释以前采用炒黄法或蒸法热处理巴豆仁，或在稀释前 110℃烘烤 2h 的工艺，既保持了传统巴豆霜的特色，又便于控制含油量。也有研究运用灵芝菌和白僵菌的减毒提供新的思路和方法。

【贮藏】置阴凉干燥处。

木鳖子霜

【药材来源】本品为葫芦科植物木鳖 *Momordica cochinchinensis* （Lour.） Spreng. 的干燥成熟种子的炮制加工品。

【炮制方法】

（1）净制　取生木鳖子原药材，去除种皮，得净木鳖子仁。

（2）制霜　取净木鳖子仁，碾碎如泥，经微热后，压榨除去大部分油脂，取残渣研成松散粉末。

【饮片性状】木鳖子霜为白色或灰白色的松散粉末。

【炮制作用】木鳖子味苦、微甘，性凉，有毒。归肝、脾、胃经，具有散结消肿、攻毒疗疮的功效。

木鳖子生品有毒，仅供外用。用于疮疡肿毒、乳痈、瘰疬等证。制霜后除去部分脂肪油，降低了毒性，可入丸散剂内服，其功用与木鳖子同。

【炮制研究】木鳖子含脂肪油约44%，还含有木鳖子皂苷、海藻糖、氨基酸、蛋白质、甾醇等成分。有研究发现，木鳖子制霜后脂肪油含量下降；总皂苷、齐墩果酸含量增加；木鳖子毒性随着含油量的增大呈现降低趋势，木鳖子在20%含油量时抗炎、镇痛等药效学作用最为明显，对免疫器官的抑制作用最小，对小鼠一般状况和体重影响最小。

【贮藏】木鳖子霜瓶装或坛装，密闭，置阴凉干燥处。

千金子霜

【药材来源】本品为大戟科植物续随子 *Euphorbia lathyris* L. 的干燥成熟种子的炮制加工品。

【炮制方法】

（1）净选　取生千金子原药材，除去杂质，去除种皮，得净千金子仁。

（2）制霜　取净千金子仁，碾碎如泥，经微热后，压榨除去大部分油脂，取残渣研成松散粉末。

【饮片性状】千金子霜　本品为均匀、疏松的淡黄色粉末，微显油性。味辛辣。

【质量要求】千金子霜　本品含脂肪油应为18.0%～20.0%。

【炮制作用】千金子味辛，性温，有毒。归肝、肾、大肠经。具有泻下逐水、破血消癥的功效。

千金子生品毒性较大，多供外用。用于顽癣、疣赘。去油制霜后可降低毒性，缓和泻下作用，可供内服。用于二便不通、水肿、痰饮、积滞胀满、血瘀经闭等证。

【炮制研究】千金子含脂肪油40%～50%，油中含多种脂肪酸的甘油酯和二萜酚酯等。有研究以传统法制得千金子霜，对不同含油量的千金子霜小鼠出现俯卧、食少、被毛潮湿等轻度中毒反应的时间和程度进行了比较。认为千金子的毒性部位在于脂肪油，在大剂量给药时，动物会出现一系列胃肠道毒副反应。

【贮藏】千金子霜瓶装或坛装，置阴凉干燥处。防蛀。生千金子按毒剧药管理方法管理。

柏子仁霜

【药材来源】本品为柏科植物侧柏 *Platycladus orientalis* （L.） Franco 的干燥成熟种仁的炮制加工品。

【炮制方法】

（1）净选　取生柏子仁原药材，除去杂质，去皮，得净柏子仁。

（2）制霜　取净柏子仁，碾碎如泥，经微热后，压榨除去大部分油脂，取残渣研成松散粉末。

【饮片性状】柏子仁　本品呈长卵形或长椭圆形，长 4～7mm，直径 1.5～3mm。表面黄白色或淡黄棕色，外包膜质内种皮，顶端略尖，有深褐色的小点，基部钝圆。质软，富油性。气微香，味淡。柏子仁霜为均匀、疏松的淡黄色粉末，微显油性，气微香。

【质量要求】柏子仁　酸值不得过 40.0，羰基值不得过 30.0，过氧化值不得过 0.26；每 1000g 本品含黄曲霉素 B_1 不得过 5μg，黄曲霉素 G_2、黄曲霉素 G_1、黄曲霉素 B_2、黄曲霉素 B_1 总量不得过 10μg。柏子仁霜检查同柏子仁。

【炮制作用】柏子仁味甘、性平。归心、肾、大肠经，具有养心安神、止汗、润肠通便的功效。

柏子仁：生品润肠作用强，常用于肠燥便秘。但生品气味不佳，易致恶心或呕吐。

柏子仁霜：去油制霜后，可消除呕吐和润肠致泻的副作用。用于心神不安、虚烦失眠等证。

【贮藏】柏子仁霜瓶装或坛装，置阴凉干燥处。防热、防蛀、防泛油。

14.3.3　渗析制霜

（1）渗析制霜是药物经过加工析出细小结晶的方法。如西瓜霜的制备。

（2）渗析制霜的目的是制备新药，产生新的治疗作用。

（3）渗析制霜实例

西　瓜　霜

【药材来源】本品为葫芦科植物西瓜 *Citrullus lanatus*（Thunb.）Matsumu. et Nakai 的成熟新鲜果实与皮硝经加工制成的炮制品。

【炮制方法】

（1）瓦罐析霜　选新鲜成熟的西瓜，洗净，切碎，装入不带釉的泥瓦罐内，西瓜、芒硝次第铺放，至罐容量的 4/5 时，将罐口密封，悬挂于阴凉通风处，待有结晶析出后，随析出，随刷下，收集所有结晶物，即为西瓜霜。

（2）西瓜析霜　选新鲜无伤痕的西瓜，洗净，擦干，在近果柄处切一厚片作顶盖，挖出部分瓜瓤，装入芒硝，盖好顶盖，竹签插牢，悬挂于阴凉通风处，待有结晶析出后，随析出，随刷下，收集所有结晶物，即为西瓜霜。

（3）现代方法　将新鲜成熟的西瓜切碎，加入芒硝加热溶解、过滤；滤液经减压浓缩，低温析出结晶，结晶风化，即得。

每 100kg 净西瓜用芒硝 15kg。

【饮片性状】西瓜霜为类白色至黄白色的结晶性粉末。气微、味咸。

【质量要求】西瓜霜含重金属不得过 10mg/kg，含砷盐不得过 10mg/kg，含硫酸钠（Na_2SO_4）不得少于 90.0%。

【炮制作用】西瓜霜味咸，性寒。归肺、胃、大肠经。具有清热泻火、消肿止痛的功效。用于咽喉肿痛、喉痹、口疮。

【炮制研究】有实验遵照传统西瓜霜的炮制方法，分别在夏季（7月）和秋季（9月）制霜，并对自制的西瓜霜进行了含量测定。经观察发现，与夏季相比，秋季初次出霜较夏季稍慢，出霜时间较长，但出霜量略多，并且较纯净。所得西瓜霜中硫酸钠的平均含量为95.5%。对西瓜霜进行化学成分分析，结果表明，西瓜霜含有 18 种氨基酸，其中 7 种为人体必需氨基酸。另外，西瓜霜含有铁、锰、铜和镁等 9 种无机元素。

【贮藏】贮干燥容器内，密闭，置阴凉干燥处。防潮、防热。

14.3.4　升华制霜

（1）药物经加热升华，制得细小结晶的方法。如砒霜的制备。

（2）升华制霜的目的是纯净药物。

（3）升华制霜实例

信　石

【药材来源】本品为天然产矿物砷华 Arsenolitum 或硫化物类矿物毒砂 Arsenpyritum 或雄黄 Realgar 等含砷矿物加工制成。主要含有 As_2O_3。

【炮制方法】信石　取净信石，置耐热容器内，高温加热，收集升华物，即得。

【饮片性状】信石为不规则碎块状，表面具灰色、黄色、白色、红色交错彩晕，质脆，易碎。砒霜为白色结晶或粉末。

【炮制作用】信石味酸、辛，性大热。归脾、肺、胃、大肠经。具有祛痰、截疟、杀虫、蚀腐的功效。

信石：有大毒。用于寒痰、疟疾、梅毒、瘰疬、痔漏等。

砒霜：制霜后药性更纯，毒性更大。功同信石。

【贮藏】密封，置干燥处。按毒剧药管理方法管理。

14.3.5　煎煮制霜

（1）药物经过多次长时间煎熬后，制成粉渣的方法。如鹿角霜的制备。

（2）煎煮制霜的目的是缓和药性、综合利用资源。

（3）煎煮制霜实例

鹿　角　霜

【药材来源】本品为鹿科动物马鹿 *Cervus elaphus* Linnaeus 或梅花鹿 *Cervus nippon* Temminck 的角去胶质的角块。

【炮制方法】将鹿角长时间煎煮，熬去胶质，取出角块，除去杂质，干燥。用时捣碎，即为鹿角霜。

【饮片性状】鹿角霜为长圆柱形或不规则的块状，大小不一。表面灰白色，显粉性，常具纵棱，偶见灰色或灰棕色斑点。体轻，质酥，断面外层较致密，白色或灰白色，内层有蜂窝状小孔，灰褐色或灰黄色。有吸湿性。气微，味淡，嚼之有粘牙感。

【质量要求】水分不得过 8.0%。

【炮制作用】鹿角霜味咸，性温。归肝、肾经。具有温肾助阳、收敛止血的功效。用于脾肾阳虚、白带过多、遗尿尿频、崩漏下血、疮疡不敛。

【贮藏】置阴凉干燥处。

14.4　水飞法

利用粗细粉末在水中悬浮性不同，将不溶于水的矿物、贝壳类药物经反复研磨制备成极细腻粉末的方法，称水飞法。本法适用于不溶于水的矿物、贝壳类中药。

14.4.1 方法与设备

14.4.1.1 炮制方法

（1）水飞前准备

① 水飞前必须做好水飞车间内外、机器设备、工具的清场检查工作，在有效期内的"已清洁""完好"状态标识。

② 穿洁净卫生统一的防尘工作服，戴防尘工作帽；用清洁品洗手。毒剧药材粉碎应有防护面具及胶皮手套。

③ 准备好水飞过筛工具，调试好相关设备。

④ 将"已清洁"标识取下换上填有相关内容的"生产状态标识"。

（2）操作过程

① 按生产指令领取中药材，检查中药材的品名、规格、批号、质量、数量、产地，并填写原料标识卡。

② 将药材先打成碎块，置于乳钵中或球磨机中，加入适量清水，用杵棒重力研磨或开动球磨机，使药材被研细。当有部分细粉研成时，旋转乳钵，使细粉混悬于水中或将球磨机中的混悬液中的细粉倾出，余下的粗粉再加入清水反复研磨，直至全部研细完毕，最后将不能混悬的杂质弃去。将前后倾出的混悬液合并，静置，待沉淀后，倾去上面清水，将沉淀物干燥，研细。

③ 根据生产工艺要求的粗细度进行过筛。

④ 过筛后的中药粉末装于清洁容器内，应标明品名、规格、批号、加工日期、操作员、复核人，做好批生产记录。

⑤ 进行粉碎车间的清场，并标明状态标识，经质量员检查合格后，发工序产品合格证及清场合格证。

⑥ 工序合格产品转包装车间。

（3）操作注意

① 粉碎时不同品种不能在同一时间和区域内操作。

② 粉碎过筛用的设备用具不得与药材发生化学反应，不得产生脱落物，不得吸附中药材。

③ 粉碎植物性中药材前必须充分干燥。

④ 在粉碎过程中，由于粉碎机转速快，能产生强烈的气流，故必须装有集尘排气装置，以利安全和收集粉末。

⑤ 操作加料时要均匀，不得忽多忽少，防止超负荷运行，进出料必须均衡。

⑥ 过筛时药筛应合适，粉层厚度要适宜，粉末要充分干燥，并需要不断振动。

粉碎车间由于易产生大量的粉尘，必须装有通风、吸尘设施，经处理符合国家环保要求后方可排放，并且门窗应能密闭。粉碎车间由于产生大量噪声，必须装有消声设施，确保周围工作和生活环境安静。粉碎所产生的废弃物要集中统一运至废弃物站。毒剧药材所产生的废弃物统一销毁，深埋地下，并由质量管理部门进行监督。

14.4.1.2 炮制设备

（1）结构组成及原理　球磨机主要由圆柱形筒体、衬板、隔仓板（多仓磨机才具备）、主轴承、进出料装置和传动系统等部分组成。由于规格、卸料和传动方式等不同而被分成多种类型，包括格子型球磨机、溢流型棒球磨机、管球磨机等，但其主要构造大体上是相同的。

（2）操作过程

① 开机前准备。检查罐体是否完好。所用瓷球是否完好、无残缺；检查罐内、外是否清洁；检查固定罐体的卡扣、螺栓是否齐全。

② 设备的使用过程。取洁净的空罐，将需处理物料按最大装料量要求，均分后装入罐中，然后按比例加入瓷球。装好罐盖并紧固，然后将罐装入球磨机套筒内，用卡扣、螺栓紧固（三面）。检查无问题后，开机，转动球磨机（图14-3）。球磨时间根据工艺指令而定。达到要求时间后，停机，出料。卸下球磨罐，打开罐盖。将物料与瓷球倾入上罩筛网的洁净塑料袋内，将物料筛入塑料袋装于不锈钢桶内，瓷球倒回罐内，继续装料研磨或进行清洁。填写包衣剂批生产记录，填写物料标识卡。按要求清洁设备。

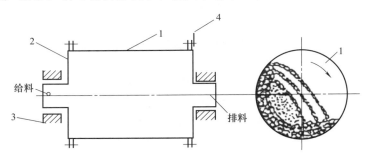

图 14-3　球磨机
1—筒体；2—端盖；3—轴承；4—大齿圈

③ 使用注意事项。设备运转过程中，严禁操作人员接近设备，发现异常立即按下"停止"按钮。操作过程中，发现漏料、罐体松动现象时，立即停机，重新紧固。设备操作及清洁过程中必须佩戴手套。罐体破损，卡扣、螺栓不齐全等直接影响安全操作及正常使用的现象均属于异常。使用人员应立即停止使用该设备，并切断电源；通知当班负责人并第一时间通知设备维修人员进行修理；设备使用人员将维修情况填写在"交接班记录"中备查。无法及时修复时，必须告知当班负责人，由当班负责人告知生产部负责人，以便及时做出工作调整。

14.4.2　操作及实例

水飞法是一种传统的湿法粉碎方法。它是利用粗细粉末在水中悬浮性的不同，将不溶于水的矿物、贝壳类药物经反复研磨，分离制备极细粉的方法。如朱砂、雄黄、滑石、珍珠、炉甘石等药物。

（1）炮制目的

① 减少粉尘飞扬。保护环境和操作者健康。

② 分离制备极细粉。水飞的细度可以达到300目以上，满足制剂要求。

③ 提高净度。大量的水洗过程可以去除水溶性以及难溶性杂质。

（2）操作方法

① 前处理。取药材除净杂质，适当粉碎。

② 水飞。取前处理后的粉末，置乳钵内，研磨至手捻感觉特别细腻，或于乳钵内加适量清水，研磨至手捻感觉特别细腻，再加多量水搅拌，充分搅拌，稍停，粗粉即下沉，立即倾出混悬液，下沉的粗粒再进行研磨，如此反复操作，至研细为止。最后将不能混悬的杂质弃去。

③ 湿法球磨。取前处理后的粉末和水加入球磨机圆筒内，投料量一般为圆筒容积的

1/4～1/3，加水量为投料量的一倍。研磨至所需程度，取出。

④ 沉淀。合并所有混悬液，静置 12h，使细粉完全沉淀，倾去上清液，得沉淀物。

⑤ 干燥。取沉淀物，干燥后，研散，及时收藏。

（3）注意事项

① 朱砂、雄黄在粉碎过程中忌铁器、铝器等。

② 水飞法研磨过程中，加水量宜少，以研成糊状为佳；加水搅拌时，加水量宜多。湿法球磨后的细粉可用清水漂洗数次，以除去在水中溶解度较小的杂质或有毒物质。

③ 操作过程中应注意控制温度，若温度过高，易使雄黄、朱砂的毒性增大。

④ 湿法球磨的时间视药物性质的不同而异，一般均在 60～80h。

（4）水飞法实例

朱 砂 粉

【药材来源】本品为硫化物类矿物辰砂族辰砂的炮制加工品，主含硫化汞（HgS）。

【炮制方法】

（1）净制 取朱砂原药材，用磁铁反复摩擦吸尽铁屑或使用磁选机除去铁质。

（2）水飞 取净朱砂粉末和水加入球磨机圆筒内，投料量一般为圆筒容积的 1/4～1/3，加水量为投料量的一倍。研磨至所需程度，取出。

（3）干燥 静置 12h 使细粉完全沉淀，倾去上清液，细粉用清水漂洗数次，40℃以下干燥，过 200 目筛。

【饮片性状】朱砂粉为朱红色极细粉末，体轻，以手指撮之无粒状物，以磁铁吸之，无铁末。气微，味淡。

【质量要求】含硫化汞（HgS）不得少于 98.0%。

【炮制作用】朱砂味甘，性微寒，有毒，归心经，具有镇惊安神、清热解毒的功效。朱砂有毒，且颗粒粗不易吸收，故一般不直接入药。

朱砂粉：朱砂通过湿法粉碎可去除杂质，降低毒性；制备的极细粉便于服用和制剂。临床应用多入丸散剂或冲服，不入煎剂。外用适量。用于心悸、失眠、癫痫、疔肿等。

【炮制研究】朱砂中的杂质主要是游离汞和可溶性汞盐，后者毒性极大，为朱砂中的主要毒性成分。水飞法可使朱砂中毒性汞含量下降，亦可降低铅和铁等金属的含量。有研究通过 X 射线衍射和电镜分析法，对朱砂中两种变体 β-HgS 和 α-HgS 的粒径大小、形貌和晶型等进行了表征，结果表明，水飞后除了能去除少量氯化汞等毒性很强的组分，还可去除不稳定的 β-HgS（黑色），提高稳定的 α-HgS（红色）的量。有研究通过建立朱砂中可溶性汞盐在水飞过程中的溶出动力学模型，发现随着水飞中研磨时间和研磨温度的增加，可溶性汞盐的溶出量有所增加。但研磨超过 30min 后，可溶性汞盐溶出量趋于平缓。同时，随着研磨温度的提高，可溶性汞盐的溶出量虽有增加，但当温度提高到一定程度时，增加量基本稳定。

【贮藏】瓷瓶装，置阴凉干燥处。

雄 黄 粉

【药材来源】本品为硫化物类矿物雄黄族雄黄的炮制加工品，主含二硫化二砷（As_2S_2）。

【炮制方法】水飞 将净雄黄和水加入球磨机圆筒内，投料量一般为圆筒容积的 1/4～1/3，加水量为投料量的一倍。研磨至所需程度，取出。或采用连续研磨悬浮沉降离心分离水飞雄黄，控制投料量与循环水比例、研磨时间、离心机转速等，分取沉淀，晾干，研散。启用热风循环烘箱或减压干燥箱，干燥。

【饮片性状】雄黄粉为橙黄色极细粉末。微有特异的臭气，味淡。

【质量要求】含砷量以二硫化二砷（As_2S_2）计，不得少于 90.0%。

【炮制作用】雄黄味辛，性温，有毒，归肝、大肠经，具有解毒杀虫、燥湿祛痰、截疟的功效。

雄黄粉：除去杂质，更加纯净，毒性降低；粉末细腻，便于制剂。用于痈肿疔疮、虫蛇咬伤、虫积腹痛、惊痫、疟疾等。

【炮制研究】雄黄主含硫化砷（As_2S_2），毒性很小，但所含的杂质氧化砷（As_2O_3）有大毒。干研法粉碎不能减少 As_2O_3 的含量，多通过水飞除去可溶于水的 As_2O_3，以降低毒性。水飞时用水量愈多，As_2O_3 去除得愈净，用水量应不低于药材的 125 倍，当达到 300 倍时，去除效果较好；若溶剂总量不变，增加洗涤次数、提高水飞温度或减少雄黄粉粒度，均有利于降低 As_2O_3 含量。采用 10% 醋飞制、醋牛奶水飞及 3%NaOH 碱洗法，也可有效除去 As_2O_3，使毒性降低。雄黄在有氧条件下加热到 180～220℃ 时，As_2S_2 大量转化生成 As_2O_3，毒性增加；干燥温度在 60℃ 以上，也可增加 As_2O_3 含量。雄黄不能在有氧条件下加热炮制，且水飞后宜低温干燥或晾干。有研究通过 X 射线衍射法评价雄黄药材及饮片质量，提出二硫化二砷（As_2S_2）的特征峰在雄黄药材及饮片中均未检出，药材及饮片均为 α-雄黄（AsS）和 β-雄黄（As_4S_4）的混合体。炮制过程可以减少雄黄原药材中的杂质。

【贮藏】密闭，置通风干燥处。

重点小结

重点	难点
复制法、制霜法和水飞法、发酵发芽法的定义、操作要点及注意事项、炮制作用和成品质量。	1. 生产设备的原理。 2. 各方法的操作要点及质量判断需要。

 复习题

1. 简述发酵法的条件及注意事项。
2. 简述六神曲的炮制工艺、炮制作用和质量要求。
3. 简述发芽法的操作方法及注意事项。
4. 简述发酵法、发芽法蕴含的传统与现代科学内涵。
5. 简述巴豆制霜操作方法、注意事项及炮制原理。
6. 简述西瓜霜的炮制方法及注意事项。
7. 简述信石的炮制方法、炮制作用。
8. 简述水飞法的操作过程及注意事项。
9. 简述朱砂与雄黄的炮制方法及注意事项。

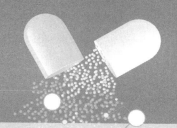

第15章
中药饮片包装与贮藏养护

学习目标：

1. 掌握中药饮片的包装要求和常用贮藏养护方法。
2. 熟悉影响中药饮片变异的因素和小包装规格设定。
3. 了解中药饮片包装技术、包装材料、包装设备，以及中药的现代物流等内容。

  饮片包装是饮片生产的重要组成部分，也是饮片进入商品流通领域前的最后一道加工程序，关系着生产、流通、消费三个领域各方的利益和商品的安全。中药饮片通过包装，避免引起饮片变异、污染或发生混杂，保证饮片质量；方便饮片流通环节的贮、运、调、销等操作，降低饮片的损耗；适度的包装可以使饮片在使用时能够按需拆包，方便使用；提高了饮片附加值。随着药品包装技术的发展，无毒、无害、环保型的饮片包装材料的研究与应用日益受到重视，饮片包装机械也日益向着计量化、自动化方向发展。

15.1　中药饮片包装

  饮片包装的类别分为内包装和外包装，内包装系指直接与饮片接触，用来盛装饮片的包装，常用材料有塑料袋、牛皮纸袋、复合膜、滤纸袋、纱布袋、无纺布、玻璃、铝箔等。外包装系指内包装以外的包装，按由里向外分为中包装和大包装。外包装通常是将一定数量完成内包装的饮片，装入箱、袋、桶等容器。常用的外包装材料有塑料编织袋、纸箱、木箱、布袋等，早先使用的麻袋、蒲包、篓篓等已经被淘汰。

  饮片包装有两层含义：一是指通过机械或人工方式将一定量的中药饮片装入符合药用规定的包装材料内并封口，同时对其进行包装标识的操作过程；二是指盛装饮片的容器、材料及辅助物品，即通常所说的"药包材"。前者是指对饮片进行商品包装（原始包装、内包装、小包装）的过程，后者是指饮片的运输包装（加工包装、外包装）。包装标识是通过看包装的标签及颜色等，就能知道内包装药物的部分信息的一种标示。

  饮片包装的要求包括以下几个方面：

  （1）对包装饮片的要求　质量检验部门应对其质量进行检验，符合炮制规范要求的饮片才能进行包装，尤其是要满足指标成分含量、含水量、洁净度的要求。

  （2）对环境、设备和人员的要求　饮片包装环境要卫生安全，包装设备要性能良好，不会对饮片质量产生影响，包装过程要不污染环境，包装人员应身体健康，具备饮片包装的必备知识和技能要求。

  （3）对包装材料和容器的要求　①合法性：用于饮片包装的材料和容器应由食品药品监督管理部门批准的企业生产，应符合国家药品、食品包装有关产品质量标准，选用时应与饮片性质相适应。如《中国药典》2015年版凡例中"说明书、包装、标签"项下第三十七条规定，直接接触药品的包装材料和容器应符合国务院药品监督管理部门的有关规定，均应无毒、洁净、与内容药品应不发生化学反应，不得影响内容药品的质量。②保护性：包括机械强度（冲击强度、压缩强度、抗拉强度、破裂强度）；隔离性（防潮性、气体阻隔性、遮光性、保香性）；稳定性（耐高温性、耐光性、耐寒性、抗化学腐蚀性、耐老化性）。③安全性：一方面要求包装材料本身无毒，不因各种环境因素的影响而释放出有毒物质，污染饮片；另一方面要求包装材料不受环境条件的影响而与被包装的饮片起任何反应，从而影响饮片功效。④作业性：能承受机械化加工，抗拉性、印刷性及着色性好。⑤简便性：易开封，使用方便。⑥商品性：透明、美观、有光泽。⑦易废弃性：体积减小、易降解、环保性好，不威胁人类健康。⑧经济实惠性：满足生产效率性、包装基材成本低等。⑨直接口服中药饮片的包装材料必须符合微生物限量等卫生学指标要求，其包装过程应在洁净车间内完成。⑩对特殊有毒性、挥发性强、有污染、刺激性的饮片，其包装要根据产品的特性和规格选择包装材料。

（4）饮片包装必须严格按相关生产规程操作　要有包装记录，其内容包括品名（应印刷《中国药典》或《炮制规范》所列的标准名称，不要印刷异名或别名）、规格、产地、批号、重量、特殊煎煮方法（如先煎、后下、烊化、包煎、冲服等）、包装工号、包装日期（生产日期、质检）、生产企业、信息码、生产许可证号、检验执行标准等，包装要求封口严密（内包装放气，以防堆码时压爆）、捆扎牢靠、码放整齐，以更好地保证饮片质量和方便清点及装卸。

（5）中药饮片的包装必须印有或者贴有标签　《中国药典》2015年版凡例中"说明书、包装、标签"项下第三十八条规定，药品标签应符合《中华人民共和国药品管理法》及国务院药品监督管理部门对包装标签的规定，不同包装标签其内容应根据上述规定印制，并应尽可能多地包含药品信息。如中药饮片的标签应注明品名（应印刷《中国药典》或《炮制规范》所列的标准名称，不要印刷异名或别名）、规格、产地、生产企业、产品批号、生产日期、执行标准，实施批准文号管理的中药饮片还必须注明药品批准文号。中药饮片在发运过程中每件包装上必须注明品名（应印刷《中国药典》或《炮制规范》所列的标准名称，不要印刷异名或别名）、产地、批号、规格（如遇3g、6g、9g小包装需注明小包装规格×总数量）、总重、日期、调出单位等，并附有质量合格的标志。另外，一些单剂量小包装饮片还要求进行色标管理，即按计量差异采用不同颜色的标签，以避免混杂，方便调剂。此外，需要特别强调的是，《中国药典》2015年版凡例中"说明书、包装、标签"项下第三十九条规定，麻醉药品、精神药品、医疗用毒性药品、放射性药品、外用药品和非处方药品的说明书和包装标签，必须印有规定的标识。

（6）饮片包装的标签须严格管理　①标签设计样稿须经质量管理部门校对批准后印制，印制后的标签须凭质量管理部门的检验报告发放、使用。②标签须由专人保管、领用。③标签须按品种、规格、专柜（库）存放，按照实际需要量领取。④标签须记数发放，由领用人核对、签名。标签使用数、残损数及剩余数之和须与领用数相符。⑤印有批号的残损标签或剩余标签应在质量管理部门监督下由专人销毁，应有记数、发放、使用、销毁记录。

15.1.1　饮片包装技术

（1）干燥防潮包装技术　降低饮片的水分后进行密封包装。目的在于保证饮片有适宜的含水量，防止饮片从周围环境中吸收空气湿度而引起霉烂变质。因此要求包装材料的水气透过率低、容器的密封性能好。

（2）低温、冷藏防霉腐包装技术　通过控制饮片本身的温度，使其低于霉腐微生物生长繁殖的最低界限，控制霉腐微生物酶的活性，减慢细菌活动和化学变化的过程，抑制霉菌的代谢与生长繁殖，从而防霉腐、延长饮片的贮存期。

（3）气调防霉腐包装技术　气调防霉腐是生态防霉腐的形式之一。气调防霉腐包装就是在密封包装的条件下，通过改变包装内空气组成成分，降低氧的浓度，造成低氧环境来抑制霉腐微生物的生命活动与生物性饮片的呼吸强度，从而达到对被包装商品防霉腐的目的。

除此之外，我们也可使用真空包装技术，电离辐射防霉腐包装技术，紫外线、微波、远红外线和高频电场的技术等新型技术手段进行包装。

15.1.2　饮片包装材料

国家食品药品监督管理总局要求：凡生产中药饮片的厂家，必须选用与药物性质相适应且符合药品质量要求的包装材料的容器。包装材料质量标准要力求做到无毒、不影响药物的理化性质，同时能防止药品变质、污染；牢固、美观大方、文字清晰，方便运输、贮存，满足使用的要求；加快药材流通，减少贮藏时间，以确保药材的新鲜度。

除上述要求外，饮片包装材料还要有利于中医药事业的现代化发展；材料要价格低廉、环保、便于管理和操作调剂。用材应透明或部分透明，以便能直观地看到内装饮片的质量。为了适应环保需要，应开发利用可降解的环保材料用于包装。

包装中药饮片分别采用内包装和外包装。

内包装材料要分别选用与所包装的品种、性能要求相适应的牛皮纸、塑料薄膜或复合膜、可降解薄膜等无毒的包装材料。

适用于不易霉变、虫蛀中药饮片品种的包装材料有：聚乙烯塑料薄膜（GB/T 4456）。

适用于易霉变、虫蛀中药饮片品种的包装材料有：尼龙高压聚乙烯复合薄膜（YY-0236）。分为以下五种类型，包括：①纸板复合薄膜（纸/塑）；②纤维复合薄膜（纤维/塑）；③多层复合薄膜（塑/塑）；④铝箔复合薄膜（金属/塑）；⑤可降解保鲜薄膜。

除上述饮片包装材料外，还存在无纺布、汗衫布、可食用膜等材料形式。

外包装要采用能够防潮、防污染，有机械强度，易贮存、运输的包装箱。中药饮片的包装纸箱应执行中华人民共和国国家标准GB/T 6543。

15.1.3　饮片包装设计

（1）称量包装法　中药饮片规格复杂多样，形态各异，密度也各有不同，饮片在包装时根据情况可采用净重或毛重称量包装法。

①净重称量包装法。这种称量包装是将饮片先用秤称量，然后充填到包装中，称量结果不受包装容器皮重变化的影响，因此装量精确，误差小。称量饮片多采用机械，也可人工称量。

②毛重称量包装法。毛重称量法没有计量斗，将包装容器放在秤上进行充填，达到规定质量时停止进料，故称得的质量为毛重。这种方法简单，包装设备价格低，操作容易，但其计量精度不高，受容器质量变化影响很大。

（2）容积填充包装法　容积充填包装是利用容积计量饮片物料的数量，不需要包装前称重。所用的包装机械简单，充填的速度快，充填精度依赖于所包装的物料。适用于颗粒性、密度均匀的饮片。如计时振动充填法、螺旋填充法、真空填充法等方法。

15.1.4　饮片包装设备

随着现代包装技术的发展，饮片包装设备也取得了长足进步，通过借鉴食品、中成药相关包装设备或直接应用或加以升级改造，如今的饮片包装设备种类繁多，功能各异，现就最为常用的几种设备简介如下：

15.1.4.1　内包装设备

（1）普通薄膜封口机　适用于各种类别和规格饮片的包装。最为常用的封口机械，通过电加热封口元件，使袋口受热而闭合。封口处可压印生产批号等文字。尽管一般需要人工事先称量，但与先前的纯手工缝合包装相比，工作效率也大为提高。特点是结构轻巧，方便移动包装。①脚踏式封口机：适用于1kg或较大规格饮片的包装；②履带式封口机：适用于批量生产小包装或单剂量包装要求的中药饮片。

（2）落地式自动真空包装机　按下真空盖即自动按程序完成抽真空、封口、印字、冷却、排气的过程，经过包装的产品可防止氧化、霉变、虫蛀、受潮，可保质、保鲜而延长产品的贮存限期。适用于整枝的人参、鹿茸等贵重饮片的包装。包装材料：各种塑料薄膜袋、复合膜袋、铝箔袋、包装时通常还封入干燥剂或除氧剂，以更好地保证饮片质量，延长饮片保存周期。

此外，还包括其他内包装设备，如①自动粉剂包装机：适用于蒲黄、白矾、玄明粉、滑石粉、三七粉等流动性一般或很差的粉末类饮片的软包装。②内外袋带线标袋泡茶包装机：适用于蒲黄、海金沙、三七粉、六一散等细粉状饮片及葶苈子、车前子等细小种子饮片的包装，以免这类饮片在煎煮时糊化粘锅，保证中药煎液的纯净，方便使用。③组合称量全自动包装系统：设备主要由多头电脑组合秤、包装机、Z形上料机、工作平台、振动喂料机、电子秤平台、自动包装、成品输送等部件组成，采用微电脑控制，经数学组合计算，从多个称重斗中组合出许多个合格组合，然后从中挑选出与目标重量最为接近的组合，再进行自动包装过程。该系统计量精度高、量程广、包装效率高，是应用日益广泛的新型包装设备。适用于流水线中松散无黏性的各种饮片的大小包装。④自动颗粒包装机：适用于体积小、颗粒均匀、流动性好的种子类中药饮片包装，如决明子、芥子、莱菔子、紫苏子、稻芽等流动性强、颗粒均匀的种子类饮片包装。⑤饮片半自动包装机：该设备运行时，人工于机器两侧将称好计量的饮片加入行进中的履带上的一个个托盘中，机器再依次将各个托盘中的饮片翻倒进包装袋中封装。适用于各种类型的中药饮片、颗粒状物的包装。

15.1.4.2　外包装设备

（1）手提电动封包机　适用于使用麻袋、编织袋、牛皮纸袋等饮片大包装的封包操作。特点：具有线迹美观、封包牢固、富有弹性、拆包方便等优点。结构紧凑轻巧、调整简单、方便移动包装。

（2）半自动捆扎打包机　以聚乙烯塑料袋为捆扎材料，适用于使用编织袋、牛皮纸袋、纸箱、木箱等已封口的饮片大包装，置于机器的打包台面，按要求插入包装带后，机器能自动完成聚带、热合、切断并出带，并有自动停机功能。省时省力，捆扎牢靠。

15.1.5　饮片小包装

小包装中药饮片是指将加工炮制合格的中药饮片根据临床常用剂量用一定的包装材料封装，供配方药师直接"数包"组合调配而无需称量的一种饮片包装方式。小包装中药饮片体现了饮片的规格和质量，改变了传统的中药调剂方式，使配方计量精确化，提高了工作效率，减少浪费，改善中药饮片处方调剂的工作环境，并有利于促进中药饮片生产的规范化、标准化、品牌化，促进了中医药的发展。

国家中医药管理局于2008年颁布了《小包装中药饮片医疗机构应用指南》，旨在指导医疗机构能够准确、迅速地掌握小包装中药饮片的应用，使医疗机构能顺利地推广使用小包装中药饮片，充分发挥小包装中药饮片的特色与优势。

（1）小包装规格设定　规格设定是指每种中药饮片在进行小包装时，应设置的规格种数

（品规数）以及每一规格的含药量（品规量）。医疗机构的每种中药饮片的品规数和品规量，可根据本单位饮片用药情况，经调查分析统计以后来设定。基本原则如下：

① 因药而异原则。中药饮片品种不同，所设定小包装的品规数和品规量可能不同。如麻黄与白花蛇舌草的品规设定应有显著差异。

② 满足临床常用剂量需要原则。每种中药饮片的品规数和品规量，应最大限度地满足本医疗机构临床医师处方的常用剂量，尽量减少因应用小包装中药饮片而造成对临床医师处方剂量的限制。

③ 品规最少原则。医疗机构在采用小包装时，每一种中药饮片，应在最大限度满足本单位临床医师常用处方剂量的前提下，尽量设定最少的品规数。

④ 高频多规原则。对于应用频率高的中药饮片品种，其临床常用剂量也相对较多，可设定多种品规，这样可提高配方效率。

⑤ 便于规范化管理原则。国家中医药管理局在总结小包装中药饮片使用单位经验的基础上，广泛征求了中医医院和生产企业等各方面的意见，于 2011 年研究制定了《小包装中药饮片规格和色标》，医疗机构在设定本单位的品规量时应参照执行。

（2）包装方法　根据中药饮片形状、质地的不同，可采取以下方法进行包装。

① 全自动包装。使用全自动颗粒包装机包装。此包装方法适用于体积小、颗粒均匀、流动性好的种子类中药饮片包装。

② 半自动包装。使用半自动包装机包装。此类包装方法适用于密度较大，但片型均匀的根、茎、藤、木类中药饮片包装。

③ 抽真空包装。使用真空包装机，先将中药饮片按定量装入包装袋内，再将单包或数包未封口的药包放入真空包装机内进行排空封口。

④ 人工包装。通过人工用电子秤精确称量后，装入塑料袋中再封口。

15.1.6　包装标识

（1）标签　中药饮片的包装必须印有或者贴有标签，标签应当符合国家药品监督管理部门对药品标签的相关规定和要求。中药饮片的标签要注明品名、规格、产地、生产企业、产品批号、质检号、检验执行标准、包装日期、生产日期，并附有质量合格标志，实施批准文号管理的中药饮片还必须注明批准文号。

（2）色标　在小包装中药饮片的包装袋上或标签上，使用不同的颜色来代表不同的规格，这就是小包装中药饮片的色标。色标的应用，主要是为了使小包装中药饮片的管理规范化、降低生产企业的成本，以及让使用部门在验收和饮片处方的调配、复核等各个环节达到快速识别的目的，色标使用应坚持醒目、色差大的原则。

15.1.7　外包装

使用外包装的目的是方便饮片的验收、清点和装斗。

15.1.8　注意事项

（1）罂粟壳（麻醉药）不得制成小包装中药饮片，在调剂时应当按规定将其他小包装的中药饮片拆包后与罂粟壳混合后发药，并在调剂时严格按处方剂量临方处理。

（2）凡《中国药典》、各地《炮制规范》注明"有毒"的中药饮片，如牵牛子、商陆等，其最大规格的设定，不得超过规定的最大剂量。

（3）毒性中药饮片不得制成小包装中药饮片。

（4）凡不以重量为剂量单位的中药饮片，如灯心草（支、扎）、蜈蚣（条）等，可不设定品规，调剂时应按处方标定的剂量临方处理。

小包装中药饮片作为一种全新的中药调配手段，具有诸多优点，近年来被不断推广使用。在实际应用中也暴露了一些有待改进之处，比如存在饮片规格受限制，饮片规格不统一，色标色度接近而不易分辨，相关生产标准缺乏，监管困难，塑料包装不透气、高温季节某些饮片由于水分不能挥发容易导致霉变，塑料包装降解时间长、对环境有影响等不足，这些都需要在今后的应用实践中，及时总结经验，继续深入研究加以解决，不断改进完善，从而为进一步提高中药饮片调剂质量，提高工作效率和管理水平，更好地体现中医药特色优势，促进小包装中药饮片生产使用的规范化、标准化和品牌化发展发挥更大作用。

15.2   中药饮片贮藏与养护

15.2.1   中药饮片贮藏养护发展

我国现存最早的一本药学专著《神农本草经》不仅记述了中药的基本理论，对于中药鉴定、中药贮藏养护等都有精辟的概括，为中药的贮藏养护奠定了基础。梁代陶弘景撰《神农本草经集注》，对魏晋至梁代三百余年间的药学发展作了总结。该书明确指出了药物产地、采制方法、贮藏时间与其疗效的关系。序录中说：凡狼毒、枳实、橘皮、半夏、麻黄、吴茱萸，皆欲得陈久良，其余唯须精新也。说明当时就已知狼毒等，贮藏时间宜陈久，以防刺激辛燥，不利服用。

唐代《新修本草》，对中药干燥、贮藏方法、盛装容器，均具明确的说明。例如，《备急千金要方》记载："……凡贮药法，皆需去地三四尺，则土湿之气不中也。"宋代，当时的政府设"收卖药材所"辨认药材，以革伪乱之弊。寇宗奭载："夫高医以蓄药为能，仓中之两，防不可售者所须也，若桑寄生、桑螵蛸、鹿角胶、虎胆、蟾酥……之类。"说明贮存十分重要，尤其难得之品宜蓄贮留，以急病人之所急。元代王好古著《汤液本草》："一两剂服之不效，予再候之，脉证相对，莫非药有陈腐者，致不效乎，再市药之气味厚者煎服，其证半减。再服而安。"阐明了药物贮存的新陈与临床疗效之密切关系。明代陈嘉谟编著了《本草蒙筌》，该书载述药物贮藏养护的方法。如："凡药贮藏，常宜提防，倘阴干、曝干、烘干未尽去湿，则蛀蚀霉垢朽烂，不免为殃。当春夏多雨水浸，临夜晚，或风虫吃耗心力弗悼岁月，堪延见雨。……"这些宝贵的贮藏养护经验沿习至今。继《本草蒙筌》之后，李时珍编著的《本草纲目》，提纲挈领，高度概括，总结以前各家经验。吴仪洛《本草从新》云："用药有宜陈久者，收藏高燥处，又必时常开看，不令霉蛀。有宜精新者，如南星、半夏、麻黄……之类，皆以陈久者为佳。"

现今实行的《中国药典》2015年版中也对贮藏养护的内容方法进行了规定与指导。随着现代对中药材质量的要求更加严格，中药质量检测中增加了对农残量、重金属、砷盐等的检测力度。更加提倡绿色的贮藏养护方法，气调养护、低温养护、辐射养护等这些绿色的新兴养护技术，更多地被运用在企业日常养护工作中。

15.2.2   中药饮片的变异现象

（1）虫蛀   是指饮片被仓虫蛀蚀的现象，饮片中含淀粉、糖、脂肪、蛋白质等成分，是有利于害虫生长繁殖的营养物质，易生虫，如白芷、防风、丹参等。

（2）发霉   又称霉变，是指饮片受潮后在适宜温度条件下在其表面或内部寄生和繁殖的霉菌所致的发霉现象。如紫菀、当归、远志等。

（3）泛油   习称"走油"，是指因饮片中含有挥发油、油脂、糖类等，在受热或受潮时其表面返软、发黏、颜色变深、呈现油状物质并发出油败气味的现象。含油脂多的饮片，常因受热而使其内部油脂易于溢出表面而造成走油现象，如柏子仁、桃仁、杏仁等。含糖量多的饮片，常因受潮造成返软而"走油"，如牛膝、麦冬、天冬等。

（4）变色　是指饮片的色泽起了变化，如由浅变深或由鲜变暗等。如月季花、金银花、橘络等。

（5）气味散失　是指饮片固有的气味在外界因素的影响下，或贮藏日久气味散失或变淡薄。药物固有的气味是由其所含的各种成分决定的，这些成分大多是治病的主要物质，如果气味散失或变淡薄，就会使药性受到影响，从而影响药效。如丁香、川芎、薄荷、佩兰等。

（6）风化　是指某些含结晶水的盐类药物与干燥空气接触，日久逐渐失去结晶水，变为非结晶状的无水物质，从而变为粉末状，其质量和药性也随之发生改变。如胆矾、硼砂、芒硝等。

（7）潮解　是指固体饮片吸收潮湿空气中的水分，其表面慢慢溶化成液体状态的现象。如芒硝、盐附子、盐制全蝎等。

（8）粘连　是指有些固体饮片因受热发黏而连在一起，使原来形态发生改变的现象。如芦荟、没药、乳香、鹿角胶、龟甲胶等。

（9）腐烂　是指某些新鲜的饮片，因受温度、湿度的影响，造成微生物繁殖和活动而导致药物腐烂酸败的现象，如鲜生姜、鲜地黄、鲜芦根、鲜石斛等。

15.2.3　影响中药饮片变异的因素

（1）饮片自身因素

① 饮片含水量。水分是大多数害虫和霉菌生长繁殖的外部条件。控制饮片含水量是贮藏工作的关键。若饮片含水量过高，则容易发生虫蛀、霉变或潮解；但如过多地失去水分，也会产生风化、枯朽、走味等变质现象。

② 自身化学成分的影响。对于含生物碱的中药，如黄柏、黄连、百合等，若与空气或日光接触，可能有部分氧化分解而变质，故应避光贮藏。对含苷类的中药，如大黄、红花、黄芩等由于都含有相应的专一分解酶，在一定的温湿度下容易酶解，所以贮藏时应注意干燥，避免湿气和光线影响而使苷分解失效。对含挥发油的中药，如丁香、小茴香、藿香、紫苏等因在常温下可自行挥发而香气消失，失去其疗效，因此该类药材应在低温、干燥、密闭的容器或库房贮藏。对含脂肪油的应避免高温水分，以免引起脂肪酸败。另外，由于日光或空气对鞣质类、植物色素类等都有不同程度的影响，可使含此类物质的药材变色和氧化，两者都能与铁产生化学反应，所以应避免选用铁质容器贮藏。

（2）环境因素

① 温度。温度对中药贮藏的影响最大，在常温 $5\sim20\,^{\circ}\!\mathrm{C}$，药材成分基本稳定，利于其贮藏。如温度升高时，其氧化、水解反应、泛油及气味散失等均加快。当温度过高时，含脂肪油多的中药，如杏仁、桃仁、柏子仁等及某些动物类中药产生油脂外溢，而形成泛油，有油哈味；同时温度升高可使芳香类中药的挥发油加速挥发，如薄荷、荆芥、肉桂、丁香等使芳香气味减低。

② 湿度。湿度对中药贮藏能直接引起潮解、糖质分解及霉变等变化。《药品经营质量管理规范现场检查指导原则》中"08303 条款"规定，贮存药品相对湿度为 $35\%\sim75\%$。

③ 空气与日光。空气中的氧和臭氧都是很强的氧化剂，它们可加速药材中的脂肪油及糖分的氧化与分解，长时间的日光照射会对某些药材的色素、苷类、维生素等有破坏作用，从而引起质变。

④ 霉菌和害虫。霉菌与害虫对中药的破坏最常发生，亦最为严重。饮片在加工或搬运等过程中，受到害虫和虫卵的污染，或未将其杀死而带入贮藏场所，当遇见环境条件温度在 $20\sim35\,^{\circ}\!\mathrm{C}$、相对湿度 $70\%\sim80\%$、饮片含水量 $>13\%$ 时，害虫容易繁殖生长，致饮片组织

破坏，重量减轻，质量发生变化，从而降低疗效。

15.2.4　中药饮片贮藏养护设备

（1）除湿机　由风扇将潮湿空气抽入机内，通过热交换器，此时空气中的水分子冷凝成水珠，处理过后的干燥空气排出机外，如此循环使室内湿度保持在适宜的相对湿度。除湿机的主要类型有：冷却除湿机、转轮除（吸）湿机、溶液除（吸）湿机、管道除湿机、电渗透除湿机等。

（2）温湿度计　一种用于测量瞬时温度湿度和平均温度湿度的仪器，具有温湿度测量、显示、记录、实时时钟、数据通信和超限报警等功能。

随着计算机的普及和广泛应用，温湿度无纸记录仪产生，并因为其更准确的数据记录、更方便的数据存储、更便捷的数据分析功能，所占市场份额逐年猛增；带有 USB 接口的无纸温湿度记录仪更是极大地方便了数据的下载和保存。随着物联网和云技术发展，陆续推出 GPRS 型实时上传数据的温度记录仪，用户可通过电脑浏览器或手机 App 随时随地查看数据、下载数据，当数据超限时用户还可以收到短信提醒。云存储的发展使得温度记录仪得到了质的提升，记录仪还增加了定位功能，基于基站定位，不但能记录温度还能指示设备的位置坐标，这一功能广泛用于冷链运输。

（3）空调和制冷机组　空调即空气调节器。是指用人工手段，对仓库内环境空气的温度、湿度、洁净度、速度等参数进行调节和控制的过程。一般包括冷源/热源设备、冷热介质输配系统、末端装置等几大部分和其他辅助设备。主要包括水泵、风机和管路系统。末端装置则负责利用输配来的冷热量，具体处理空气温度，使目标环境的空气参数达到要求。

制冷机是一种将物体或一定空间的温度通过机械和制冷剂降低的装置。制冷机是将具有较低温度的被冷却物体的热量转移给环境介质从而获得冷量的机器。制冷机组的组成：压缩机（类压缩机子系统）、冷凝器、膨胀阀、蒸发器和控制系统等。

15.2.5　中药饮片贮藏养护方法

（1）清洁养护法　中药及其炮制品须清洗干净；中药饮片库房应保持卫生清洁，须定期进行消毒工作。

（2）干燥　干燥是用各种不同的方法和措施，除去中药内过多水分的养护方法。中药干燥是贮存和养护的前提，在入库或在库检查时，如发现有受潮情况应及时干燥。

（3）通风　首先要保证仓库周围的空气清洁，在无污染源的情况下通风。库房在通风前要对仓库内外的温湿度进行测定，根据库房内外的温湿度情况，通过通风来调节库内的温湿度，使仓库内的温湿度适宜中药饮片的贮存。

（4）密封　也称"隔离法"，是利用密封的库房及缸、坛、罐、瓶、箱、柜、铁桶、塑料桶等容器，将中药密封，使之与外界隔离，以减少湿气、害虫、霉菌的侵入及日光照射，起到防霉、防虫、避光的作用。随着现代科技的发展，密封贮藏已由传统方法逐步向科学的贮藏方法发展，已出现真空密封养护、密封除氧养护的技术。

（5）对抗同贮　对抗同贮法是将两种或两种以上的药物放在一起保存，以防止虫蛀或霉变的一种贮存方法。适用于数量不多的药材养护。对抗同贮养护是利用一些中药的特殊气味来抑制另一种中药的虫蛀、霉变。如丹皮与泽泻、山药同贮等。

（6）气调养护　气调养护是 20 世纪 80 年代兴起的一种新养护技术。其原理是将中药饮片置于密封的贮存空间内，人为地造成低氧状态或高浓度二氧化碳状态，以杀死或抑制霉菌及害虫。气调养护不仅能有效杀死害虫，防止害虫及霉菌的生长，降低费用，便于管理，而且有保持中药色泽、品质，不污染环境和中药的作用，是一种较理想的贮存方法。

（7）低温养护　低温养护是利用机械制冷设备产生冷气，使药物贮存在低温状态下，以抑制害虫、霉菌的发生，达到安全养护的目的。低温养护是一种很好的养护方法，目前已被广泛使用。

（8）蒸汽灭菌　是利用蒸汽杀灭中药中所含的霉菌、杂菌及害虫的方法。是一种简单、价廉和可靠的杀虫、灭菌方法。

（9）药剂熏蒸　该法是采用具有挥发性的化学杀虫剂将药材中害虫杀死的养护方法。传统上常用的药剂有硫黄、氯化苦（三氯硝基甲烷）、磷化铝等。由于药剂熏蒸都使用化学药剂，在熏蒸时，对人体有一定的毒害，对环境造成污染，在中药内有少量残留。因此，目前不提倡使用。

（10）精油熏蒸养护技术　其原理是，提取某些药材中的浓缩精油，采用缓释技术进行固化造粒，通过缓释精油气体破坏细胞壁致使霉菌等微生物死亡以及抑制酶的活性来达到防霉、减缓泛油等目的。同时挥发精油还有驱虫抗虫作用，能有效防止外源性虫害入侵，降低蛀虫发生率，延长贮存时间。但一次使用的有效期偏短，适合中药材中短期贮存和长距离运输过程中的养护。

（11）辐射灭菌　该法是采用^{60}Co 放射出具有很强穿透力和杀菌能力的 γ 射线，把霉菌等微生物杀死。辐射灭菌目前是一种比较理想的灭菌方法，但因辐射场所投资较大、防护措施严、设备复杂、费用高、维护难等，此法不能在一般的仓库中进行，目前常借用科研单位的辐射场所。

（12）环氧乙烷防霉　环氧乙烷是一种气体灭菌杀虫剂，有较强的扩散性和穿透力。对各种细菌、霉菌及昆虫、虫卵均有非常理想的杀灭作用。但是残留量大，需较长时间的通风，且易燃。为提高安全性，常在环氧乙烷中加入一定比例的氟利昂。该法已广泛用于医疗材料及某些药物的灭菌消毒，但在中药饮片生产中很少使用。

（13）无菌包装　无菌包装是先将中药饮片灭菌，然后把无菌的中药饮片放进微生物无法生长的环境，避免再次污染的机会。在常温条件下，无菌包装的中药饮片不需任何防腐剂或冷藏，在规定时间内不会发生霉变。目前无菌包装材料多采用聚乙烯，最适宜用环氧乙烷混合气体灭菌。无菌包装是中药饮片比较适宜的养护方法，能有效地防霉、防虫，是中药饮片养护和包装的发展趋势。但无菌包装费用较高，目前仅在直接口服的中药饮片中使用。

15.2.6　中药饮片贮藏和养护的注意事项

中药饮片在贮藏保管的过程中，由于受到气候环境的影响和霉菌、害虫等侵袭，极易引起虫蛀、发霉、泛油、变色、挥发、气味散失等问题，从而导致药物的疗效降低乃至丧失，这给医患双方和经营者都会造成难以弥补的损失。中药饮片的养护保管直接关系到临床用药的安全与疗效。正确、科学地贮藏养护中药饮片是防止饮片质变、保证中药饮片质量的有效方法。

（1）改善贮藏条件　饮片库房或药房应选择通风、干燥、阴凉的地方，避免日光直接照射（日光对某些药物的色素有破坏作用，使药物变色。同时日光具有大量的热能，能使药物温度增高，使质量发生变化），并能够调节室内温度和湿度。室温一般应控制在 25℃ 以下，相对湿度控制在 75％ 以下。同时要做好防潮、防虫、防鼠等措施。

《中国药典》2015 年版凡例中"项目与要求"的第二十一条贮藏项下的规定，系为避免污染和降解而对药品贮存与保管的基本要求，以下列名词术语表示：

遮光　系指用不透光的容器包装，例如棕色容器或黑色包装材料包裹的无色透明、半透明容器；

避光　系指避免日光直射；

密闭　系指将容器密闭，以防止尘土及异物进入；

密封　系指将容器密封，以防止风化、吸潮、挥发或异物进入；

熔封或严封　系指容器熔封或用适宜的材料严封，以防止空气与水分的侵入并防止污染；

阴凉处　系指不超过20℃；

凉暗处　系指避光并不超过20℃；

冷处　系指2～10℃；

常温　系指10～30℃。

除另有规定外，贮藏项下未规定贮藏温度的一般系指常温。

（2）严格遵循饮片入库验收制度　出于对饮片质量的保证，药品在入库前要进行验收，鉴别真假，并严格检查药品的净度、片型、色泽、气味、水分、外包装完整、清洁、无水渍、虫蛀、霉变等现象，只有检验合格的药品才可以进行贮存。

（3）分类贮存　对于含有不同化学成分或用不同方法炮制的饮片，可分别采取不同的贮藏方法。含淀粉较多的饮片，如山药、葛根、泽泻等，应贮藏于通风、干燥处，以防虫蛀和霉变。对含糖分及黏液质较多的饮片，如熟地、党参、甘草、蜜制冬花等，应密闭包装置于通风、干燥、阴凉处贮藏。对盐炙泽泻、知母、车前子、巴戟天等，应密闭包装置于通风、干燥处贮藏。对富含挥发油类的饮片，如薄荷、当归、木香等，易升华的冰片、樟脑、酒制当归、酒制大黄、醋制香附、醋制延胡索等，易风化的矿物类饮片，如硼砂、芒硝等，均应密封包装贮藏于阴凉干燥处。对炒制后增加香气的种子类饮片，如莱菔子、薏苡仁、菟丝子等，可贮藏于密闭容器，阴凉存放。国家食品药品监督管理总局关于发布《药品生产质量管理规范（2010年修订）》中药饮片等3个附录中第二十四条规定，仓库应有足够空间，面积与生产规模相适应。中药材与中药饮片应分库存放；毒性中药材和饮片等有特殊要求的中药材和中药饮片应当设置专库存放，并有相应的防盗及监控设施。对少数贵重饮片，如麝香、牛黄、鹿茸等，应与一般饮片分开，专门管理。对毒、麻中药要严格按照有关毒、麻药品的管理规定贮藏管理，不可与一般饮片同贮一起。

（4）科学摆放　饮片在贮存摆放时，除分类放置外，还应保留一定间隙。《药品经营质量管理规范现场检查指导原则》中"08306条款"规定，搬运和堆码药品应当严格按照外包装标示要求规范操作，堆码高度符合包装图示要求，避免损坏药品包装；"08307条款"规定，药品按批号堆码，不同批号的药品不得混垛；"08308条款"规定，药品堆码垛间距不小于5cm，与库房内墙、顶、温度调控设备及管道等设施间距不小于30cm，与地面间距不小于10cm。不同饮片之间也要留有间隙，不宜过分密集，切勿直接接触地面和墙面，以利通风，防止回潮。

（5）选择合适的容器和仓储条件　国家食品药品监督管理总局关于发布《药品生产质量管理规范（2010年修订）》中药饮片等3个附录中第二十五条规定，仓库内应当配备适当的设施，并采取有效措施，对温、湿度进行监控，保证中药材和中药饮片按照规定条件贮存；贮存易串味、鲜活中药材应当有适当的设施（如专库、冷藏设施）。另外，《药品经营质量管理规范现场检查指导原则》中"04802条款"规定，直接收购地产中药材的应当设置中药样品室（柜）。

贮存饮片时需要选择存储量大、性质稳定、密封性好的容器，不宜选择木箱、铁桶等易变质、腐蚀的容器。为防止湿气侵入，有的饮片应存放在加有石灰或硅胶等干燥剂的陶瓷罐或缸中。在饮片使用时，要先使用那些先开始贮存或容易变质的饮片，从而有效防止饮片因过度贮存而变质失去药效。此外，应对容器内部进行全面的清洁，尤其是一些卫生死角。一些动物药材容易招致虫、鼠等有害动物，必要时可使用杀虫剂和灭鼠药等。

（6）加强制度管理　中药饮片仓库养护中，应有严格的日常管理制度，经常性检查，保证库房干燥，清洁通风。采取有效措施应对外界环境的变化以调节温湿度，需建立一套温湿度自动检测系统（新修订药品 GSP 全面推行计算机信息化管理，着重规定计算机管理的设施、网络环境、数据库及应用软件功能要求；明确规定企业应当对药品仓库采用温湿度自动监测系统，对仓储环境实施持续、有效的实时监测；对贮存、运输冷藏、冷冻药品要求配备特定的设施设备），对仓储环境温湿度进行实时监测与记录，并对超出规定范围的温湿度进行有效调控。

一般药品定期做好贮存养护，根据不同季节及中药饮片不同性质确定重点养护品种，对饮片实施分类管理，根据中药饮片的用量应合理确定周转数量，避免贮存时间过久造成损失。此外，国家食品药品监督管理总局关于发布《药品生产质量管理规范（2010 年修订）》中药饮片等 3 个附录中第三十五条规定，中药材、中药饮片应按质量要求贮存、养护，贮存期间各种养护操作应当建立养护记录；养护方法应当安全有效，以免造成污染和交叉污染。第三十六条规定，中药材、中药饮片应制定复验期，并按期复验，遇影响质量的异常情况须及时复验。《药品经营质量管理规范现场检查指导原则》中"08409 条款"规定，养护人员应当定期汇总、分析养护信息；"08801 条款"规定，企业应当对库存药品定期盘点，做到账、货相符。

（7）提高管理人员素质　国家食品药品监督管理总局关于发布《药品生产质量管理规范（2010 年修订）》中药饮片等 3 个附录中第十四条规定，从事养护、仓储保管人员应掌握中药材、中药饮片贮存养护知识与技能。同时，负责贮藏管理的人员需要有足够的中药饮片贮藏知识，熟悉不同中药饮片的特性和贮藏要求，对于温度、湿度、光照等控制比较敏锐，并具有一定处理紧急情况的能力。如发现饮片霉变，需要尽快处理，并对尚未发生霉变的饮片进行防霉处理。特别指出，《药品经营质量管理规范现场检查指导原则》中"02802 条款"要求，从事冷藏冷冻药品贮存、运输等工作的人员，应当接受相关法律法规和专业知识培训并经考核合格后方可上岗。

（8）中药饮片贮存管理还应做到"三勤"　①勤检查，经常查看药材有无霉变、虫蛀迹象，门窗是否关严，有无雨迹和鼠迹；②勤打扫，及时清除虫害易于繁殖的垃圾、水等污染源，做到药材仓储布局合理，陈列整齐，用品清洁，仓库卫生；③勤通晾，随季节变化，经常检测室内温、湿度是否符合要求，以便通风、晾晒或干燥。

15.3　中药饮片的物流

中药材是中药饮片与中成药的原料。中药材的质量与品质直接关系到中药的安全与疗效，关系到中医药产业的健康发展。长期以来，由于中药材种植、加工、流通与物流方式非常落后，中药材的质量与品质得不到根本性的保障。《药品经营质量管理规范现场检查指导原则》中"10001 条款"规定，企业应当按照质量管理制度的要求，严格执行运输操作规程，并采取有效措施保证运输过程中的药品质量与安全。同时，国家食品药品监督管理总局关于发布《药品生产质量管理规范（2010 年修订）》中药饮片等 3 个附录中第三十七条要求，中药材和中药饮片的运输应不影响其质量，并采取有效可靠的措施，防止中药材和中药饮片发生变质。

根据 2014 年 12 月商务部办公厅《关于加快推进中药材现代物流体系建设的指导意见》，2015 年 4 月国务院办公厅转发的 12 部委《中药材保护和发展规划（2015—2020 年）》及 2016 年 5 月商务部办公厅《中药材物流基地规划建设指引》的要求，到 2020 年我国要基本建成中药材现代物流体系。同时，《中医药发展"十三五"规划》也重点提出应"建设一批集初加工、仓储、追溯等多功能为一体的中药材物流基地，建立中药材生产流通全过程质量管理和质量追溯体系"，从而推进中药保护与发展。

现代物流体系的基本特征与要求是标准化、专业化、社会化、信息化、网络化。现代物流的主要功能包括仓储、运输、装卸、加工配送以及信息管理等。鉴于中药材的特点及其物流现状，中药材现代物流体系建设的核心是规划建设一批网络化的中药材物流基地，关键是突破一般物流的产业边界，将物流服务功能延伸至中药材产地加工、包装与质量检测。中药材物流基地区域布局规划除应遵循一定的原则与要求外，还需具备中药材物流基地建设的主体与专业条件，以及完成相应的咨询、论证与认证。与此相适应，要坚持标准先行，建设一个满足中药材现代物流体系要求的中药材物流标准体系。根据中药材物流标准"空白"的现状，中药材物流标准体系由1项基础标准（《中药材仓库技术规范》）、2项作业标准（《中药材仓储管理规范》、《中药材气调养护技术规范》）、2项技术标准（《中药材产地加工技术规范》《中药材包装技术规范》）、2项管理标准（《中药材物流质量管理规范》、《中药材流通追溯规范》）构成。

中药饮片是指中药材按照中医药的理论，经炮制加工后用于中医临床的中药，是中医治疗所有疾病的物质基础。随着我国中药事业的发展，市场需求量逐渐变大，中药饮片物流业也在飞速发展。但就目前情况而言，现今中药饮片的物流基础设施薄弱，物流水平低下，且流通渠道不畅通，管理系统不到位，所以已不适用于现在的中医药市场。为兼顾服务价值与成本价值，除建立中药材物流基地外，我们还需加强中药饮片的现代物流管理。中药饮片的现代物流管理借用先进的现代科学信息技术，系统化监管中药饮片流通的全部过程，从而可用最小的成本，获得最高的利益，同时达到更好的服务以满足客户的需要。中药饮片的现代物流管理意义重大、切实可行，能为中药饮片的供应提供保障；降低中药饮片的物流成本，提高中药饮片的物流效率；保证中药饮片在流通中的质量。

除此之外，政府监管部门也应加紧制定中药物流方面的法律法规及政策，大力推进GSP的实施，规范中药物流行业标准，填补法律空白，加快中药物流产业的发展，形成具有特色的中药物流产业。

重点小结

重点	难点
1. 中药饮片包装。	1. 中药饮片包装的要求。
2. 中药饮片贮藏与养护。	2. 中药饮片贮藏养护的目的与方法。
3. 中药饮片的物流	3. 如何建立中药材、中药饮片现代物流体系。

 复习题

1. 简述中药饮片规范包装。
2. 简述中药饮片的正确贮藏与科学养护。
3. 简述中药材现代物流体系建设的必要性。

参考文献

[1] 李光甫，任玉珍.中药炮制工程学［M］.北京：化学工业出版社，2007.

[2] 蔡宝昌.中药炮制工程学［M］.北京：化学工业出版社，2007.

[3] 蔡宝昌，张振凌.中药炮制工程学［M］.北京：人民卫生出版社，2014.

[4] 陆兔林，胡昌江.中药炮制学［M］.北京：中国医药科技出版社，2014.

[5] 龚千峰.中药炮制学［M］.北京：中国中医药出版社，2016.

[6] 国家药典委员会.中华人民共和国药典2015年版一部.北京：中国医药科技出版社，2015.

[7] 王志祥.制药工程学［M］.北京：化学工业出版社，2008.

[8] 曹光明.中药制药工程学［M］.北京：化学工业出版社，2007.

[9] 王沛.制药工程学专论［M］.北京：人民卫生出版社，2017.

[10] 于江泳，张村.全国中药饮片炮制规范辑要［M］.北京：人民卫生出版社，2016.

[11] 蔡宝昌.中药炮制工程学［M］.北京：化学工业出版社，2010.

[12] 肖永庆，李丽.商品饮片的分级方法及其质量评价［M］.北京：科学出版社，2016.

[13] 闫海霞，谭成，杜小伟，等.分子生物学方法鉴别川贝母及饮片的技术要点探析［J］.中国当代医药，2017，24（6）：92-95.

[14] 施明毅，温川飙，胡禄，等.中药质量追溯体系关键技术研究［J］.亚太传统医药，2017，13（9）：53-55.

[15] 《药品生产质量管理规范（2010年修订）》中药饮片等3个附录的公告.国家食品药品监督管理总局2014年6月27日发布.

[16] GB 50187—2012.

[17] GB 51047—2014.

[18] GB 50016—2014.

[19] GB 50457—2008.

[20] 谭朝阳，于静，崔培梧，等.黄芥子中芥子酶活性的测定及炮制对其活性的影响［J］.湖南中医杂志，2015，31（5）：175-176.

[21] 沈海葆，彭国平，解正平.芥子炮制前后有效成分芥子甙的含量比较［J］.中国中药杂志，1987，12（4）.

[22] 刘德隆，李诗梅.不同炮制方法对白芥子中白芥子甙含量的影响［J］.中国中药杂志，1990，15（11）.

[23] 孔祥锋，臧恒昌.决明子化学成分及药理活性研究进展［J］.药学研究，2013，32（11）：660-662.

[24] 张启伟，阴健，张俊.生、炒决明子及其煎剂中部分活性成分的比较［J］.中草药，1996，（2）：79-81.

[25] 张启伟，周钟鸣，阴健，等.温度对决明子化学成分和药理作用的影响［J］.中国中药杂志，1996，21（11）：663-665.

[26] 赵振华，李媛，季冬青，等.莱菔子化学成分与药理作用研究进展［J］.食品与药品，2017，19（2）：147-151.

[27] 孙忠迪，王群，李书云，等.炮制对莱菔子中脂肪油的含量影响及GC-MS分析［J］.中国实验方剂学杂志，2013，19（1）：67-69.

[28] 薛玲，谭鹏，吕文海.莱菔子不同炮制品对消化系统作用及其急性毒性研究［J］.山东中医药大学学报，2006，30（1）：74-75.

[29] 李文惠，黄维良，朱训富，等.莱菔子不同炮制品对动物胃和小肠运动的影响［J］.成都中医药大学学报，1985，（2）.

[30] 刘福祥，高剑锋.炒制程度对酸枣仁提取物的影响（简报）［J］.中国中药杂志，1990，15（5）.

[31] 于定荣，杨梓懿，邹建武.酸枣仁不同炮制品中酸枣仁皂苷A和B及浸出物含量的测定［J］.时珍国医国药，2007，18（11）.

[32] 娄松年，冯宝麟，夏丽英.生、炒酸枣仁水煎剂镇静、安眠作用的比较［J］.中成药，1987，（2）.

[33]　赵伟康，洪筱坤.中药槐花米炮制的初步化学研究 [J].上海中医药杂志，1963，(1).

[34]　王爱芳，华卫国，吴溢敏.槐米炭的炮制研究 [J].中国药学杂志，1982，(10).

[35]　徐志.槐米炭凝血止血作用的实验研究 [J].广西中医药，1990，(1)：44-45.

[36]　张良，姜思凡，万军，等.炮制对山楂主要化学成分的影响 [J].长春中医药大学学报，2014，30 (1)：31-34.

[37]　南云生，马春亮，王洪波.山楂炮制研究 [J].中成药，1992 (4)：18-20.

[38]　李连闯，赵玺，代立梅，等.槟榔的研究进展 [J].科技创新与应用，2016 (24)：64-64.

[39]　汪锦飘，林晓珊，刘永茂.不同炮制方法对槟榔中活性成分槟榔碱含量的影响 [J].亚太传统医药，2014，10 (9)：35-36.

[40]　胡立宏，房士明，刘虹，等.蒲黄的化学成分和药理活性研究进展 [J].天津中医药大学学报，2016，35 (2)：136-140.

[41]　赵唯君，罗兰，梁生旺.蒲黄炮制前后成分变化与止血效果的关系探讨 [J].今日药学，2017，(6)：430-432.

[42]　陈叶青.凉血止血药炒炭时黄酮类成分的变化规律与止血作用的相关性研究 [D].南京中医药大学，2016.

[43]　陈红宇，沈洪.地榆活性成分及抗炎作用研究进展 [J].中医药导报，2017，(17)：110-113.

[44]　张向阳，刘春燕，贾丽霞，等.炒地榆炭及烘地榆炭对小鼠出血、凝血时间的影响 [J].河南中医，2017，(12)：2109-2110.

[45]　沈永生.63 种中草药对 8 种细菌体外抗菌试验报告 [J].徐州医科大学学报，1981，(2).

[46]　贾天柱，王英照.烘法制备地榆炭的初步研究 [J].中成药，1992，(1)：22-23.

[47]　俞浩，毛斌斌，刘汉珍.炒炭对地榆中鞣质量及止血效果的影响 [J].中成药，2014，36 (6)：1317-1320.

[48]　顾国栋.正交设计法优选地榆炭的炮制工艺 [J].江苏中医药，2009，41 (12)：69-69.

[49]　隋峰，闫美娟，李燕，等.不同炮制法对大黄活血化瘀作用影响的比对研究.中药药理与临床，2012，28 (6)：90-93.

[50]　胡雨，金传山，张伟，等.正交试验优选酒白芍的炮制工艺 [J].中国实验方剂学杂志，2015，21 (1)：45-48.

[51]　陶益，杜映姗，黄苏润，等.牛膝不同炮制品中化学成分的 UPLC-Q-TOF/MS 分析 [J].中国实验方剂学杂志，2017，23 (12)：1-5.

[52]　王文晓，杨艳菁，曹亮亮，等.醋炙对甘遂 3 种三萜类成分的影响及肠上皮细胞的毒性 [J].中成药，2015，37 (5)：1045-1049.

[53]　张程超，郁红礼，吴皓，等.商陆正丁醇部位醋制前后肠道毒性变化研究 [J].中国中药杂志，2016，41 (2)：216-219.

[54]　曾颜，侯朋艺，陈晓辉.基于植物代谢组学技术的京大戟炮制前后化学成分变化研究 [J].中药材，2016，39 (3)：530-533.

[55]　顾薇，陆兔林，李金慈，等.莪术醋制对大鼠胆汁代谢的影响 [J].中国中药杂志，2016，41 (7)：1318-1324.

[56]　翁泽斌，颜翠萍，高倩倩，等.不同炮制品的杜仲含药血清及其环烯醚萜类成分对绝经后妇女成骨细胞增殖与分化的影响 [J].时珍国医国药，2015，26 (11)：2636-2638.

[57]　高倩倩，翁泽斌，赵根华，等.盐炙对杜仲中京尼平苷酸体内药代动力学的影响 [J].南京中医药大学学报，2015，31 (5)：453-457.

[58]　贺庆，张萍，张横，等.杜仲不同炮制品降压活性的比较研究 [J].药物分析杂志，2015，35 (9)：1574-1577.

[59]　季德，苏晓楠，黄紫炎，等.HPLC-MS 法测定知母盐炙前后 8 种成分量变化 [J].中草药，2017，48 (9)：1784-1790.

[60]　雷霞，张婕，李媛，等.基于炮制学理论初探知母润肠通便作用的有效成分 [J].中国中药杂志，

2015, 40 (7)：1283-1286.

[61]　魏静娜，刘征辉，赵琳琳，等.知母的盐制工艺优化 [J].辽宁中医杂志，2015，42 (6)：1294-1297.

[62]　谷彩梅，王增绘，郑司浩，等.基于 UPLC-Q-TOF/MS 法分析车前子生品和盐炙品化学成分研究 [J].世界科学技术-中医药现代化，2016，18 (1)：77-81.

[63]　张丹，何颖，周洁，等.车前子不同炮制品的止泻作用及星点设计效应面优化法优选车前子炒制工艺的研究 [J].中草药，2014，45 (3)：355-361.

[64]　徐珊，张凡，刘蓬蓬，等.基于大鼠物质、能量代谢研究炮制对黄柏药性的影响 [J].中药材，2015，38 (9)：1835-1841.

[65]　刘蓬蓬，贾天柱，徐珊，等.Cocktail 探针药物法评价生、制黄柏对 CYP450 酶亚型的影响 [J].中药材，2015，38 (10)：2065-2069.

[66]　杨颂，蒯丹平，李莎莎，等.菟丝子生品及 3 种炮制品中总黄酮含量的比较研究 [J].世界科学技术-中医药现代化，2015，17 (1)：178-181.

[67]　陈巍然.菟丝子脂肪油含量测定及炮制方法对其含量的影响 [J].中药材，2017，35 (2)：64-65.

[68]　马晓静，许凤清，金传山.海南产益智仁盐炙前后挥发性成分的 GC-MS 分析 [J].中国实验方剂学杂志，2015，21 (16)：28-31.

[69]　孙洪祥，陈萍，焦泽沼，等.益智仁盐炙前后挥发油的 GC-MS 分析及抗乙酰胆碱酯酶活性测定 [J].山东大学学报（医学版），2015，53 (12)：27-15.

[70]　吴珊珊，李梦琪，郑凯旋，等.益智仁盐炙有效部位中圆柚酮大鼠在体肠吸收 [J].中药药理与临床，2016，32 (5)：65-68.

[71]　陶益，蒋妍慧，李伟东，等.炮制对补骨脂中 12 种化学成分含量的影响 [J].中国实验方剂学杂志，2016，22 (21)：6-9.

[72]　李凯，许梦莹，周宁，等.炮制时间对盐补骨脂中 10 种化学成分的影响 [J].中草药，2017，48 (4)：710-713.

[73]　陈志敏，崔园园，张美，等.基于尿液代谢组学的二神丸中补骨脂、肉豆蔻炮制增效作用的机理研究 [J].中药新药与临床药理，2015，26 (6)：731-734.

[74]　曹柳，李青苗，方清茂，等.3 种炮制方法对泽泻中 4 种三萜类成分的影响 [J].中成药，2016，38 (9)：1994-1998.

[75]　王婷婷，钟凌云.不同姜汁制黄连抑制胃黏膜损伤方面的机制分析 [J].中国实验方剂学杂志，2017，23 (12)：18-22.

[76]　魏泽英，王祖坤，朱培芳.云厚朴生品及 3 种炮制品中 4 种活性成分含量的 HPLC-PDA 测定 [J].时珍国医国药，2016，27 (12)：2915-2919.

[77]　刘德旺，龚苏晓，朱雪瑜，等.蒙古黄芪药材、生饮片及其炮制品质量差异性研究 [J].中草药，2016，47 (6)：905-910.

[78]　钱琨，张克霞，刘子莹，等.HPLC-可变双波长法测定麻黄不同炮制品中麻黄类生物碱和川芎嗪的含量 [J].沈阳药科大学学报，2015，32 (7)：531-536.

[79]　祝婧，钟凌云，龚千锋，等.RP-HPLC 法测定麻黄及其炮制品中盐酸麻黄碱和盐酸伪麻黄碱含量 [J].江西中医药，2014，45 (5)：63-66.

[80]　叶广亿，李书渊，陈艳芬，等.枇杷叶不同提取物的止咳化痰平喘作用比较研究 [J].中药药理与临床，2013，29 (2)：100-102.

[81]　王明芳，李坤，孟祥龙，等.款冬花炮制前后总生物碱含量比较 [J].中国药事，2015，29 (2)：178-182.

[82]　王文博，陈晓霞，等.蔓生百部蜜炙前后药效及毒性比较研究 [J].亚太传统医药，2016，12 (7)：8-9.

[83]　陈晓霞，鞠成国，贾天柱.综合加权评分法优选百部蜜炙工艺 [J].中国药事，2016，27 (10)：1389-1492.

[84]　郭明强.白矾炮制前后微量元素分析 [J].现代中药研究与实践，2011，25 (6)：59-60.

[85] 刘元芬，李祥，高锦飚，等.石膏炮制前后微量元素分析 [J].现代中药研究与实践，2007，22（3）：35-37.

[86] 陈朝军，陆景坤，高甜，等.南寒水石炮制工艺及药效学初探 [J].中国实验方剂学杂志，2013，19（1）：191-194.

[87] 陈玉枝，林舒.牡蛎壳与龙骨成分的分析 [J].福建医科大学学报，1999，33（4）：432.

[88] 李光华，库宝善，贺弋，等.浅谈龙骨的基本成分与炮制 [J].辽宁中医杂志，2001，28（6）：372.

[89] 伏新顺.牡蛎炮制不同功用有异 [N].中国中医药报，2013，07-26（005）.

[90] 铁步荣.牡蛎炮制前后微量元素的对比 [J].中国中药杂志，1993，（6）：342-343＋381.

[91] 王行美.牡蛎炮制前后砷含量的变化研究 [J].西部中医药，2014，（2）：36-37.

[92] 王文凯，彭小平.石决明炮制研究 [J].中成药，2004，（5）：35-37.

[93] 张绍琴，李文旭.瓦楞子、蛤壳炮制前后钙盐及微量元素的测定 [J].北京中医药大学学报，1992，15（6）：60.

[94] 铁步荣，刘菁菁，张谦.瓦楞子炮制前后砷含量的研究 [J].中国中药杂志，2002，（9）：60-62.

[95] 铁步荣，陈秀梅，张谦.海洋动物药蛤壳、鱼脑石炮制前后砷含量的研究 [J].中国中药杂志，2003，（2）：96-97.

[96] 何伟，黄寅墨.阳起石炮制前后 Zn、Mn、Cu 含量比较 [J].山东医药，1990，（9）：52.

[97] 雷雨，李伟东，李俊松，等.自然铜炮制前后红外光谱、X 射线衍射和热重-差热分析 [J].中草药，2011，42（2）：275-278.

[98] 高婵，李伟东，李俊松，等.自然铜炮制前后微量元素含量变化研究 [J].中国中医药信息杂志，2009，16（2）：47-48.

[99] 赵根华，翁泽斌，高倩倩，等.自然铜炮制前后促进骨折愈合作用及机制研究 [J].中药新药与临床药理，2015，26（4）：481-485.

[100] 刘淑花，毕俊英.生或煅赭石微量元素含量及药理作用比较 [J].微量元素与健康研究，2003，20（1）：6-7.

[101] 刘丹，李俊松，李伟东，等.赭石炮制前后 11 种元素的含量变化研究 [J].中华中医药学刊，2008，26（12）：2577-2578.

[102] 傅兴圣，刘训红，田金改，等.磁石炮制前后的理化分析 [J].药物分析杂志，2012，32（3）：483-487.

[103] 王汝娟，黄寅墨，朱武成，等.磁石的药理作用研究 [J].中国中药杂志，1997，22（5）：305.

[104] 李光华，周旭，贺弋.龙骨、磁石对小鼠镇静催眠作用的研究 [J].宁夏医学院学报，2001，23（2）：82.

[105] 王汝娟，黄寅墨，朱武成，等.生、煅磁石药理作用比较 [J].中草药，1997，28（4）：223.

[106] 庄廷芳，林定周.炉甘石散对烧伤残余创面的疗效观察 [J].辽宁中医杂志，1994，21（11）：507.

[107] 张杰红，施学骄，韦正，等.炉甘石炮制前后成分分析及热稳定性 [J].中国实验方剂学杂志，2011，17（24）：16-18.

[108] 刘善新，靳光乾.三黄汤制炉甘石的鉴别及氧化锌定量测定 [J].中成药，2013，35（3）：636-638.

[109] 毕建云，顾正位，靳光乾，等.黄连汤制炉甘石的鉴别及氧化锌含量测定 [J].西部中医药，2013，26（9）：29-30.

[110] 吴晓平.黄连汤制炉甘石的鉴别及含量测定方法 [J].中医临床研究，2016，8（28）：31-32.

[111] 周灵君，徐春蕾，张丽，等.炉甘石炮制机制研究 [J].中国中药杂志，2010，35（12）：1556-1559.

[112] 马森，辛有恭，赵元才，等.血余炭、鸡毛、藏雪鸡毛水提取液无机离子含量测定 [J].青海畜牧兽医杂志，1999，29（5）：20-21.

[113] 朱元元，邱彦，鲁毅，等.血余炭止血包止血效果的实验研究 [J].药学实践杂志，2011，29（6）：431-434.

[114] 赵小华，张艳玲，戴洪修，等.血余炭栓塞狗肾动脉病理改变的初步研究 [J].中国中西医结合影像学杂志，2008，6（1）：5-7.

[115] 叶定江，沈海葆，丁安伟，等.棕榈不同药用部位及煅炭后止血作用的比较 [J].中药通报，1983，8（2）：23-26.

[116] 王少敏，陆继伟，孟莉，等.顶空进样 GC/MS 法研究干漆中的挥发性毒性成分 [J].中成药，2014，36（3）：567-571.

[117] 林衍良.回转式蒸药机设计的探讨 [J].中成药，1991，（7）：39-39.

[118] 孙守尚.蒸汽夹层锅在中药炮制方面的应用 [J].中成药，1999，（9）.

[119] 王国庆，赵绍伟，孙晓丽，等.基于 VCA-UV 的黄芩炮制过程分析 [J].第十一届全国计算（机）化学学术会议论文集，2011，（1）：26-27.

[120] 任万明.中药材产地初加工技术要点 [J].农业科技与信息，2012，（9）：63-64.

[121] 张庆华，王志萍，龚千锋.中药蒸法的古今研究概况 [J].中华中医药学会中药炮制分会学术研讨会论文集，2008：183-185.

[122] 胡乐群.谈谈中药炮制用醋的意义 [J].中国医刊，1984，（11）：58-59.

[123] 赵保文.附子、川乌、草乌的炮制加工及药理作用比较 [J].首都食品与医药，2000，7（4）：33-34.

[124] 董志颖，宋嬿.浅谈中药炮制的"杀酶保甙"及其应用 [J].上海中医药大学学报，1999，（2）：55-56.

[125] 张学义，张泰来.苦杏仁炮制方法的研究——焯法的研究 [J].中成药，1981，（9）：18-20.

[126] 张振凌，赵丽娜，张红伟，等.中药白附子炮制前后对小鼠体内抗肿瘤作用的影响 [J].中华中医药杂志，2010，25（7）：1009-1011.

[127] 刘先琼，吴皓，郁红礼，等.白附子凝集素的促炎作用及与居留细胞等的相关性研究 [J].中华中医药杂志，2012，27（4）：1011-1015.

[128] 王莎，孔维军，杨美华.同位素内标-超高效液相色谱串联质谱法检测麦芽中 11 种真菌毒素 [J].药学学报，2016，51（1）：110-115.

[129] 杨华生，吴维刚，谭丽霞，等.麦芽炒制过程中近红外在线监测模型的建立及"炒香"终点判断研究 [J].中国中药杂志，2017，42（3）：478-485.

[130] 刘腾飞，高慧，刘晓瑜，等.响应面法优化六神曲发酵工艺 [J].中药材，2014，（10）：1757-1761.

[131] 王璇.医院中药房中药饮片的贮存保管 [J].中国中医药现代远程教育，2016，14（11）：140-142.

[132] 蒲华.浅谈中药饮片储存过程中的常见问题与养护方法 [J].世界最新医学信息文摘，2017，17（11）：7-8.

[133] 马屏南.中药饮片的贮藏与保管 [J].中国药物经济学，2014，9（02）：245-246.

[134] 范有庄.浅谈中药饮片变质的防范措施及贮存保管经验 [J].北方药学，2013，10（06）：112-113.

[135] 蒋春飞.小包装中药饮片安全水分范围的初步研究 [J].首都医药，2005，（18）：51-53.

[136] 薛彩红.浅谈中药饮片霉变的原因及对策 [J].中医临床研究，2013，5（05）：104-105.

[137] 刘建.医院中药材及中药饮片贮存保管对策 [J].亚太传统医药，2016，12（02）：143-144.